LAS HERRAMIENTAS
DEL CUERPO

CUERPO SANO CON
NUTRICIÓN

Luz María Briseño

NUTRICIÓN

Luz María Briseño, CNC

Diseño de portada y contraportada:

Rodrigo Navarro (PDSI - Music, Inc. / www.pdsimusic.com)

Foto de portada:

David Hadif

Publisher:

Instant Publisher

P.O. Box 340, 410 Highway 72 W.

Collierville, TN 38027

LUZ MARIA BRISENO, CNC

LAS HERRAMIENTAS DEL CUERPO

ISBN 978-0-615-46604-0

Copyright 2001

Autor: Luz María Briseño, CNC

Web: www.curvaspeligrosas.net

Printed in the United States of America

AGRADECIMIENTO

Este libro está dedicado a todos esos animalitos indefensos, perros y gatos que no fueron liberados de un centro de rescate en este país porque según el gobierno no había espacio para mantenerlos con vida y fue necesario "ponerlos a dormir", pero en realidad fueron asesinados por falta de cariño de un ser humano. Irónicamente, en este país, hay suficiente espacio para mantener con vida a violadores de niños y asesinos, sin importar que el ser humano sea el arquitecto de su propio destino y que sea él, quien decide si quiere vivir en una prisión, bajo un puente o en una mansión. Tristemente, un perro y un gato no tienen esa opción.

¿Cuántos perritos y gatitos nunca conocerán el amor de una familia porque nadie les ofrece un hogar y una oportunidad de vida? Estos animalitos dependen de ti y de mi, adopta un perro o un gato en el centro de rescate de tu ciudad en lugar de comprarlo, y para prevenir más muertes innecesarias, asegúrate de esterilizarlo.

Hasta que no tienes una mascota, no sabes lo que es el verdeado "amor incondicional". Rescata un perro o un gato y salva una vida el día de hoy. Gracias a mis radio escuchas, los que han abierto las puertas de su hogar para rescatar por amor a uno de estos animalitos, tocándose como seres humanos el corazón.

Luz María Briseño

DISCLAIMER

Este libro no representa de ninguna forma la filosofía de mi empleador Univisión Radio o sus empleados. Este libro tiene como objetivo únicamente proporcionar información de nutrición que he aprendido en más de doce años, durante la búsqueda alternativa de una buena salud. La información de este libro no pretende reemplazar el tratamiento o recomendaciones médicas. Las sugerencias de nutrición que recomiendo en este libro, yo las practico con excelentes resultados. Yo, Luz María Briseño, consultante de nutrición certificada CNC, no me hago responsable por ninguna reacción alérgica que puedas tener por alguno de los alimentos recomendados en este libro. Si algún alimento o vitamina te causa mal estar o reacción alérgica, descontinúa su uso inmediatamente y llama o ve a tu doctor. Recuerda que la nutrición es preventiva y en algunos casos te puede sanar más fácilmente cuando la utilizas junto a los consejos de tu médico de cabecera.

ALERTA: Antes de iniciar cualquier consejo de nutrición aprendido en este libro, consulta con un médico.

NUTRICIÓN

La palabra nutrición significa proveer a las células del cuerpo lo que necesitan para vivir, pero ¿Cómo vas a vivir si a diario te alimentas con el combustible equivocado? La mayoría de problemas de salud están relacionados con falta de vitaminas y minerales (combustible). Como nadie hemos nacido sabiéndolo todo, tenemos que estudiar y aprenderlo. Por eso, si no sabes qué tipo de 'combustible' necesita tú máquina para funcionar, debes aprenderlo.

Si tienes un metabolismo de proteína y no consumes suficiente proteína, estas arriesgando que el "motor" de tu "maquina", se desvíe y deje de funcionar. Pero si tu metabolismo es de carbohidratos, y todo lo que comes es proteína, este combustible equivocado te va a causar problemas metabólicos, del corazón, obesidad o bajo peso, falta de engría, irritabilidad y desnutrición.

Si quieres que los cambios alimenticios duren de por vida, debes prepararte mentalmente y visualizar tu nuevo estilo de vida. Una vez que el deseo sea verdadero, estarás listo (a) para hacer cambios. Estos cambios deben ser graduales para prevenir el fracaso. No puedes exigir a tu cuerpo perder en un mes, lo que subiste en 6 meses o en 1 año; ni puedes esperar sanar en un mes la enfermedad que desarrollaste en varios años.

Busca razones verdaderas y honestas por lo que quieres comer más sano. Si no conoces el camino, no puedes llegar a tu destino. En otras palabras, si no conoces las razones por las que quieres comer sano, no sabrás por dónde empezar. Si por tantos años no has comido sanamente, no pretendas comer perfecto y sin tropezones en dos semanas. Pregúntate ¿en qué estado de salud estarás en 6 meses si continúas con un estilo de vida sedentario? ¿Esperas sufrir un ataque al corazón para hacer cambios? ¿Estás siendo el ejemplo a seguir para tus hijos? La verdadera motivación la debes encontrar en ti, solo en ti; de otra manera, hasta que sufras suficiente y te canses de sufrir, lograras hacer cambios. Reza para que cuando eso ocurra, no sea demasiado tarde.

SI EL SUFRIMIENTO Y EL DOLOR NO TE HACEN CAMBIAR, NADA LO HARA.

Luz María Briseño

INDICE

CUERPO SANO A CUALQUIER EDAD

-Teoría sobre vitaminas para bebes

-Alopecia

-Tipos de alopecia

-Como prevenir la caída de pelo

-Caspa

-Mascarillas para el cabello

-Causa de la osteoporosis

-Degeneración Vs. edad

-Tipos de osteoporosis

-Lo que obstruye la absorción de calcio

-Buenos habitos para mejorar la osteoporosis

-Síntomas

-Causas

-Alimentos a evitar

-Diferentes tipos de enfermedades

-Causas

-Alimentos para la vista

-Alimentos a evitar

-Nutricio para PMS

-Causas

-Síntomas

-Alimentos a evitar

-Alimentos anti-inflamatorios

-Tipos de psoriasis

-Lo que desata un episodio

-Síntomas

INTRODUCCIÓN

El tocar fondo y sufrir… a veces es inevitable, pero recordar por lo que pasaste o por lo que tu familia tuvo que pasar cuando estuviste hospitalizado (a), te puede ayudar a estar consciente de lo que quieres para ti y para los tuyos y de lo que no quieres. Por eso es vital recordarte de nuevo que: los miedos al sufrimiento y al dolor, son las últimas herramientas que tenemos para cambiar… porque si el sufrimiento no nos hace cambiar, como dice el Dr. Eduardo López Navarro… nada lo hará.

Si eres una persona que está en busca de un suplemento para curar alguna enfermedad, no existe. Tomar vitaminas sin comer o para reemplazar ciertos alimentos, no funciona, es tirar tu dinero. Existen vitaminas, minerales, plantas y suplementos que pueden ayudar en combinación con lo que elijas poner en el plato, con los cambios que hagas para aprender a manejar el estrés y con el tipo de actividad física que integres a tu estilo de vida; solo así puedes beneficiarte de ciertas vitaminas o plantas.

En este libro encontraras al final de casi cada capítulo, un recordatorio sobre "no abusar de los suplementos". Es mejor aprender a conocer tu cuerpo con simples cambios alimenticios, tomando agua y haciendo algo de ejercicio antes de gastar dinero en tantos suplementos. Por ejemplo, si consumes suficiente fibra procedente de frutas y vegetales, ésta se encarga de eliminar los excesos de grasa y colesterol de los intestinos antes que entren al torrente sanguíneo; lo cual ayuda a disminuir el riesgo de necesitar medicina o suplementos para bajar el colesterol.

Lo que todos necesitamos aun sin estar enfermos: Omega-3 (para el corazón, cerebro, piel, ojos y metabolismo), Multivitaminas con minerales (para complementar tu alimentación y ayudar a metabolizar grasas, proteína, azucares y demás) y Probióticos (estos son esenciales para mantener la flora intestinal sana y asegurar la absorción de nutrientes).

Cuando desees ayudar al cuerpo con nutrientes extras, puedes tomar ciertos suplementos por plazos de 3 meses. Es importante dejar de tomar vitaminas en forma de suplemento por varias semanas cada 2 o 3 meses para prevenir intoxicaciones.

Por último, deja de justificar la falta de actividad física y/o el ejercicio. Justificar no previene la degeneración del organismo y con ello los riesgos de terminar en el cuarto de emergencia. Entonces, planea no solo tus alimentos sino a qué horas vas a hacer ejercicio. Porque nada ni nadie es más importante que tu salud; sin salud, nada importa.

ACIDOSIS

El acido del cuerpo es como una arma de dos filos; tanto puede ayudar a prevenir enfermedades como causarlas. El acido se puede medir de acuerdo a la escala PH (potential of hydrogen). El cual si registra 7.34, es considerado neutral. Mas alto, es considerado demasiado alcalino, y nada que es extremo es sano. Lo ideal es tener entre 6.0 y 6.8 considerado moderadamente acido-alcalino. Menos de 5.9 es considerado ácido.

Así como ciertas partes del cuerpo necesitan estar acidas, otras necesitan estar alcalinas. Por ejemplo: El estomago tiene que estar más acido que el intestino delgado para digerir los alimentos. El colon necesita el ácido para controlar los microbios y para ayudar en la absorción de nutrientes. La piel utiliza el ácido (ph) para controlar la bacteria. Estas son las únicas partes del cuerpo que necesitan estar acidas, el resto del cuerpo necesita estar en un ambiente alcalino (no ácido) y debe mantenerse neutral.

La forma en que se mide la acidez del cuerpo es, utilizando un examen que obtienes en las farmacias con el nombre de "PH Test Strips". Cada una de las "tiritas" del examen, se coloca por 5 o 10 segundos debajo de la lengua y se lee el resultado inmediatamente (no dejar que se seque). Es mucho mejor hacer el examen cada día a la misma hora, excepto en ayunas. Por lo general, en ayunas el cuerpo esta mas acido. Si haces el examen por 7 días consecutivos, suma el total de puntos de cada examen y divídelos entre los días que hayas hecho el examen para obtener el promedio de PH del cuerpo.

SINTOMAS DE ACIDOSIS

Algunos de los síntomas relacionados con el exceso de acido en el cuerpo son: insomnio, retención de líquidos, artritis, problemas de la vista, dolores de migraña, baja presión anormal, sudor fuerte o acido, heces fecales secas, duras o deshidratadas, olor desagradable de heces fecales, episodios de diarrea con episodios de estreñimiento, comezón o sensación de ardor en el ano, problemas para pasar comida, halitosis, sensación de ardor en la boca o debajo de la lengua, dientes sensibles a la fruta cítrica y al vinagre y protuberancias en la lengua o paladar.

ENERGIA CELULAR VS ACIDODOSIS

Las células del cuerpo tienen energía positiva (interior) y energía negativa (exterior); la energía negativa o electricidad que está en la parte de afuera de las células, les ayuda a mantenerse separadas y de tamaño regular. De otra forma, si las células unen, automáticamente crecen de tamaño y pierden su electricidad. Como resultado, por su tamaño viajan más lento por el cuerpo y mueren antes de tiempo. El trabajo de las células consiste en acarrear el oxigeno y los nutrientes a todo el cuerpo, pero si estas "engordaran", no pueden viajar a la velocidad adecuada y se tardan más en llegar a su destino con la provisión de oxigeno y nutrientes (combustible) para el cerebro, corazón, hígado, riñones, pulmones, tiroides, etc., además, por su tamaño excesivo no pueden pasar por ciertas arterias y capilares. Al no llegar a tiempo a su destino, su entrega de nutrientes y oxigeno son limitados causando: fatiga, insomnio, depresión, obesidad, hipotiroidismo, candidiasis, irritabilidad, artritis, desbalances hormonales y muchos otros problemas de salud.

CAUSAS DE LA ACIDOSIS O TOXEMIA EN LOS TEJIDOS

La acidosis es causado por los cambios químicos y sobre producción de acido en el cuerpo. Son muchos los malos hábitos que pueden acidificar el organismo, desde es un pensamiento triste (acido), comportamiento compulsivo, enojo, furia, resentimiento, estrés, dolor emocional, desveladas, falta de ejercicio y consumo excesivo de alcohol hasta postres, café, té, sodas, aguas frescas, ponches, cigarro, marihuana, bebidas carbonatadas y todo lo que encontramos en la comida moderna procesada con sabores artificiales, harinas refinadas sin nutrientes y con conservantes químicos que alargan la vida del alimento, pero acortan la tuya.

Nuestro cuerpo no está hecho para digerir substancias químicas o alimentos artificiales. Entonces ¿qué pasa cuando el ácido sigue continuamente en el organismo? El cuerpo empieza a utilizar y gastar las reservas alcalinas… … y cuando estas se agotan, el cuerpo empieza a obtener calcio y minerales de los huesos para neutralizar el ácido; y cuando el calcio se agota, aparecen enfermedades como artritis y osteoporosis y las personas de mayor edad empiezan a encorvarse. Lo peor de todo, es que el ácido ataca las áreas más débiles o vulnerables del cuerpo. Por eso, el mismo desbalance interno, causa diferentes síntomas y enfermedades… dependiendo de la genética de cada persona; y como cada persona somos diferentes, el exceso de acido a algunos les afecta en el sistema endocrino, en el sistema nervioso o respiratorio, mientras que a otros les puede afectar en el aparato digestivo o en el sistema óseo.

Cuando los nutrieres del cuerpo bajan porque abusas alimentos sintéticos o procesados, las células del cuerpo no reciben alimento, por lo que no retienen nutrientes, especialmente minerales, entonces baja la energía corporal, llega la fatiga, se acidifica el tejido, se intoxica el cuerpo, y las áreas que deben ser acidas pierden su balance. Y cuando el acido del estomago se pierde, la proteína que es la más difícil de digerir queda parcialmente descompuesta, y al viajar con dificultad por los intestinos, causa irritación y lógicamente no puede finalizar el proceso de digestión y desalojo; y al no poder eliminar los desechos fecales, los alimentos medio digeridos se estancan y empieza la fermentación de las heces, con ello aumenta el riesgo de desarrollar candidiasis (trush) y dañar la flora intestinal. Entonces, la energía o glucosa que deberías tener en el cerebro para funcionar, está concentrada en tu aparato digestivo; por eso tu cerebro te causa fatiga y sueño aun acabando de comer.

Si tu alimentación no es la mejor y eres amante de la sal, productos lácteos, azúcar refinada, comida 'chatarra' y alimentos fabricados con químicos y sabores artificiales, probablemente tienes niveles altos de ácido en los tejidos. La primera señal de que algo anda mal, es la falta de energía, cambios drásticos de ánimo, problemas digestivos y el empeoramiento de cualquier problema de salud existente como asma o migraña.

Cuando tenemos altos niveles de basura interna, <u>el mecanismo del cuerpo cambia</u>, y los niveles de azúcar en la sangre y el metabolismo del calcio se descontrolan. Entre más fuertes son los síntomas de cierta enfermedad, mas atracción y necesidad sentimos por ingerir estimulantes más fuertes y en dosis más altas, y ahí es donde empieza la adicción por ciertos alimentos o substancias químicas como cafeína, nicotina, alcohol, harinas blancas y azucares. Este es el momento en el que la fuerza de voluntad no tiene nada que ver con tus decisiones, y sin darte cuenta, el cuerpo empieza a exigir todos esos químicos a los que ahora es adicto.

A causa de este descontrol, el calcio es arrojado en lugares 'inapropiados' como las arterias y las coyunturas, o en el área más débil y vulnerable de tu cuerpo. Cuando el cuerpo trata desesperadamente de sobrevivir, varias glándulas hormonales se estresan, y cansan excesivamente las adrenales y el páncreas; cuando esto ocurre, llega el problema de auto inmunidad como múltiple esclerosis, lupus, alergias, asma, tiroiditis y fatiga crónica. Y como el sistema inmunológico se deteriora y el sistema hormonal no funciona, enfermedades como cáncer y sida, avanzan y la salud se deteriora.

DESECHOS O BASURA INTERNA EN LA SNGRE Y TEJIDO

Limpiar la sangre de los residuos ácidos del cuerpo es tan importante como una buena alimentación. El acido en la sangre acelera la división de células. Estas se dividan para formar nuevas células varias veces antes de morir; y entre mas acido hay en el organismo, mas rápido se dividen y mueren. Hoy día es casi imposible evitar los químicos de la comida procesada; por lo que, es sumamente importante darle mantenimiento al cuerpo no solo con una alimentación viva y balanceada, sino con la limpieza constante de los residuos químicos que acidifican la sangre y el tejido. Los riesgos fatales de la acidificación crónica de la sangre son varios.

Con el exceso de acido de la sangre, las arterias se endurecen y se cierran, y el colesterol y otras substancias pegajosas que no se pudieron adherir a las paredes de las arterias, viajan por el torrente sanguíneo y llegan al cerebro causando un derrame y aumentando el riesgo de un infarto. Además de los daños al sistema cardiovascular, existen los daños a órganos como el páncreas, hígado, pulmones, riñones y demás órganos; esto, por la acumulación de acido en los vasos sanguíneos encargados de alimentar las células de estos órganos. Este acido interrumpe el trabajo de millones de células que se necesitan para que un órgano funcione. Cuando estos órganos no reciben la dosis diaria de oxigeno, aminoácidos, vitaminas, minerales y demás nutrientes, dejan de funcionar o desarrollan células cancerígenas; este tipo de célula solo vive y se prolifera en un ambiente acido.

La mejor forma de prevenir todo tipo de enfermedades degenerativas y desarrollar canceres, es manteniendo limpios los tejidos y la sangre de toda basura o residuos ácidos. Este tipo de residuos ácidos que intoxican el organismo, se pueden disminuir evitando el consumo excesivo de alcohol. El alcohol, no solo es acido y adictivo, sino ataca directamente las áreas genéticas más vulnerables del cuerpo.

Además de reducir el consumo de alcohol o eliminarlo totalmente, se deben eliminar los alimentos refinados, procesados, con químicos, pesticidas, aditivos, hormonas, colores, sabores artificiales, bebidas energéticas, sodas, y café. Se deben tomar de 8 a 10 vasos de agua de 8oz al día, hacer de 45 minutos a una hora de ejercicio 3 o 4 veces a la semana, descansar suficiente y tomar multivitaminas con minerales.

ACIDOSIS RESPIRATORIA

Categorías principales de acidosis. Existen dos tipos de acidosis: Acidosis Respiratoria y Acidosis Metabólica.

La Acidosis Respiratoria es causada por el descontrol de ácido y la sobre acumulación de fluidos ácidos que roban la reserva alcalina (minerales) de los huesos. Esto ocurre cuando los pulmones no pueden remover todo el dióxido de carbono del cuerpo. Este tipo de acidosis respiratoria puede ser causada por alguna infeccione respiratoria, aire frío, cigarro, contaminación, estrés, asma y medicamentes anti inflamatorios. Hay que recordar que el ácido del cuerpo es regulado por los riñones y pulmones, y la acidosis respiratoria puede ser causada por la acumulación de ácido o por la pérdida importante de bicarbonato. Algunas condiciones que pueden causar este tipo de acidosis son: asma, bronquitis o enfermedades de las vías respiratorias incluyendo alergias a polen pasto, gatos, perros, pichones y demás alérgenos.

La Acidosis Metabólica es causada cuando se pierde el balance químicoácido-alcalinodelcuerpo,causandoconelloelacumulamiento de acido en los fluidos del cuerpo. Lo que puede ocasionar este desbalance químico es el envenenamiento de la sangre, diabetes melitos, enfermedades de los riñones, el uso excesivo de aspirina, cetoacidosis y enfermedades metabólicas. Si la Acidosis Metabólica es severa, puede causar shock o muerte. El mal funcionamiento de los riñones podría ser por la ingestión de substancias toxicas como *"antifreeze"*, aspirina y baja presión extrema. Síntomas: Respiración Agitada, Confusión, y Aletargamiento.

Para disminuir la acidez de la sangre, se puede tomar bicarbonato diluido en agua, jugo de vegetales verdes, complejo B, calcio de coral con magnesio, vitamina D y zinc y clorofila liquida.

Dióxido de Carbono: El estrés oxidativo en las plantas ocurre cuando las plantas reciben demasiada luz; con ello, se les acumula demasiado oxigeno que las contamina. Las plantas más susceptibles a la luz son el trigo y todos los granos.

ALCALOSIS

Alcalosis es lo opuesto a acidosis. Esta es una condición en la que el cuerpo está demasiado alcalino. Es menos común que la acidosis pero existe y los nervios periféricos se ven afectados. Este sistema está formado por nervios y neuronas que viven en fuera del sistema nervioso central. Este sistema se encarga de los órganos internos a través de respuestas inconscientes por tejido conectivo y fibras de colágeno.

Algunos de los síntomas podrían ser dolor muscular, dolor y rigidez de articulaciones, bursitis, inflamación, alergias, calambres nocturnos, asma, indigestión crónica, tos nocturna, problemas menstruales, prostatitis, comezón, problemas de la piel, comezón, acumulamiento de calcio en el cuerpo, huesos y talones, vomito, hiperventilación (problema respiratorio causado por ataques de pánico) y hasta convulsiones.

Esta condición puede ser causado por exceso de acido en el cuerpo en el que los huesos liberan calcio y minerales para reducir el peligro de la acidosis, el abuso de medicinas alcalinas como antiácidos para tratar gastritis o problemas de reflujo gastroesofagico, mala alimentación, vomito, desbalances hormonales, diarrea, artritis, consumo excesivo de proteína animal y osteoartritis.

ALIMENTOS ALCALINOS

Alimentos Alcalinos: Todo tipo de fruta fresca y vegetales de diferentes colores brillantes incluyendo morado, rojo, amarillo y verde. La fruta y vegetales se mantienen alcalinos si no se les remueve la piel. Los vegetales se mantienen alcalinos si se cocinan lo mínimo y algunos de ellos si se consumen crudos como las espinacas. Leche, clara de huevo, molaza, almendras crudas y nueces de Brasil, ejotes, chícharos, papas, manzanas, plátanos, peras, limón, fresas, piña, uvas, toronja, algas, champiñones "fungí mushrooms", millet, arroz integral, frijol germinado, leguminosas como habas, lentejas garbanzo, frijol lima, frijol azuki, frijol de soya, tofu y todo tipo de fruta excepto arándonos (cranberries), ciruelas y pasas.

ALIMENTOS QUE ACIDIFICAN

Todo tipo de grano como trigo, levadura, avena, maíz, buckwheat etc., aceitunas, cacahuates, habas, lentejas, cranberries, pasas, ciruelas, alcohol, todo tipo de carnes res, cordero, ave, ternera, puerco, tocino, hígado y todo tipo de pescado y mariscos, huevos, azúcar refinada, miel, nueces, cafeína y alcohol. ¿Qué es el

7

buckwheat? Esta es una semilla de una planta con flores que crece en Asia, el buckwheat tostado es conocido como kasha, y este lo venden por lo general, como harina y en forma de semilla. Estos alimentos no se deben descartar de la alimentación porque son esenciales, pero se debe acompañar con alimentos alcalinos y neutrales para prevenir su abuso y los extremos.

ALIMENTOS NEUTRALES

Yogurt, mantequilla, semillas de sésamo, de calabaza, de linaza, y girasol, perejil y algunos tés (rooibosh, white tea y green tea). Las semillas no deben tener aditivos, la sal es un aditivo, así que compra tus semillas crudas y sin sal.

¿POR QUE LA NUTRICIÓN TE PUEDE SALVAR LA VIDA?

La nutrición es uno de los elementos más importantes para corregir los desbalances de ácido en el cuerpo.

- Si el acido en tu organismo esta elevado, tienes que empezar por consumir más alimentos alcalinos como vegetales y tomar más agua.
- También debes moderar o evitar alimentos que forman ácido como cafeína, nicotina, azúcar refinada, carne roja y alcohol.
- Evita cenar muy noche, esto causa que el cuerpo trabaje de más en la digestión en lugar de repararse y regenerar las células.
- Mastica lentamente y disfruta la comida para evitar una indigestión o el abuso de calorías.
- No tomes líquidos mientras comes, estos se deben tomar antes o después de los alimentos.
- Si no estás acostumbrado (a) a consumir cítricos, empieza con porciones pequeñas mezcladas con frutas alcalinas como manzana, pera, papaya, sandia, melón etc.
- Compara dos tablas de cortar para que no mezcles y contamines los vegetales y frutas con las carnes.

- No sobre cocines los alimentos especialmente los vegetales, saben mejor y mantienen más nutrientes.
- No abuses de alimentos sintéticos, estos sobrecargan de trabajo al intestino delgado y acidifican la sangre.
- Evita por varios días o un par de semanas, los alimentos que acidifican hasta que mejore tu enfermedad.
- Reduce la cantidad de vitamina C en forma de suplemento o toma la vitamina no acida que dice "buffered".
- Indigestión y acidez podrían ser por falta de jugos gástricos. Para la acidez prueba una cucharada cafetera o dos de vinagre de manzana (natural cider vinegar) diluido en 8oz de agua. Si arde al pasar, es normal pero en 15 o 20 minutos la acidez sede. Si el vinagre mejora el problema, es señal de mala digestión por falta de acido clorhídrico. En este caso, puedes beneficiarte de las tabletas de HCI (hydrochloric acid). Este acido es importante para oxidar alimentos, prevenir indigestión, irritar el intestino, absorber mejor nutrientes y convertir los alimentos en energía.
- Ciruelas "Umeboshi" son altas en minerales que ayudan a disminuir la acidosis.
- Disminuye las dosis muy altas de vitaminas y minerales por 2 semanas.
- Evita el sodio o alimentos enlatados.
- No utilizar antiácidos comerciales por más de 2 semanas.
- Practica deporte, ejercicio de resistencia, ejercicio cardiovascular de bajo impacto 3 o 4 veces a la semana por 30, 45 o 60 minutos.
- Aprende a respirar profundamente. Cada ejercicio de respiración profunda provee 2 litros de oxigeno por minuto.

Importante: Hay que consumir del 75 al 80% de alimentos neutrales y alcalinos y solo el 20 o 25% de alimentos que acidifican cada DIA.

SUPLEMENTOS PARA REDUCIR LA ACIDOSIS
Alfalfa (seguir indicaciones del frasco)
Clorofila liquida (seguir indicaciones del frasco)
Betaine Hydrochloride (acido clorhídrico)

MSM 2,000mg veces al día

Complejo B 100mg al día

Vitamina C con Rose Hips y Bioflavonoides (Buffered) 2,000 a 4,000mg

Vitamina D, 800 a 1000 IU al día

Vitamina E, 400IU (ver dosis de vitamina E en frasco de multi-vitaminas

Extracto liquido de cranberry en capsula

Jugo Orgánico de Cranberry (arándonos) sin azúcar adherida 4oz diluido en 4oz de agua.

ACNE

La piel es el órgano más grande del cuerpo humano que se encarga de eliminar parte de la toxina del cuerpo a través del sudor; y como tal, requiere cuidados. Si el cuerpo tiene demasiada toxina, más de la que los riñones e hígado pueden filtrar y eliminar, la piel sale al rescate. La piel es tan importante que le llaman el tercer riñón. Cuando este tipo de toxina sale del cuerpo a través de la piel, se trastorna la salud de la piel.

El exceso de estrés, la falta de descanso apropiado, la mala alimentación, un estilo de vida sedentario y la falta de vitaminas, minerales y oxigeno eventualmente se reflejaran en la complexión de la persona. Recientemente, ha habido más enfoque en mejorar esta condicho de adentro hacia afuera con la ayuda de la nutrición. El acné es una condición que causa inflamación de la piel y no necesariamente es un problema pasajero durante la adolescencia. El acné puede afectar a hombres y mujeres entre edades de 12 a 44 años de edad.

El acné se puede empeorar por el uso excesivo de antibióticos, exceso de grasas saturadas, falta de fibra, consumo excesivo de azúcar, carbohidratos refinados, productos lácteos, consumo de alimentos que causan reacción alérgica como el chocolate, nueces, trigo y sodas especialmente de cola. Otras causas posibles de esta inflamación cutánea podrían ser, exceso de toxina en el hígado y/o por el aumento de hormonas sexuales, llamadas andrógenos. Estas hormonas regulan las glándulas que producen aceites en la piel, y entre más hormonas se producen, más crecen las glándulas de aceite en el área donde supura el acné. Este exceso de aceite causa que se atrape la bacteria fácilmente dentro de la piel.

Muchas mujeres sufren de acné premenstrual a causa de la elevación de progesterona después de la ovulación. Lo mismo ocurre con los anticonceptivos orales altos en progesterona. Cuando se sufre de candidiasis, se aumenta el riesgo de sufrir de acné a causa de los desbalances hormonales que surgen con la proliferación de esta bacteria. Aunque muchos casos de acné podrían ser genéticos, el uso de ciertos medicamentos y drogas como esteroides, lithium y medicina para epilepsia podrían ser la causa de esta condición.

EXFOLIACION DE LA PIEL

Antes de usar cualquier mascarilla, es recomendable exfoliar la piel; o sea, remover las células muertas de la piel. El proceso es muy sencillo y se puede hacer una o dos veces a la semana si se tiene piel seca... y 3 veces a la semana si se tiene piel grasosa. Pon a hervir agua con flores de manzanilla, romero y unas gotitas de "tea tree oil" (se adquieren en cualquier tienda de nutrición "health food store"). Cuando empiece a hervir el agua, acerca la cara con cuidado e inhala el vapor por 3 minutos, enjuaga la cara con agua tibia y aplica la siguiente mascarilla.

Para piel grasosa:

Una yema de huevo,

½ cucharada de miel de abeja,

2 cucharadas de avena natural,

½ cucharada de limón,

2 cucharadas de yogurt natural,

Agrega una rebanada de aguacate o una cucharada de plátano (esto es opcional).

OPCIONAL: Aplica por 5 o 10 minutos puré de durazno (cocido y molido) o rodajas de durazno crudo. Esto ayuda a disminuir líneas finas de la cara y resequedad, dejando la piel más suave y con un aspecto más joven.

Se aplica en la cara y se deja por 20 minutos, se enjuaga con agua tibia, y luego con agua helada (el agua con hielo ayuda a cerrar los poros de la piel que con el vapor se abrieron). Por último, aplica una loción o tónico para prevenir la supuración de más acné. Si prefieres prepara tu propia loción, es muy sencillo; solo tienes que hervir agua con romero y manzanilla y dejarla que se concentre por 2 horas, luego la metes al refrigerador y cada que necesites tónico, obtenlo y vuélvelo a guardar en lo frío.

Cuando laves tu cara, usa un agente limpiador sin jabón... estos limpiadores los puede conseguir en las tiendas de vitaminas o supermercados de alimentos orgánicos y en ocasiones hasta en las farmacias.

PIEL SECA CON ACNE

La misma mascarilla que se utiliza para piel grasosa, se puede utilizar para el acné en una piel seca; solo hay que sustituir el limón por aceite de almendras. La exfoliación para piel seca es solo una vez a la semana, pero la mascarilla la puedes usar dos o tres veces por semana. Los limpiadores para piel seca tampoco deben tener detergente; usa cremas limpiadoras con vitamina "E" o aceites de almendra, aguacate, sésamo y olivo para limpiar la cara, luego enjuágate con agua fría para remover los residuos extras de aceite. El acido de las frutas cítricas, se puede usar como mascarilla una o dos veces a la semana. La sábila cruda, no solo la puedes usar semanalmente en la piel, sino todos los días antes de dormir.

PIEL SANA Y RADIENTE

Para mantener una piel radiante y saludable, puedes usar durante la mañana vitamina "E". Déjala por unos 5 minutos mientras te vistes, y luego aplica algún protector solar que tenga por lo menos 40% de protección contra los rayos ultravioleta. Las cremas para las arrugas son más efectivas si se aplican de noche 30 minutos antes de poner la cara sobre la almohada. Si acostumbras dormir boca abajo, limpia el exceso de aceites o cremas de la piel antes de irte a la cama -estos aceites pueden arrugar con más facilidad la piel cuando se duerme boca abajo.

Evita el uso excesivo de alcohol, tés con cafeína, sodas obscuras, café, cigarro, harinas blancas, trigo, azúcares refinados, comida frita, alimentos con sabores y colores artificiales y 'comida chatarra'. Aumenta el uso de frutas, vegetales, avena, leche, jugos, pollo, pescado, granos enteros, leguminosa, semillas, nueces y 2 litros de agua. Come 5 o 6 veces al día, y entre comidas no olvides tomar agua en cantidades moderadas (8 onzas de agua a la vez). Si dejas de cuidar tu cutis contra el acné, este volverá. Recuerda que solo lo puedes controlar hasta que el proceso natural hormonal se neutralice con la edad. Si el acné es causado por un estilo de vida sedentario, se regula al mejorar tu alimentación.

ACNE EN ADOLESCENTES

Resumen: El acné es un problema común entre adolescentes por la combinación de la estimulación hormonal, la producción de ácidos grasos irritantes por ciertas bacterias, estrés y por alimentación baja en nutrientes.

SUPLEMENTOS PARA EL ACNE

- Una o dos cucharaditas de aceite de olivo o linaza (cold pressed extra virgen) al día en la ensalada o en un licuado,
- 500mg de Vitamina B-5 pantothenic acid al día (tomar cantidades de más de 1000mg o mas al día, puede causar diarrea y problemas adversos),
- coloidal sylver,
- MSM en capsula (seguir indicaciones del frasco),
- Clorofila liquida (seguir indicaciones de frascos),
- Vitamina A: esta vitamina es vital para la salud de piel y ojos. Alimentos que la contienen incluyen fruta cítrica, zanahoria, jitomate, calabaza anaranjada y semillas de calabaza. La vitamina A también se puede aplicar directamente sobre la piel a través de cremas con vitamina A que ayudan a promover el crecimiento de células.
- Vitamina de Complejo B de 100mg sumamente importante además de una buena alimentación. La mayoría de problemas de la piel están relacionados con deficiencia de vitamina B6 y malos hábitos alimenticios. Una alimentación balanceada con frutas, vegetales, pollo, pescado y alimentos de grano 100 entero, ayudara a proporcionar las vitaminas de complejo B.
- Las Vitaminas C y E ayudan a proteger la piel de los radicales libres que causan vejez prematura. Además de frutas, vegetales, aguacate y aceites de olivo, de semilla de uva y de linaza se pueden tomar 400IU de vitamina E al día y 1000mg de vitamina C dos veces al día.
- El zinc en dosis de 30-60mg al día (no excederse de 80mg) ayuda al sistema inmunológico; y por ser un potente

antioxidante, protege la piel de la radiación ultra violeta, ayuda en la sanación de heridas de la piel y disminuye los riesgos de ciertos tipos de cáncer.

Aplicar directamente en la piel: pulpa de sábila, polvo de la planta 'goldenseal' y compresas de Comfrey (el comfrey es una planta con propiedades curativas y ayuda con la inflamación de las espinillas o acne) Nota: No abusar del uso de Comfrey… porque puede irritar la piel.

Nota: Para cuidar la piel con exfoliación y mascarilla, no tienes que esperar a tener arrugas. Entre mas joven empieces a cuidar tu piel de una manera natural, mas bonito estará tu cutis.

Peligro: Tomar más de 3 litros de agua al día es peligroso. Se corre el riesgo de diluir el sodio del cuerpo, y al entrar al torrente sanguíneo, este llega al cerebro causando un edema cerebral (inflamación)… y con ello hasta la muerte.

Nota: Consulta con tu medico antes de iniciar cualquier tratamiento.

ADOLESCENTES

ANOREXIA ENTRE ADOLESCENTES

La Anorexia es una enfermedad psicoalimenticia que distorsiona la imagen de una persona; esta enfermedad es más común en adolescentes. Una joven con anorexia se siente gorda aun estando súper delgada y no come aunque se sienta débil. Con la anorexia también se pierde la sensación del olfato y del sabor, y en la mayoría de casos aunque se les antoja la comida, fingen no tener hambre y acondicionan su mente para no comer; entonces, como es tan grande su miedo a subir de peso, no comen aunque aumente el riesgo de morir por desnutrición y hambre.

Señales Físicas de la Anorexia: Pérdida de peso anormal del 15% o más de su peso corporal, uñas y cabello quebradizos, piel seca, bello facial excesivo por falta de proteína en su alimentación, ruptura de algunos vasos sanguíneos en la cara, sensación de frío continuo y en mujeres, trastornos de la menstruación, mareos, problemas de la glándula tiroides, deshidratación, inflamación del cuello, baja presión, perdida del esmalte dental, espasmos musculares, temor a nunca bajar de peso, hacen ejercicio compulsivamente, se avergüenzan de su supuesta figura gorda, tienen adicciones de alcohol, cigarro y drogas y sufren de 'hypokalemia' -deficiencia extrema de potasio-, la cual causa palpitaciones irregulares seguidas de un paro cardiaco y muerte.

CAUSAS DE LA ANOREXIA

La anorexia según la psicología, esta relacionada con bajos niveles de neurotransmisores como serotonina, dopamina, norepinefrina (noradrenalina) y desbalances nutricionales, especialmente bajos niveles de minerales como el potasio, sodio, zinc y hierro. Los problemas fisiológicos son tan importantes como los psicológicos, por eso se sugiere a los papás que NO bromeen con el aspecto físico de sus hijos, y que no permitan que miembros de la familia o amistades se burlen de su sobrepeso. Muchas veces los padres desquitan su frustración con sus hijos y los insultan con las palabras y frases clásicas: "estúpido, no vales nada, no sirves para nada, nunca haces nada bien", etc.

La mayoría de jóvenes desarrollan este tipo de enfermedad psicológico-alimenticia (anorexia) como dice el psicólogo Dr. Eduardo López Navarro por falta de auto estima, por miedo a crecer, por una relación negativa entre madre e hija o padre e hijo y por que sienten que no llenan las expectativas de los padres. En adultos, la anorexia y/o bulimia podrían ser causadas por alguno de estos problemas ignorados durante la infancia o por depresión y/o por sentirse fuera de control. En muchos casos, una persona que sufre de anorexia, también sufre de bulimia. Esta enfermedad empieza en la adolescencia y continua de por vida en muchos casos, cuando la persona no busca ayuda por temor o vergüenza.

Existen padres de familia que exigen a sus hijos lo que ellos no pudieron lograr, y esa presión causa desbalances químicos en el cerebro de los adolescentes… dañándoles su auto estima y aumentando el riesgo de desarrollar complejo de inferioridad y distorsión en la percepción de su imagen.

SUPLEMENTOS PARA LA ANOREXIA

Multivitaminas con minerales, 1 capsula con el desayuno y almuerzo.

Extra vitamina B5, B6 y B12.

Potasio, 100-200mg al día.

Selenio, 200mcg al día, si se esta embarazada, no tomar mas de 40mcg al día.

Acidophilus, 1 capsula 2 veces al día entre comidas.

Aminoácido Complejo, 1 antes de cada comida.

Holy Basil, seguir indicaciones del frasco.

GABA (Gamma-Aminobutyric Acid), segur indicaciones del frasco.

Omega 3, 1 capsula despúes de la cena.

Nota: Estas son las dosis para mayores de 18 años de edad (hombres y mujeres). Entre 13 y 17, tomar ¾ partes de la dosis de adulto. Entre 7 y 12, tomar ½ dosis de adulto. Asegúrate de consultar con tu medico antes de iniciar cualquier programa.

NECESIDADES NUTRICIONALES EN LA ADOLESCENCIA

Un adolescente necesita una fuente de nutrientes de calidad que solo una alimentación saludable con frutas, verduras, alimentos de grano entero, semillas, nueces, pollo y pescado se la pueden dar; pero si tu hijo se rehúsa a comer saludablemente tres veces al día, asegúrate que el desayuno sea nutritivo y por lo menos pídele que cene todas las tardes en casa con la familia, para que por lo menos 2 vez al día coma algo nutritivo. Asegura que consuman alimentos de grano 100% entero como pan y tortillas "flourless" y cereales bajos en azúcar (menos de 12 gramos por ración), arroz integral y leguminosa como ejotes, lenteja, frijol, chícharos, etc.

- Cuando prepares pastas, utiliza las integrales (brown rice) y en lugar de salsas cremosas, prepara salsas de jitomate y agrega algunos vegetales molidos para "esconderlos" en la salsa y les gusta algún vegetal como los champiñones, agrégalos en la salsa y que estén visibles para que se empiecen a acostumbrar a ver mas vegetales en sus comidas. En lugar de carne de res, utiliza carne molida de pechuga de pavo.
- Cuando les prepares licuados de fruta, agrega vegetales (poquito de todo) por ejemplo: licua espinacas, apio, perejil, blueberries o fresas, poco de manzana, agua, limón, un sobrecito del endulzante "stevia" y un poco de hielo. Súper sano, alto en vitaminas y minerales, fibra, delicioso, fresco y fácil de digerir.
- Prepara malteadas con leche descremada y una manzana, o una de mis malteadas favoritas: leche de soya sin azúcar (unsweetened), 1 o 2 dátiles -los dátiles además de tener vitaminas y minerales se cree que son curativos y ayudan con problemas como anemia, anginas, tos y bronquitis- 8

pistachos, yogurt natural descremado, fresas y hielo picado.

- Cuando lleguen de la escuela, en lo que terminas de preparar la cena, asegúrate que haya fruta picada como pico de gallo con pepino, naranja, mango, manzana, jícama etc., y si les gusta lo picante, agrega sal de mar, limón y chile en polvo cayenne.

- En lugar de aderezos comerciales altos en grasa saturada, sodio y aditivos utiliza tu imaginación y sus frutas favoritas como aceite de olivo con mostaza, limón y miel de abeja o quizás, aceite de olivo, trocitos de mango o mandarina, limón y vinagre de uva o manzana.

- Establece reglas y permite que el cereal sea utilizado solo en el desayuno no mas de 3 veces a la semana. Esto es para prevenir la desnutrición. El desayuno debe variar al igual que el resto de comidas. La rotación es necesaria para evitar las alergias y aprovechar los nutrientes de la vasta variedad de frutas, vegetales, granos, semillas, nueces etc.

- Para el almuerzo en la escuela, motívalos a que te ayuden y preparen su propio almuerzo sano y no complicado. Algo como Pan 100% integral con jamón de pavo bajo en sodio y orgánico, queso fresco mozzarella y por separado que lleven la lechuga y el jitomate. En lugar de mayonesa, puedes tener disponible en casa la alternativa "vegenaise" hecha con aceite de semilla de uva. Esta no tiene colesterol y la grasa que contiene es la esencial que necesita el cerebro, corazón y piel. Y como bocadillos: fruta fresca, nueces, almendras, semillas y fruta fresca.

- Entre las sugerencias para que con tu ejemplo seas un incentivo para que motives a tus hijos a elegir mejor lo que comen, también es importante el ponerles el ejemplo en cuestión de deportes, ejercicio y/o a actividades físicas. Investiga que deporte o actividad física disfrutan y no esperes a encontrar un equipo o clase para inscribir a tu hijo, se tu la que sea parte de este deporte. Entre mas pequeño sea tu hijo, mas fácil será que el disfrute esta actividad acompañado por ti. El ejercicio debe ser algo divertido y no un estresor más en tu vida o en la de tus hijos. Por eso, es tan importante hacer actividades físicas que se disfruten. Conoce a tus hijos y ayúdalos a aprovechar cualquier talento o don que posean.

- Los postres altos en calorías, permítelos en ocasiones especiales y vigila de cerca lo que comen cuando no estas con ellos.

- Dentro de las reglas en la vida de tus hijos, agrega la de la cafeína y bebidas energéticas. Estas pueden intoxicar mas fácilmente a un menor de edad que a un adulto. Tanto la cafeína como los químicos y azucares de estas bebidas, les gasta los químicos del cerebro y dañan el sistema nervioso. Algunas de las razones por la que su mal humor empeora y los antojos por harinas blancas y azucares refinados aumentan.

Si a tu hijo desde pequeño le das todo lo que pide cuando lo pide, vas a crear un monstruito. Por eso, debes ensenar a tus hijos a practicar el auto control y los limites. ¿Prefieres verlo llorar porque le dices no cuando pide dulces con frecuencia? ¿O Prefieres verlo llorar cada vez que le inyectas insulina por haberle ayudado a desarrollar diabetes? Al decirle NO a un niño, le enseñaras a decir "No" en su vida de adulto cuando sea el (ella) quien deba tomar sus propias decisiones. Especialmente a las cosas que no son buenas para su organismo. Entre mas se practica el auto control, con el tiempo es mas fácil adoptarlo.

BULIMIA

La bulimia es conocida como un problema nervioso psicológico-alimenticio, en el que la persona, incontrolablemente come grandes cantidades de comida sin valor nutritivo y con muchas calorías; seguida de la sensación de vergüenza, culpabilidad y miedo a engordar, por lo que se provoca el vómito. La bulimia conlleva a problemas como la anemia, deshidratación, hipoglucemia, infertilidad, hemorragias internas, daño a los riñones, desnutrición, problemas menstruales, perdida de músculo (flacidez), hernia hiatal o diafragmática, desgaste del esmalte dental, ulceras, gastritis, piedras en las glándulas salivares, problemas renales, paros cardíacos, y debilitación del sistema inmunológico. Un sistema inmunológico débil, amenaza con desatar todo tipo de canceres como cáncer de seno, del intestino, del esófago o de los órganos reproductivos. Cuando se sufre de bulimia, además que el cuerpo no absorbe los nutrientes de los alimentos, se corre el riesgo de lastimar el esófago y perder la vida.

RIESGOS DE LA BULIMIA

La bulimia supuestamente es una enfermedad que utilizan las personas para sentirse mejor con su apariencia, pero terminan sintiéndose peor, porque desarrollan problemas adversos como el sentirse asquerosamente gordos, se odian a si mismos por no tener un cuerpo perfecto, tienen cólera extrema hacia aquellos que aparentemente quieren interferir y eso aumenta su ansiedad, se deprimen severamente, su temor a ser descubiertos los aísla, aumenta su comportamiento obsesivo compulsivo, y recurren a otro tipo de adicciones como al alcohol, marihuana, cafeína, nicotina, al abuso de tarjetas de crédito y a robar en las tiendas o supermercados. En muchas ocasiones, personas con bulimia, se gastan el dinero que tienen para pagar la renta o las utilidades de su casa para comprar ciertas comidas (que se devoran a solas) y hasta dejan de cumplir con algunas de sus responsabilidades sociales o labores por tal de esconderse y comer hasta mas no poder, para luego provocarse el vomito. **Señales Físicas de la Bulimia:** inflamación de las glándulas faciales y del cuello, las cuales hace que la cara parezca de chimpancé, perdida de esmalte dental, vasos faciales rotos, inflamación del esófago, hernia hiatal, garganta crónica irritada, deshidratación, perdida de potasio y sodio, espasmos musculares, pesadillas, halitosis, manos y pies fríos, mareos, bello facial excesivo, desmayos, caída de cabello, fatiga, piel pálida y seca, arrugas prematuras, debilidad extrema, flacidez muscular, mareos y paros cardiacos.

CAUSAS DE LA BULIMIA

Según la medicina convencional, no se ha encontrado la causa de este tipo de enfermedades alimenticias, pero se cree que es una combinación de factores psicológicos, fisiológicos y sociales. Psicológicamente, ciertos alimentos nos proporcionan placer desde el momento que nacemos. Por lo que la bulimia esta relacionada con el estrés. Entre mas estrés se padece, mas necesidad de alimentos se tiene. Muchas de las personas y adolescentes que padecen bulimia, sufrieron abuso físico, mental o sexual en su infancia. Se cree que algunas mujeres empezaron con la bulimia después de un rechazo real o imaginario de algún hombre. También, esta enfermedad se desata en personas perfeccionistas que en su niñez fueron rechazadas y siempre creyeron que si hubieran sido mas atractivos y delgados, sus papas y demás gente los hubieran querido mas.

Fisiológicamente, la bulimia posiblemente se relaciona con desbalances químicos encontrados en gente con depresión crónica y con bajos niveles de serotonina. Por eso, estas personas tienen tendencia a sufrir de antojos por carbohidratos simples como pan dulce, pastelitos, y demás azucares y harinas refinados. La influencia Social... no solo esta relacionada con la Bulimia sino con la Anorexia, y los medios de comunicación, como nunca antes, juegan una parte muy importante en este tipo de trastornos psicológico-alimenticios, que no solo afecta a los adolescentes, sino a la población en general de este país (Estados Unidos). En anuncios de televisión, en magazines, en desfiles de modas y en películas de Hollywood, se utiliza la delgadez extrema como una base de referencia de lo que es la belleza; como resultado, cualquier adolescente con una figura normal, al lado de una de estas estrellas de "Hollywood" se siente gorda (o) o anormal. Por ende, aumenta su ansiedad. Esa ansiedad activa el mecanismo de defensa (hormonas antiestrés), el mecanismo de defensa abre el apetito, acidifica la sangre, hace subir de peso, destruye músculo y tejido y distorsiona la percepción de imagen.

SUPLEMENTOS PARA LA BULIMIA

Multivitaminas con minerales que contengan complejo B, 1 con el desayuno y 1 con el almuerzo. Tomar extra Vitamina B12, B5, B6.

Acidophilus, 1 capsula 3 veces al día entre comidas.

Coenzima A (Coenzyme A), seguir las indicaciones del frasco.

Coenzyme Q-10, 90-100mg al día.

Omega 3, 1 capsula después del almuerzo.

Aminoácidos Complejos, 1 antes de cada comida.

GABA (Gamma Aminobutyric acid), seguir las indicaciones del frasco.

Holy Basil, seguir indicaciones del frasco.

Nota: No le des a los alimentos el poder de controlar y destruir tu vida.

Dosis: Estas son dosis para mayores de 18 años de edad. Entre 13 y 17, tomar ¾ partes de la dosis de adulto. Entre 7 y 12, tomar ½ dosis de adulto. Asegúrate de consultar con tu medico antes de iniciar cualquier programa.

LA FAMOSA EDAD DE LA REBELDÍA

Los problemas de desnutrición en la adolescencia, probablemente tienen mucho que ver con la rebeldía de la edad causada por los cambios hormonales. A esta edad, los jóvenes comen lo que quieren, cuando quieren y es muy difícil convencerlos de hacer algún cambio alimenticio. Además de que comen muy poquito durante el día, cuando comen, comen alimentos sin valor nutritivo, altos en azucares refinados, harinas blancas, comida procesada, alimentos enlatados y sus famosos chips con soda. Un adolescente masculino activo, consume aproximadamente 4,000 calorías al día. Los adolescentes comen mucho; pero el problema no es ese, el problema de la malnutrición es que no quieren comer vegetales, ensaladas alimentos de grano entero y en ocasiones ni siquiera quieren comer fruta o tomar agua natural. La única forma en que se puede ayudar a un adolescente a comer un poco mas nutritivo es, con el ejemplo de los padres, limitando la cantidad de dinero disponible para comida callejera, ofreciéndoles bocadillos saludables entre comidas (preparados por la mamá o papá, porque los adolescentes son bien flojos). No tengas comida chatarra disponible en casa y asegúrate de preparar la comida o cena a tiempo antes de que a los jovencitos les llegue el hambre y decidan comer lo primero que se encuentren.

RIESGOS DE UN EMBARAZO EN LA ADOLESCENCIA

Una adolescente embarazada corre mas riesgos de perder su bebe, de enfermarse seriamente de infecciones del riñón, de sufrir anemia, deshidratación y problemas psicológicos como depresión y ansiedad.Pero ¿por qué una adolescente tiene mas riesgos de perder su bebe que una mujer adulta? Además de tanto cambio hormonal natural por la adolecía y las demandas del cuerpo por la formación del bebe, el hecho de que una joven adolescente aun no termine de desarrollarse, es suficiente para que su organismo no tenga los nutrientes necesarios para formar una nueva vida. Por eso, tantas jóvenes pierden sus bebes a unos meses del embarazo. Para que un bebe nazca saludable, hay que asegurarse de preparar el cuerpo por lo menos tres meses antes de salir embarazada. Una alimentación nutritiva tiene alimentos de calidad, suficiente agua, no alcohol, no cigarro o drogas, no abuso de medicamentos, no cafeína, no alimentos con colores y sabores artificiales, no comida chatarra y frita, no exceso de azúcares y alimentos refinados, no desveladas continuas y si ejercicio para oxigenar las células del organismo, lo cual ayuda a mantener bajos los niveles de estrés… esto es un estilo de vida sano.

CAUSAS DE LA OBESIDAD ENTRE ADOLESCENTES

La obesidad entre adolescentes es el resultado de una mala selección de alimentos, flojera, falta de ejercicio, falta de motivación, falta de ejemplo de los padres y por el consumo excesivo de alimentos altos en grasa y calorías. Otros malos hábitos podrían aumentar el riesgo de la obesidad, por ejemplo ver a los padres frente al televisor cada noche con una bolsa de chips, pizza y soda, o los fines de semana disfrutando de las tradicionales reuniones sociales o familiares con pozole, tamales, carnitas, tortillas de maíz y/o harina, tacos dorados, las supuestas ensaladas "ahogadas" en mayonesa, tortas gigantes, arroz y frijoles fritos, y sin faltar postres como nieve, pastelitos, dulces, flanes, gelatinas y el famoso tres leches entre otros, y para cerrar la fiesta, la botellita de tequila o el cartón de cerveza.Entonces, entre mas calorías se consumen a esta edad y menos ejercicio se hace, mas células grasas se forman para almacenar la grasa que el cuerpo no tiene donde guardar. Al igual que los malos hábitos alimenticios empiezan en la infancia, también los buenos hábitos alimenticios y el ejercicio pueden empezar en la niñez. Los responsables de esta tarea en efecto, son los padres.

AYUDANDO A UN ADOLESCENTE A MEJORAR SU ALIMENTACIÓN

Una forma en que se puede ayudar a los adolescentes a comer alimentos mas saludables es NO teniendo a la mano en tu cocina tentaciones y alimentos chatarra. Lo que puede ayudar es que tengas bocadillos saludables siempre a la mano; así, cuando quieran algo de comer, van a escoger lo que mas les guste de entre todo lo saludable que tengas en las alacenas y en el refrigerador. Además, si les enseñas el significado de la nutrición y sus beneficios, **poco a poco** van a cambiar su forma de ver la comida.

A muchos de mis radios escuchas les ha funcionado decirles a sus hijos adolescentes que los vegetales y las ensaladas con un poco de nueces, aguacate o almendras crudas, limón y un poquito de aceite de olivo, les mejora la piel y les ayuda a eliminar las horribles espinillas, piel grasosa o reseca. Tú misma les puedes preparas un licuado de yogurt con leche descremada o leche de soya con fruta congelada y unas cucharaditas de avena natural, nueces o pistachos, endulzado con miel o con el endulzante 'stevia', (stevia, es la hoja de una planta verde dulce sin calorías), este endulzante no causa ningún altibajo en la glucosa (azúcar en la sangre), no produce cáncer y no hace subir de peso. Ideal para diabéticos y personas que desean reducir el consumo de azúcar refinada y perder peso.

También puedes licuar una taza de leche descremada con 1 manzana delicia mediana, este licuado no necesita azúcar. La manzana delicia asada, un postre riquísimo. En tiempo de calor, puedes preparar licuados con agua (en lugar de leche), hielo, fruta, limón y stevia. Este tipo de licuados le gusta a la mayoría de adolescentes y niños porque son como los famosos "smoothies" de la calle, con la diferencia que, el licuado que tú prepares, no va a tener sabores, colores o endulzantes artificiales que pueden causar cáncer. Inclusive le puedes agregar un poco de apio o perejil, una cucharadita pequeña de semilla de chía y otra de germen de trigo, 5 almendras y 2 cucharadas de avena natural… ni cuenta se van a dar de lo nutritivo de este licuado.

COMIDA RÁPIDA… ¿CADA CUANDO ES DE VEZ EN CUANDO?

Si tus hijos adolescentes comen alimentos de restaurantes de comida rápida, más de una vez a la semana, preocúpate, si es de vez en cuando no hay problema. De vez en cuando se considera: 1 vez al mes o cada 2 meses. También hay que considerar no solo la frecuencia de lo que se come que no es sano, sino la porción. Por ejemplo, si toda la semana tus hijos y tu comieron bien, tomaron agua e hicieron ejercicio, quizás el fin de semana se te haga fácil comer no muy sano y decir: bueno, como nos portamos bien durante la semana, podemos pecar el sábado y domingo.

Cuidado, porque esa parrillada, pizza, hot dogs, bebidas azucaradas y postres gigantes con pastel y helado, podrían echar abajo todo lo que lograron durante la semana. Tanto se vera afectado al metabolismo como a la salud, y la libra o las dos que hayan bajado de peso durante la semana, la van a subir al doble en un fin de semana. Y si hay algún problema de salud, este va a empeorar causado por el 'shock' que sufre el cuerpo con estos cambios drásticos en el consumo de alimentos tóxicos en cantidades demasiado grandes, especialmente si ya estaba acostumbrándose a la alimentación sana.

Nota: Todos los alimentos que contienen almidón como el arroz, pan, frijoles, lentejas, habas, avena y papas, debes elegir solo uno de ellos a la vez; no puedes comer dos porciones de alimentos con almidón en un solo momento. Tener esta regla en mente, ayuda a prevenir o mejorar problemas como insomnio, diabetes, nerviosismo y la obesidad tuya y de tus hijos.

ALIMENTACION PARA UN ADOLESCENTE

En la adolescencia, el cuerpo demanda mas nutrientes para continuar con el crecimiento; por lo que, es necesario nutrirse muy bien. La alimentación sugerida para un adolescente es una dieta balanceada que contenga vegetales, incluyendo los de hojas verdes, nueces, granos y semillas como arroz integral, millet, buckwheat y cereales integrales, germinados y de bran, frutas y alimentos altos en proteína como productos lácteos bajos en grasa como requesón (cottage cheese) y yogurt natural sin grasa, carne de todo tipo desde pollo, pavo, pescado 2 o 3 veces a la semana, hasta carne roja como, cordero, venado, ternera y carne de res 1 vez a la semana en porciones del tamaño y grosor de la palma de la mano del joven que la va a comer.

Este tipo de alimentación les va a proporcionar las vitaminas B, C y minerales que necesitan como el zinc y el hierro para mantenerse sanos de adentro hacia fuera. En las jovencitas es sumamente importante que además de comer alimentos nutritivos, tomen extra hierro (hígado orgánico de ternera o res y jugos verdes). Si se es alérgico (a) al trigo, quizás no lo sean a los granos enteros (el trigo es mas irritante); entonces, se puede optar por consumir pan, cereales y pastas de grano entero, germinado o "gluten free", estos se encuentran en los supermercados de alimentos orgánicos.

Nota: Es importante que la mayoría de vitaminas y minerales se obtengan de alimentos sanos y que no se pretenda reemplazar los alimentos con suplementos, estas solo las utiliza el cuerpo cuando hay comida en el estomago. ¿Que tomar vitaminas hace subir de peso?, es solo un mito. Un estilo de vida sedentario, falta de actividad física, no comer, comer mal y consumir mas calorías de las que se queman (por falta de ejercicio), es lo que hace subir de peso; no las vitaminas.

ALERGIAS

ENFERMEDADES RESPIRATORIAS

La respiración es un proceso químico y físico que se obtiene del oxigeno que usamos para respirar y para tener energía. Esa energía la obtenemos de las moléculas de los alimentos. La fuente de energía más común es la glucosa (azúcar). La glucosa es una hormona que se forma por la digestión de carbohidratos complejos densos (vegetales con almidón, pan, avena, alimentos de grano entero, y leguminosa). Otra fuente de energía aunque no tan común como la glucosa es la energía que obtenemos a través de las proteínas y grasas.

Los pulmones deben tener suficiente oxigeno y sangre para funcionar apropiadamente. Cualquier enfermedad que obstruya la respiración, aumenta el riesgo de afectar el funcionamiento de todo el cuerpo. Enfermedades como cáncer de pulmón y enfisema, son el resultado de la contaminación ambiental y de la constante inhalación de humo y agentes tóxicos, entre ellos el humo de cigarro directo o de segunda mano.

El enfisema es una enfermedad provocada por falta de elasticidad de los pulmones, en la que se dificulta la respiración. Por lo que, la mejor manera de proteger las membranas de los pulmones, es por medio de una buena alimentación, y a través del consumo diario de antioxidantes; estos, neutralizan las toxinas de cualquier agente químico perjudicial, y refuerzan el sistema inmunológico para prevenir infecciones del sistema respiratorio.

Para muchas personas con enfisema, consumir productos lácteos, trigo y algunos carbohidratos, les empeora su condición. Los suplementos y la alimentación recomendados para personas con enfisema pulmonar, son los mismos que necesita una persona con asma o alergias.

ALERGIAS

Las 3 formas en que podemos enfermarnos de las alergias son a través de la nariz:

Por la nariz: Inhalando alergenos del medio ambiente,

Por la boca: A través de los alimentos y químicos que encontramos en el agua, comida, y medicamentos.

Por la piel: Por medio del contacto con varios agentes químicos, inyecciones de drogas y otras substancias.

La reacción alérgica ocurre porque exponemos nuestro cuerpo a ciertos alergenos como el polen de las plantas, pastos, árboles y trigos que producen polen, insectos como las abejas y avispas, medicamentos como la penicilina, y animales con pelo -aunque no es el pelo en sí el que nos hace estornudar, sino los organismos que sueltan junto con el pelo. Estos pequeños organismos... son unas partículas escamosas diminutas, que para muchas personas son tóxicas y causan síntomas y malestares como si estuvieran enfermos de gripe o sinusitis.

SÍNTOMAS

Los síntomas de alergias causadas por reacciones del sistema inmunológico son: Fatiga física y mental, dolor de cabeza, inhabilidad de aprendizaje, hiperactividad, problemas emocionales, cambios de animo repentinos, irritabilidad, depresión, dolor y debilidad muscular, ansiedad, inflamación, gases, y dolor abdominal, diarrea, estreñimiento, nausea, vomito, frecuente vaginitis, mucosidad liquida, sinusitis, congestión nasal, ulceras bucales, dolor e infección de oídos, rinitis, fiebres, eczema, ojeras, comezón, palpitaciones, acidez, reflujo gastroesofagico, falta de apetito sexual, aumento de peso, hambre excesiva, bulimia, dolor en las articulaciones y huesos, manos y pies hinchados, artritis reumatoide, asma, colitis, ulceras, gastritis, convulsiones y adicciones a substancias toxicas como alcohol, drogas, cigarro y azucares.

SISTEMA INMUNOLÓGICO

Las reacciones alérgicas son el resultado de la interacción fisiológica y bioquímica con lo que nos rodea, desde comida y químicos, hasta substancias naturales en el medio ambiente que inhalamos y tocamos, incluyendo los microbios que tenemos en los tejidos del cuerpo. El trabajo de nuestro sistema inmunológico es identificar y diferenciar entre lo que necesitamos y lo que no, y eso que no necesitamos por lo general es bacteria, toxina, microbios y acido. Pero, cuando esa bacteria, microbio o toxina entran a nuestro cuerpo, el sistema inmunológico reacciona y sale a la defensa con su ejército de células blancas o anticuerpos que producen ciertos químicos como la histamina.

Este tipo de células blancas se encuentran en el sistema digestivo, en los pulmones, en la sangre y en el sistema linfático (el sistema linfático se encarga de purificar la sangre). La formación de canceres y tumores tienden por lo general a formarse con el consumo continuo de alguna sustancia toxica, aunque esta sea en dosis pequeñas. Y lo que acelera este proceso es la malnutrición, el abuso a tu cuerpo, la falta de ejercicio, los pesticidas, los metales tóxicos del agua, y todo tipo de químicos que se agrega a los alimentos como conservantes y colores artificiales.

MALA INTERPRETACIÓN INMUNOLÓGICA

Otro de los problemas del sistema inmunológico es cuando no puede diferenciar una sustancia perjudicial de una sustancia sana. La reacción equivocada del sistema inmunológico lo hace sobre reaccionar, eso quiere decir que, la sustancia química que produce para defendernos de los virus, la arroja a nuestro cuerpo, y lógicamente en vez de atacar bacterias, ataca al organismo causando los síntomas de las alergias.

Esta reacción causa inflamación y afecta tanto al tejido como a los órganos, especialmente la piel, las membranas mucosas, los pulmones, y el sistema gastrointestinal. Los síntomas más comunes incluyen: ojos llorosos, nariz congestionada, sinusitis, reacciones en la piel, comezón, palpitaciones, fatiga, dolor de cabeza, gases, inflamación, dolor abdominal y cambios de estado anímico. Y según la nutrición, esta manifestación alérgica, es el resultado de múltiples estresores y reacciones bioquímicas.

Algunas personas como yo, son alérgicas al polen, al pelo de ciertos animales, al polvo, al pasto, a los árboles, al aire acondicionado y a ciertos perfumes... otras personas son menos afortunadas porque son alérgicas tanto a alergenos ambientales como alimenticios y no pueden consumir productos lácteos, trigo, vegetales, mariscos y levadura. Sin embargo, si nuestra alimentación es saludable y balanceada, si hacemos ejercicio regularmente, si mantenemos los niveles de estrés bajos y nuestros órganos están funcionando apropiadamente, cuando nos exponemos a toda esta toxina, microbios, bacterias y virus, **el sistema inmunológico** como está fuerte y funciona apropiadamente, no sobre reacciona, sino que hace su trabajo sin equivocación y sin causarnos síntomas o malestar; y en caso de algún síntoma, éste es mínimo.

ORIGEN DE LAS ALERGIAS

Los síntomas de alergias son una forma natural del cuerpo de desintoxicarse y deshacerse del veneno. Pero cuando el veneno trata de salir, irrita y lastima el organismo. Sufrir de alergias es tener desbalances de energía en los órganos. También existe la híper-sensibilidad y la híper-susceptibilidad.

ALERGIAS ALIMENTICIAS POR SENCIBILIDAD

La híper-sensibilidad es una reacción alérgica que aparece por intolerancia a ciertas substancias que entran al cuerpo. Esta intolerancia es causada por una proteína llamada 'antígena' que existe en ciertos alimentos. Este tipo de reacción tarda por lo general varias horas y hasta uno o dos días. Las reacciones alérgicas híper-sensibles causadas por alimentos como trigo, leche, huevos, maíz, levadura, café y chocolate, pueden afectar la mayoría de nuestro organismo desde la piel y el aparato digestivo gastrointestinal hasta el sistema nervioso y respiratorio.

Las reacciones causadas por la híper-sensibilidad a los aditivos en los alimentos y a los químicos ambientales como aerosoles, hidro-carbonos, pesticidas y funguicidas entre otros, todas estas sustancias debilitan el sistema inmunológico y son **adictivas**; o sea que, además de la reacción alérgica, tu cuerpo te las exige.

ALERGIAS AMBIENTALES POR SUSCEPTIBILIDAD

La híper-susceptibilidad por otra parte, es la reacción alérgica al medio ambiente, y sus síntomas aparecen inmediatamente cuando el cuerpo se expone al pasto, al polvo, al pelo de ciertos animales, al polen etc.; este tipo de alergias tiene que ver con la interacción del sistema neuroendocrino, (el sistema nervioso y hormonal).

Las razones externas principales que causan alergias y reacciones híper-susceptibles son: substancias naturales del medio ambiente como diferentes tipos de lama, polen de árboles, pasto, polvo, pelo de animal e insectos. Estos causan por lo general, problemas respiratorios, comezón, mucosidad liquida, irritación de piel, ojos, nariz, garganta y conductos bronquiales, incluyendo los pulmones.

ALERGIAS INTERNAS

Las alergias internas son las que causan que el sistema inmunológico reaccione al tejido como "si fuese" una proteína 'antígena', causando inflamación y diferentes condiciones. Las áreas mas afectadas por este tipo de alergia interna son la glándula tiroides, los vasos sanguíneos y las articulaciones. Algunas de las enfermedades son: "Hashimoto" (condición autoinmune en la que el sistema inmunológico ataca y destruye las células de la glándula tiroides) "tiroiditis" (cualquier condición que inflama la tiroides), "poliarteritis nodosa" (las arterias pequeñas y medianas se inflaman y dañan) y 'artritis reumática' (tipo de artritis que causa dolor, inflamación, rigidez de las articulaciones). Estas reacciones anormales hacia un tejido normal se conocen como enfermedades auto-inmunes.

ALERGIAS A CIERTOS ALIMENTOS

La reacción alérgica a la comida es muy común y es causada por un malentendido del sistema inmunológico. Cuando nuestro sistema digestivo absorbe los nutrientes de los alimentos en el intestino, algunas substancias en estos alimentos estimulan los anticuerpos que responden a las alergias. La reacción puede ocurrir en el mismo estómago, resultando en cólicos, calambres, dolores de estómago y diarrea. En la piel en forma de eczema -inflamación, irritación y comezón en algunas partes de la piel o en todo el cuerpo.

Muchas de estas alergias alimenticias son una respuesta de nuestro sistema inmunológico, pero que fácilmente se confunden con intolerancia a alimentos. Esto se debe a que las reacciones y malestares son similares. **La intolerancia a alimentos es causada por falta de enzimas digestivas** para digerir ciertos alimentos. Mientras que **la alergia a alimentos es causada por problemas del sistema inmunológico**. Aunque la intolerancia crónica, puede desatar las reacciones alérgicas inmunológicas a alimentos.

La genética juega un papel muy importante en todo esto. Por ejemplo, si uno de nuestros padres sufría de alergias, es muy probable que también nosotros lo heredemos aunque no sean el mismo tipo de alergias. Ahora que si ambos sufrían de alergias, el riesgo es mayor. Afortunadamente, las posibilidades de desarrollar alergias genéticas disminuyen aprendiendo a conocer tu organismo y con la nutrición en general.

Algunas personas sufren repentina e inexplicablemente de alergias en su vida adulta. Esto puede ocurrir cuando la genética, la edad y la mala alimentación se juntan. Desafortunadamente, varios genes… hasta la fecha desconocidos, tienen mucho que ver con estas reacciones alérgicas. Los síntomas de las alergias pueden ocasionar muchos problemas emocionales, y el estrés por su parte empeora estos síntomas. Por ejemplo, una persona que sufre de asma, puede pasarse la vida deprimida y con ansiedad por estar pensando a que horas y en que lugar le volverá a dar otro ataque de asma severo al grado que pueda morir. Como resultado a este estrés, el problema se intensifica.

CÓMO DETECTAR LAS ALERGIAS

Existen ciertas formas de detectar las alergias, desde un examen de pulso hasta un examen con el especialista. Estos exámenes permiten saber si algunas células en el organismo contienen anticuerpos específicos a ciertos alérgenos que causan los síntomas. La reacción alérgica a los alimentos es más difícil de diagnosticar y tratar que cualquier otro tipo de alergia.

Esta es una forma de saber si eres alérgico (a) o no a ciertos alimentos. Por ejemplo, come pan de trigo (alimento común que causa alergia) 2 o 3 veces al día por tres días continuos y anota los resultados. Si sientes indigestión, inflamación intestinal, ansiedad, mucha hambre, cansancio, irritabilidad, falta de aire para respirar y/o comezón en la piel, quiere decir que, quizás haya reacción alérgica. Para verificar la sospecha, toma el pulso por un minuto antes y después de comer el alimento en prueba. Si las pulsaciones aumentas de 15 a 20 por minuto, lo más probable es que haya alergia. Haz este tipo de prueba con cada alimento por separado y una vez que descubras que alimentos no puedes digerir o tolerar, evítalos; pero, no olvides substituirlos por otros alimentos con el mismo valor nutritivo. Después de 6 semanas, vuelve a hacer la prueba.

Alimentos que tienden causar reacción alérgica o intolerancia:

- trigo,
- chocolate,
- cacahuates,
- leche y productos lácteos,
- café,
- cítricos,
- crucíferos (brócoli, coliflor, repollo y coles de bruselas).

Una vez que conozcas los alimentos a los que eres alérgico (a), deja de comerlos por dos semanas (tiempo necesario para que tu cuerpo se deshaga de los síntomas) o seis semanas si tus alergias son crónicas y las has padecido por años. Luego, introduce un alimento a la vez cada 4 días. Por ejemplo, si el lunes comes huevos, puedes volver a comerlos el viernes o si el martes comes chocolate, hasta el sábado puedes volver a comerlo. Evita comer alimentos que causan reacción alérgica por sí solos o en porciones grandes.

MALESTARES ASOCIADOS CON ALERGIA A CIERTOS ALIMENTOS

Dolores de cabeza: trigo y chocolate.

Migraña: bebidas alcohólicas, nicotina, cafeína, queso, chocolate, huevos, leche, nueces, trigo, frutas cítricas, jitomates, fertilizantes, agua potable, MSG (monosodio glutamato, este es un aditivo usado ciertos alimentos como sazonadores, carnes, dulces, pastelería, y comida china), nitritos y nitratos (aditivos y conservantes que se utilizan para curar carnes como jamón, pepperoni, pescado, tocino, queso de puerco, salchichas y demás carnes procesadas altas en sodio y grasa saturada.

Eczema: El eczema es una infección de la piel que se presenta en forma de granos que tienen forma de espinillas internas. Los alimentos que posiblemente causan este problema o que lo empeoran: huevos, frutas cítricas, cafeína y productos lácteos.

Fiebre de Heno: Es una reacción excesiva del cuerpo al entrar en contacto con el polen. Los síntomas de esta fiebre alérgica son: ojos irritados y llorosos, comezón en la nariz y ojos, nariz con mucosidad liquida, estornudos y congestión. Los alimentos que causan esta reacción alérgica: leche, trigo, nueces, chocolate, colas, y sulfatos (el sulfato es una sustancia química tóxica que se encuentra en el agua de la llave).

Urticaria o Hives: Esta es una infección de la piel del tamaño y figura de una moneda de 5 centavos (US), en ocasiones mas pequeñas o mas grandes. Esta infección causa inflamación en la piel donde aparece, su color es rojo claro y también causa comezón. Los alimentos que causan alergias y provocan esta infección podrían ser: fresas, jitomate, chocolate, huevos, mariscos, mangos, carne de puerco y ciertas nueces.

Alergias infantiles: leche, trigo, huevos, colores y sabores artificiales, cacahuates, y salicilatos. El salicilato es una sustancia que producen las plantas para protegerse de la bacteria de la tierra y existe la natural y la sintética. La sintética es conocida como herbicida. Otros alimentos que causan alergias infantiles aunque son menos comunes: centeno (rye) carne de res y pescado.

Asma: ciertos alimentos causan reacción alérgica al grado que te pueden enfermar de asma como el trigo y los huevos.

PARA MEJORAR LAS ALERGIAS

Si por alguna razón no diferencias los síntomas de la reacción alérgica a ciertos alimentos, considera **ver a un especialista en alergias** y recuerda consumir probióticos y enzimas digestivas para que te ayuden a digerir y absorber mejor los nutrientes de los alimentos y con ello, disminuir las reacciones alérgicas.

ALERGIA A PRODUCTOS LACTEOS

Si el estomago se inflama después de tomar leche o productos lácteos, quiere decir que tu sistema digestivo probablemente no tolera el azúcar de estos alimentos y toda proteína láctea no digerido, causa inflamación y gases intestinales. Si eres alérgico (a) a la leche de vaca, recuerde que la vitamina D y el Calcio, no solo se encuentran en los productos lácteos, sino también en la leche de soya, huevos, nueces, crema de almendras, frijoles secos, chícharos, vegetales verdes, yogurt natural, búlgaros (kéfir) y lentejas.

Si no puedes comer ningún tipo de carne roja por algún

problema de salud, debes reemplazarla por alimentos de grano entero, pollo, pescado, tofu, lenteja, arroz integral, cereal y leguminosa (ejotes, garbanzo, frijol, habas etc.). Este tipo de proteína es vital para obtener los aminoácidos y nutrientes necesarios como el hierro, zinc, vitamina D y otras vitaminas esenciales como la B12, y B6.

LO QUE EMPEORA LAS ALERGIAS

- el consumo excesivo de alimentos refinados
- alimentos enlatados
- comida frita
- té
- café
- chocolate
- alcohol
- nicotina

LO QUE MEJORA LAS ALERGIAS

- proteína de calidad
- zinc
- complejo B, especialmente vitamina B5
- bananas
- mango
- kiwi
- peras
- piña (se debe evitar si sufres de gastritis)
- semillas mixtas molidas, pepita de calabaza, de girasol y de sésamo
- no abuses de la carne roja y el pescado
- asegúrate que el pescado sea de agua salada (wild)
- el pollo y los huevos de preferencia consúmelos orgánicos
- aumenta el uso de proteína vegetal
- nueces
- semillas
- fibra procedente del arroz integral, avena, fruta y vegetales

ALIMENTOS SUSTITUTOS

- Evita lo más que puedas alimentos enlatados por su alto contenido de sodio (sal), mercurio y aditivos.
- Utiliza de preferencia alimentos orgánicos, frescos y naturales.
- Reemplaza la sal refinada por sal de mar.
- Si eres alérgico (a) a los productos lácteos, reemplaza la leche de vaca por leche de soya o de cabra, la mantequilla por aceite de olivo, aceite de aguacate y/o aceite de semilla de uva, el requesón y el queso, asegúrate que sean orgánicos y bajos en grasa saturada, consume tofu y si pasas de los 40 años de edad, evita el calcio en forma de suplemento y enfócate en el calcio procedente de alimentos.
- Si eres alérgico (a) al trigo... substitúyelo con avena, arroz integral (brown rice), pan, tortillas y cereales germinados sin harina (flourless) y aumenta el uso de legumbres y vegetales crudos y semicrudos.

SUPLEMENTOS PARA LAS ALERGIAS

IMPORTANTE: Una de las vitaminas más importantes que cualquiera otra es la **vitamina B6 (piridoxina).**

Esta vitamina es extremadamente importante para formar proteína, transmisores químicos en el sistema nervioso, células rojas y prostaglandinas (sustancias parecidas a las hormonas procedentes de los ácidos grasos).

Esta vitamina es vital para el funcionamiento de más de 60 diferentes enzimas del cuerpo y para mantener el sistema hormonal en balance, el sistema inmunológico fuerte, para producir acido digestivo, esencial para el funcionamiento del cerebro en la producción de neurotransmisores y para multiplicar las células rojas del cuerpo.

Ayuda a prevenir abortos involuntarios, previene y trata asma, enfermedades cardiovasculares, piedras en los riñones, osteoporosis, autismo, carpal tunnel, epilepsia, síndrome premenstrual y vomito durante el embarazo. La vitamina B 6 es necesaria para asimilar la vitamina C, potasio y otras vitaminas del complejo B, especialmente vitamina B12.

La deficiencia de vitamina B6 puede causar síntomas como depresión mental, anemia, edema, halitosis, eczema, insomnio, nerviosismo, fuegos o ulceras en boca y lengua, inflamación de colon, piedras en los riñones, migraña, caries dental y demencia.

Alimentos altos en vitamina B6: Levadura de cerveza (brewer's yeast), germen de trigo, frijol de soya, nueces, lenteja, plátanos, arroz integral, avena, cacahuates, aguacate, huevos y semilla de girasol.

Dosis de vitamina B6:

De 100 a 200 MG al día mayores de 18 años, entre 12 y 17 años de edad de 50 a 75 MG al día, entre 6 y 11 años de edad, de 25 a 50 MG al día.

Dosis terapéuticas permitidas (TDA) 200 a 500 MG. Solo para mayores de 18 años.

Otra de las vitaminas esenciales para ayudar a mejorar el asma es **la vitamina B12**. Bajos niveles de vitamina B12 (cianocobalamina) están asociados con enfermedades como asma, depresión, AIDS, múltiple esclerosis, tinnitus, diabetes neuropática y bajos niveles de esperma. De 500 microgramos de vitamina B12, el cuerpo termina absorbiendo únicamente 1.8 microgramos.

La mayoría de multivitaminas no ofrecen la cantidad adecuada de esta vitamina, por eso se recomienda tomar extra vitamina B12. La mejor forma de tomarla para mejor absorción es en dosis de 1,000 microgramos en una formula sublingual.

Pero si sufres de deficiencia de vitamina B12, se recomienda tomar 2000 microgramos por un mes, después reduces la dosis a 1,000mcg. También puedes pedir a tu medico que te aplique una inyección de vitamina B12 cada mes o cada que sea necesario, especialmente personas de edad avanzada.

Nota: La vitamina B12 a diferencia del resto de vitaminas de agua soluble, esta no es eliminada a través de la orina tan rápidamente sino que se almacena en el hígado, riñones y otros tejidos del cuerpo, sin embargo no es toxica si se toma en dosis adecuadas.

Otra vitamina súper importante para ayudar con el asma, estrés, alergias, fatiga, acne y caída de cabello es la **Vitamina B5** (pantothenic acid). Esta vitamina es esencial en todo ser viviente y es un componente de la coenzima A, una molécula necesaria para numerosas reacciones químicas vitales que ocurren en las células del cuerpo. La vitamina B5 también es necesaria para el metabolismo de carbohidratos, proteínas, grasas y para sintetizar el colesterol y las hormonas del cuerpo.

Esta vitamina la encontramos en casi todo tipo de plantas y proteína como brócoli, coliflor, repollo, granos enteros, cacahuates, bran, arroz integral, leche, frutas, órganos de animal, yema de huevo, semilla de linaza y en la "jelly real" -la miel de abeja reina (la mas alta en contenido de vitamina B5).

Entre la gran familia de súper flavonoides, **la Quercetina**, es uno de los antioxidantes mas potentes para tratar fiebres altas y enfermedades de las vías respiratorias desde alergias hasta el asma extrínseca y el asma intrínseca. El asma extrínseca es causada por reacciones alérgicas del sistema inmunológico, mientras que el asma intrínseca, es causada por agentes químicos tóxicos, aire frío, ejercicio, infecciones y estrés emocional. Algunos de los alimentos altos en quercetina son: perejil, salvia (sage), cebolla, kale, vino tinto, brócoli, manzanas, leguminosa como las judías verdes (french beans), lentejas, garbanzo, chícharos y demás vegetales de vaina.

SUPLEMENTOS:

Multivitaminas con minerales (con complejo B)

Extra Vitamina B 6 de 100 a 200mg

Extra Vitamina B 5, de 250 a 500mg al día por 3 o 4 meses, después solo 250mg.

Vitamina B 12, de 1000 a 2000microgrmos

Quercetin de 200 a 500mg en dosis divididas y no exceder más de 800mg al día

Omega 3 con Vitamina D

MSM

Clorofila liquida,

Vitamina C con Bioflavonoides (buffered) de 2,000 a 3,000mg al día.

Extracto de Ginkgo Biloba, 1 cucharada pequeña diluida en agua después de la cena.

Plantas para las alergias respiratorias: Wild cherry bark (corteza de cerezo silvestre), Mullein leaves (hojas de gordolobo), Garlic Plant (planta de ajo), Echinacea (equinacea), White willow bark (corteza de sauce blanco), Cayenne pepper (pimienta de cayena). Se mezclan en partes iguales y se toma el te o la infusión 2 o 3 veces al día.

Nota: El chile cayenne es diferente a la pimienta de cayenne pero ambos son excelentes antisépticos, antioxidantes y mejoran la circulación y limpian las vías respiratorias. El chile cayenne se puede utilizar para cocinar o simplemente para poner a tu comida y caldos.

ALCOHOLISMO Y DESINTOXICACION

La definición de alcoholismo es cuando una persona ha perdido el control en el uso de esta droga. Existen muchas señales de advertencia que indican que hay un problema con el alcohol, como una persona que toma todos los días y no puede dejar una o dos semanas sin probarlo, tomar a solas, tomar en lugar de comer, darle prioridad al alcohol que al trabajo o a la vida social, tomar muy temprano o de noche, perder días de trabajo por tomar o por una cruda y sufrir periodos de lagunas mentales; todo esto, se considera tener un problema con el alcohol.

DAÑOS POR EL ALCOHOL

Cuando consumimos alcohol, gastamos energía, tejido, células, oxigeno, enzimas, hormonas, minerales y muchos fluidos esenciales; los cuales, si no reemplazamos con suficiente agua y una buena alimentación, nuestro cuerpo va a buscar energía de todos los órganos vitales para subsistir. El abuso excesivo de alcohol, genera adicciones y muchos problemas internos y externos que afectan tanto a la mente como el área emocional. La toxina del alcohol es tan comprimida que se cree que una onza de alcohol, tiene más toxina que una hamburguesa con papas.

El precio a pagar por el alcoholismo es muy alto, y no solo afecta a la persona que sufre de esta enfermedad, sino a personas inocentes y a los seres más queridos. El alcoholismo conlleva a lastimaduras, accidentes de auto, violencia, crímenes, encarcelamientos, problemas familiares, personales y económicos. Además, la toxina del alcohol causa enfermedades del hígado, alergias cerebrales, deshidratación de las células, envejecimiento prematuro, pérdida de minerales, inflamación arterial y del cráneo, y problemas del aparato digestivo gastrointestinal. El alcohol suprime el sistema nervioso y disminuye los reflejos o reacciones del cuerpo.

43

CAUSAS POSIBLES DE LA ADICCION AL ALCOHOL

El alcoholismo o el abuso de esta sustancia toxica se cree que es una enfermedad emocional, aunque posiblemente también sea una enfermedad genética causada por la deficiencia de cierta enzima, o por problemas con los niveles de cromo 'chromium' (trace mineral). El cromo ayuda a metabolizar el azúcar y podría estar relacionado con el alcoholismo cuando el cuerpo no puede utilizarlo apropiadamente.

Otra teoría sobre el alcoholismo, es que este, podría ser causada por adicción alérgica, ya que muchos granos, frutas, azucares, maíz, trigo, centeno, levaduras y almidones son utilizados para hacer alcohol, y si se es alérgico a alguno de estos alimentos, el cuerpo absorbe mas rápidamente el alimento/droga aumentando la necesidad de consumirlo de nuevo. Las alergias estimulan las adicciones y durante la desintoxicación, el cuerpo sufre de síntomas físicos y fisiológicos.

ALCOHOL... ...GRASA LIQUIDA

El alcohol contiene 7 calorías sin valor nutritivo por cada gramo; casi el doble de calorías de la proteína y carbohidratos (4 calorías por gramo de cada uno). Una persona alcohólica puede consumir 50% de sus calorías procedentes del alcohol, lo cual conlleva a deficiencia nutricional y enfermedades serias de salud.

El alcohol aumenta el apetito y los niveles de grasa en el cuerpo –por eso se dice que tomar alcohol es como tomar grasa liquida. El alcohol eleva los niveles no solo de grasa corporal sino de grasa en la sangre (colesterol), causa alta presión arterial y empeora las alergias ambientales y alimenticias. El hígado es el único órgano que metaboliza el alcohol, convirtiéndolo inmediatamente en grasa y almacenándolo en el tejido del hígado, del cuerpo y en la sangre; con ello, aumentan los riesgos de cirrosis o cicatrización del hígado. El alcohol no se convierte en glucosa o glicógeno (fuente de energía) y solo el 5% se elimina a través del sudor y la orina; esto ocurre porque las moléculas del alcohol son sumamente pequeñas que se absorben inmediatamente y entran al torrente sanguíneo mucho antes de lo que se digiere cualquier alimento, especialmente el alcohol obscuro. Por cada onza de alcohol, estas son las calorías que se encuentran en algunas de las bebidas alcohólicas más populares:

- 2oz de licor 180 a 220 calorías
- 5oz de vino de mesa 100 calorías
- 2oz de vino dulce (postre) 110 calorías
- 12oz de cerveza regular 140 calorías
- 8oz de cerveza oscura 150 calorías
- 12oz cerveza ligera 90 calorías
- 6oz de líquidos para preparar bebidas mixtas 100-250 calorías

EFECTOS DE UNA BORRACHERA

Los síntomas de una borrachera: Mareos, boca seca, deshidratación, mal aliento, dolor de cabeza, nauseas, vomito, dolor de estomago, fatiga, irritabilidad, se habla demasiado, se disminuyen los reflejos y las funciones del cuerpo, pobre criterio y juicio, arranques o explosiones emocionales, falta de coordinación, inhabilidad para caminar y lagunas mentales. Cada bebida alcohólica puede tardar de 30 minutos a 2 horas en causar síntomas de intoxicación. Y si tu metabolismo por ser lento o por falta de cierta enzima no causa síntomas inmediatos, corres el riesgo de seguir tomando hasta que choque el alcohol en tu sistema y la intoxicación pueda enviarte al cuarto de emergencia. Ha habido casos de personas que con 10 bebidas alcohólicas pierden la vida. Mientras que otras necesitan 30 o 40 bebidas alcohólicas para intoxicarse letalmente y morir de una sobredosis.

Los síntomas mas comunes después de una noche de copas: boca seca, sed, mal aliento, olor corporal desagradable, dolor de cabeza, nauseas, vomito, dolor de estomago, fatiga, deshidratación e irritabilidad. **Las bebidas que causan más efectos de intoxicación** son las bebidas mixtas con colores, sabores y endulzantes artificiales y el alcohol oscuro.

CONSUMO DE ALCOHOL VS SALUD

El consumo de bebidas alcohólicas ocasional y moderado, no representa un serio peligro de salud para algunas personas, esto depende de su grado de tolerancia. Cada organismo reacciona diferente ante la fermentación y toxina del embotellamiento del alcohol. Personas con problemas de salud como enfermedades del hígado, de los riñones, del cerebro o del sistema nervioso, no se podrían beneficiar del alcohol, y una bebida sería suficiente para empeorar cualquier condición existente. Otros problemas relacionados con el abuso de alcohol son la obesidad, gastritis, ulceras, pancreatitis, hepatitis, cirrosis, hipoglicemia, diabetes, gota, cáncer, enfermedades del cerebro, depresión crónica y severa, problemas nerviosos y daños al sistema inmunológico.

DESINTOXICACION

Existe una alta posibilidad de curarse del alcoholismo si hay un deseo verdadero de hacerlo y si crees en ti. Con la ayuda de la nutrición, el apoyo la familia y de un grupo como alcohólicos anónimos, será mas fácil. Primero hay que aceptar que se tiene el problema para poder remover cualquier tipo de alcohol de la casa, trabajo, auto o donde lo escondas. Luego se debe ver a un especialista para ver en que condición se encuentra el cuerpo en general. Este examen también puede determinar si sufres de alergia a algún alimento que sea el causante del abuso de alcohol. Si eres alérgico (a) al trigo, levadura, maíz, centeno o almidón, evítalos. Esto ayudara a disminuir los antojos y la ansiedad por consumir alcohol.

Evita la influencia negativa de otras personas que toman o que te invitan a tomar. No vayas a lugares donde servirán alcohol por lo menos hasta que consigas la fortaleza para verlo y no tomarlo. La acupuntura puede ayudar a disminuir los síntomas de desintoxicación. El ejercicio regular, especialmente a la hora que solías tomar, puede ayudar a disminuir o desaparecer la ansiedad por alcohol. Los ejercicios de meditación, relajación y visualización pueden ayudarte a ver a esa persona que quieres ser y lograr amar tu cuerpo. Dejar el alcohol será difícil pero no imposible si de verdad lo deseas. Dependiendo el tipo de alcoholismo que se sufra y del nivel de abuso, será el tiempo que tome la recuperación. Personas que toman mas de 8 bebidas alcohólicas al día, lo mas probable es que necesiten hospitalización para disminuir los síntomas de desintoxicación. En muchas ocasiones, es necesario tomar algún medicamento prescrito como "disulfiram". Este medicamento causa nauseas horribles y vomito cuando se toma alcohol, pero si se toma por largos periodos de tiempo puede causar problemas cardiovasculares y cerebrales. Consulta con tu médico.

PROGRAMA NUTRICIONAL PARA DESINTOXICARSE DE ALCOHOL

Durante la primer semana de desintoxicación, la mas difícil, se debe considerar consumir vitaminas y minerales en una forma concentrada a través de jugos de vegetales, caldo de pollo, caldo de pescado, comida sin grasa, sopas ligeras, purés de frutas y vegetales, te, agua con limón y ensaladas además de multivitaminas con minerales, complejo B y algunas plantas como la manzanilla, "skullcap", la raíz de valeriana, "white willow bark" (para reducir dolor e inflamación), ginseng, cayenne y peppermint. En esta primera semana, se deben consumir únicamente entre 10 a 15 gramos de fibra al día.

Algunos aminoácidos pueden ayudar a disminuir los síntomas de la desintoxicación como tomar 2000 o 3000mgs de L-Tryptophan antes de dormir para mejorar el insomnio y para reducir los antojos por azucares y por alcohol se recomienda tomar de 500 a 1000mg de L-Glutamine, 2 o 3 veces al día antes de los alimentos y antes de dormir. Para reemplazar los minerales perdidos, se recomienda tomar multi minerales 1 hora antes de dormir con el estomago vacío y 1000mg de vitamina C 4 o 5 veces al día para ayudar con los síntomas de desintoxicación.

Para desintoxicar el hígado se recomienda tomar diariamente por varias semanas: 8oz de agua con el jugo de 1 o 2 limones verdes medianos, 2 cucharaditas de aceite de olivo y una capsula de 'cayenne pepper' después del almuerzo. Tomar 1 capsula de 'Goldenseal Root' 2 veces al día, también ayuda a limpiar el hígado. El te de Perejil ayuda a eliminar la toxina de la sangre y de los riñones. El amino acido 'L-Cysteine' ayuda a desintoxicar el hígado, la sangre y el colon. El 'Borage seed oil' reduce la toxicidad del alcohol en todo el organismo. La Valeriana se recomienda para la ansiedad y la raíz de 'Licorice' ayuda a mejorar el aparato digestivo gastrointestinal.

Después de la primer semana de desintoxicación agrega tus Multivitaminas con minerales, 1 capsula de complejo B 100mg, Vitamina A 10000 IU y de 3000 a 5000mg de Vitamina C. Toma Germen de trigo una cucharadita 2 veces al día sobre la ensalada, sopa o en agua. En esta segunda etapa, se deben consumir de 15 a 20 gramos de fibra al día. A partir de la 3er semana de desintoxicación, ya se pueden tomar 35grs de fibra al día.

ALIMENTACION BALANCEADA PARA DESINTOXICAR

Se deben evitar los carbohidratos refinados para prevenir los choques de glucosa, los cuales pueden desatar el deseo por azúcar y alcohol.

Sigue mi plan de nutrición como guía para que se te facilite reemplazar el pan las tortillas, los cereales y las pastas refinadas por alimentos de grano entero y/o germinado (flourless), las grasas saturadas por aceites de semilla de uva, de aguacate y de olivo, los chips y sodas por bocadillos sanos como fruta y nueces, la leche de vaca por leche de soya sin azúcar, yogurt natural y cottage cheese bajos en grasa, las carnes fritas por proteína sana como pollo, pavo, pescado y arroz integral con leguminosa como frijoles, lentejas, garbanzo, chícharos, ejotes etc.

No olvides tomar 2 o 3 litros de agua, uno de ellos con limón en lugar de bebidas deshidratantes que contienen demasiada azúcar y cafeína.

COMO PREVENIR O CURAR UNA CRUDA

Como las mujeres somos más vulnerables al alcohol, hay que considerar tomar solo una bebida alcohólica antes de comer si se desea sentir la relajación o el "avioncito", una de las razones por las que se toma alcohol. Cuidado, porque es un mito que el café y el ejercicio disminuyen los efectos de la intoxicación. El alcohol se intensifica cuando se mezcla con otras drogas, y se debe evitar cuando se toman algúnos tipos de medicina "psychoactive" como antidepresivos, tranquilizantes, sedantes, antihistamínicos y mariguana.

La cruda se puede evitar, no emborrachándose, evitando el alcohol oscuro, las bebidas mixtas con azucares, sabores y colores artificiales y tomando suficiente agua y minerales. Si tomas mas bebidas alcohólicas de las deseadas por "accidente" ¿mmm...? toma 1 vaso de agua cada 15 minutos, 30 minutos antes de dormir con 500mg de vitamina C (formula de "mineral ascorbates" que contiene minerales) y 1 vitamina de complejo B. En la mañana vuelve a tomar estas vitaminas junto con una cucharada de aceite de linaza, después de un desayuno ligero.

CIRROSIS

Para muchas personas, la cirrosis del hígado es señal de alcoholismo crónico, pero en realidad, el alcoholismo es sólo una de las causas. Por lo general, la cirrosis alcohólica, se desarrolla después de más de diez años de tomar alcohol en exceso. La cantidad de alcohol que puede dañar el hígado cambia de una persona a otra. En las mujeres, tan sólo dos o tres vasos de vino al día, son suficientes para dañarles el hígado, y en los hombres, bastan tres o cuatro tragos de alcohol al día.

El hígado es el mayor órgano del cuerpo, y es esencial para mantener el organismo trabajando adecuadamente. *No se puede vivir sin un hígado que no funcione.*

Funcionamiento Del Hígado

- Elimina o neutraliza las substancias toxicas de la sangre.

- Produce anticuerpos para controlar infecciones y eliminar gérmenes y bacterias de la sangre.

- Fabrica proteínas que regulan la coagulación de la sangre.

- Produce bilis para ayudar a absorber las vitaminas de grasa soluble.

- Se encarga del metabolismo de los carbohidratos, proteínas, azucares, alcohol y grasas como el colesterol y los triglicéridos.

- Forma glucosa, neutraliza la toxina de medicina, transforma el amonio en urea y ayuda a absorber la vitamina B12, el hierro y otros minerales. El hígado también se encarga de producir glóbulos rojos en el feto de una mujer embarazada.

  Cuando se sufre de cirrosis, el tejido normal y sano del hígado es reemplazado por un tejido cicatrizal que bloquea el flujo de sangre a través del órgano e impide que trabaje como debiera.

49

SINTOMAS DE CIRROSIS

Por lo general, hasta que el hígado esta dañado más de la mitad, aparece el problema en los exámenes médicos, de otra forma es difícil detectar la inflamación o cicatrización. Además, la mayoría de problemas con el hígado complican el funcionamiento de los riñones. Por suerte, el hígado es el órgano mas regenerativo del cuerpo; por lo que, si dejas de tomar alcohol y aumentas la cantidad de agua que tomas, tienes la esperanza que tu hígado se regenere, aun teniéndolo dañado mas de la mitad, ¿**no es esto maravilloso**?

Cuando el alcohol es metabolizado por el hígado, este se convierte en grasa y no en glucosa ni glicógeno. Esta grasa lo congestiona e inflama, y cuando se sufre de inflamación o irritación de una forma crónica, el tejido del hígado se desgarra y cicatriza, y estas cicatrizaciones destruyen y encogen el hígado hasta que deja de funcionar, apareciendo la cirrosis.

Muchas personas con cirrosis no presentan síntomas al principio de la enfermedad. Sin embargo, a medida que el tejido cicatriza y reemplaza las células sanas, la función del hígado comienza a fallar presentando síntomas como agotamiento, fatiga, falta de apetito, nauseas, debilidad, perdida de peso, dolor abdominal y vasos sanguíneos que se desarrollan en la piel en forma de araña.

Problemas en otros órganos. La cirrosis puede causar osteoporosis, impotencia sexual, hemorroides, problemas renales, puede debilitar seriamente el sistema inmunológico, aumentando los riesgos de graves infecciones como "ascitis" (líquido en el abdomen) puede infectarse con bacterias del intestino.

ALCOHOL VS. AGUA NATURAL

¿Sabes lo que sucede dentro de tu organismo si consumes alcohol y no tomas 10 o 12 vasos de agua natural al día? El hígado, en su intento por ayudar a los riñones a eliminar la toxina del alcohol, deja de hacer parte de su trabajo; el cual consiste en metabolizar la grasa del cuerpo. Como resultado, el metabolismo se entorpece y almacena las calorías vacías del alcohol y de la comida no metabolizada en forma de grasa.

El alcohol bloquea el metabolismo normal de las proteínas, las grasas y los carbohidratos, y esto lógicamente daña el tejido del hígado. El hígado es el único órgano que metaboliza el 95% de alcohol, el otro 5% es eliminado por nuestro organismo a través del sudor, la respiración y la orina; y si no tomas agua, aumentan los riesgos de intoxicación.

TIEMPO DE CAMBIAR DE ESTILO DE VIDA

El daño que produce la cirrosis en el hígado no se puede revertir, pero el tratamiento puede detener o retrasar el avance de la enfermedad y reducir las complicaciones. El tratamiento depende de la causa de cirrosis y de las complicaciones que tenga la persona. Por ejemplo, para la cirrosis ocasionada por el consumo excesivo de alcohol el tratamiento consiste en que el enfermo cambie su estilo de vida, deje de tomar alcohol y que cambie radicalmente su estilo de vida incluyendo la alimentación.

La cirrosis desarrollada por diferentes enfermedades, se trata con medicamentos que tu doctor indique y suplementos para recuperar el equilibrio del sistema hormonal, inmunológico, digestivo, etc. En todos los casos, sin importar la causa de esta enfermedad, se debe seguir una alimentación sana y evitar el alcohol. La actividad física moderada, dormir 8 horas y tomar suficiente agua también puede retrasar la cirrosis.

SUPLEMENTOS PARA LA CIRROSIS

Clorofila liquida (seguir indicaciones del frasco),

MSM en polvo (seguir indicaciones del frasco),Multivitaminas con Minerales 1 con el desayuno y otra con el almuerzo,8oz de Agua con el jugo de 2 limones antes de cada comida,

Lecitina granulada y germen de trigo, una cucharadita de cada uno dos veces al día sobre los alimentos,Bio-Bifidus Complex (seguir indicaciones del frasco),Bromelain, 1 capsula 1 o 2 veces al día entre comidas,Omega 3 con vitamina D, 1 capsula después del almuerzo o cena, 500mg de amino acido-complex, 3 veces al día con el estomago vacío, tomarse con 50mg de vitamina B-6.N-acetyl cysteine, 500mg antes del desayuno por 2 semanas; después, tomar 500mg antes del desayuno y 500 antes del almuerzo.GABA (Gamma amino butírico acid), 750mg una o dos veces al día para calmar o prevenir la ansiedad y el estrés.Niacinamide, 500mg una o dos veces al día junto con el GABA,Glutathione, 3,000mg al día en dosis divididas con el estomago vacío, este reduce los antojos por el alcohol, o 1000mg de L-Glutamine antes de cada comida,Vitamina B-5, Pantothenic acid 250mg 4 veces al día,B-12, 1,000mcg 3 veces al día,

Alpha Lipoic acid, 100mg 2 veces al día con el estómago vacío,Milk Thistle (seguir indicaciones del frasco).

SUMAMENTE IMPORTANTE: La lista de estos suplementos es enorme. Empieza por tomar vitaminas, minerales, Omega 3, Bio-bifidus y el Milk Thistle. Poco a poco integra 1 o 2 suplementos a la vez dependiendo de la respuesta de tu cuerpo. Los suplementos líquidos, en polvo, en forma de extracto, tintura o sublinguales son mejor absorbidos. No se deben tomar mas de 4 capsulas o suplementos 2 o 3 veces al día.

No abuses de los suplementos, estos son la complementación a tu alimentación, y no puedes reemplazar un plato de comida sana con un puño de vitaminas. No olvides otros elementos como el agua, descanso, ejercicio y un estilo de vida sano. Asegúrate de consultar a tu medico antes de iniciar cualquier programa. Y si no te gusta su mentalidad, busca una segunda opinión médica.

LA ALIMENTACIÓN... SUPER IMPORTANTE

- Debes evitar alimentos fritos, harinas refinadas, cafeína, nicotina, sodas, alcohol y todo tipo de alimentos procesados con químicos, pesticidas, colores y sabores artificiales.
- Consulta con tu medico antes de tomar medicina sin prescripción médica.
- Evita cualquier estimulante como bebidas energéticas, café, soda y azúcar, estas atraen otras adicciones.
- Sigue mi plan de nutrición para tener una idea de que comer.
- Hidrata el cuerpo y toma agua, jugos de vegetales verdes y raíces como apio y raíz de apio, perejil y raíz de perejil, betabel y hojas verdes de betabel y zanahoria. A estos jugos agrega el jugo de 1 o 2 limones verdes.
- Prepara licuados de vegetales con fruta fresca (bluberries, espinacas, perejil, manzana, hielo picado, limón, azúcar stevia), caldos de pollo y de pescado con suficientes vegetales

y arroz integral. Elimina todo lo irritante y sintético de tu alimentación. Y bien importante, busca ayuda profesional para sanar cualquier herida emocional que esta causando tu adicción al alcohol; esto, si tu cirrosis ha sido causado por el abuso a esta substancia.**Precaución:** Los aminoácidos se deben evitar si se están consumiendo inhibidores o antidepresivos prescritos, o si se esta embarazada o lactando.

ANEMIA

La anemia no es una enfermedad, es el síntoma de varias enfermedades. La anemia básicamente es, el tener menos células rojas o menos hemoglobina en la sangre. Como resultado, el oxigeno disminuye y el cuerpo no puede hacer su trabajo como reparar tejido, formar células musculares y dar energía al cuerpo.

PRIMERAS SEÑALES DE ANEMIA: Los primeros síntomas de algunos de los tipos de anemia más comunes: perdida de apetito, estreñimiento, cansancio, dolor de cabeza, irritabilidad, insomnio y falta de concentración.

ANEMIA DESARROLLADA: Además de los síntomas ya mencionados, también causa frío, depresión, mareos, uñas quebradizas, labios, piel y parpados pálidos, problemas menstruales y falta de apetito sexual.

ENFERMEDADES RELACIONADAS CON LA ANEMIA

La anemia puede ser temporal, crónica o hereditaria, y es uno de los primeros síntomas de artritis, infecciones, problemas hormonales, inflamación crónica del cuerpo, cirugías, ulceras pépticas, hemorroides, periodos menstruales prolongados, embarazos continuos, enfermedades del hígado, hipertiroidismo, hipotiroidismo, artritis reumática, y enfermedades serias del sistema inmunológico, incluyendo cáncer. La anemia podría ser causada por el uso de drogas recreacionales, ciertos medicamentos, por deficiencia de nutrientes como hierro, acido fólico, vitaminas B6 y B12 o podría ser hereditaria como la "sickle cell" y la "talasemia".

TIPOS DE ANEMIA: Anemia por deficiencia de hierro o Ferropénica, Sickle Cell (hemolítica), Auto Inmune, Perniciosa (megaloblástica), Talasemia, Aplásica, Sideroblástica, Hemosiderosis, Células Falciformes y Drepanocítica. A continuación una descripción breve de los diferentes tipos de anemia que existen. Esta información no tiene como propósito diagnosticar; para asegurar que tipo de anemia sufres y cuales podrían ser sus causas, debes consultar a un especialista.

ANEMIA POR FALTA DE HIERRO (FERROPENICA): Este tipo de anemia es un problema muy común entre niños, mujeres y ancianos por la reducción de células rojas o por la cantidad de hemoglobina en las células. El hierro es necesario para formar hemoglobina –la hemoglobina es una proteína dentro de los glóbulos rojos que transporta oxigeno a los tejidos, órganos, huesos y cerebro -cada hemoglobina tiene 4 átomos de hierro- y si no hay suficiente hemoglobina, no hay suficiente oxigeno ni hierro. Entre menos células rojas, menos energía. Cuando el oxigeno no llega al cerebro en las cantidades necesarias, el cuerpo se marea y el concentrarse se dificulta.

Síntomas: cansancio, fatiga, dolor muscular, sistema inmunológico débil, insomnio e irritabilidad.

Importante: Los glóbulos rojos viven aproximadamente 120 días y al morir, el hierro es reabsorbido por el organismo.

Nota: El tomar aspirina puede interferir con la absorción del hierro.

SICKLE CELL (HEMOLÍTICA): Este tipo de anemia se considera genético y aparece por la destrucción prematura de los glóbulos rojos deformes. Por esta deformidad, les es imposible pasar por los vasos sanguíneos pequeños causando inflamación dolorosa de manos y pies y mala circulación. En este tipo de anemia, la medula ósea no puede producir suficientes glóbulos para reemplazar los que se pierden con tanta rapidez.

Causas: drogas recreacionales, medicinas (prescritas o no), infecciones, enfermedades auto inmunes como diabetes o lupus y enfermedades hereditarias.

Síntomas: dolor repentino en las articulaciones o huesos, escalofríos, fatiga, piel amarilla, orina oscura, agrandamiento del bazo, problemas respiratorios, palpitaciones, problemas con la retina de los ojos, infecciones recurrentes, neumonía, dolor de espalda, piedras en la vesícula, dolor de pecho, problemas pulmonares, daño a los riñones, deformidad de huesos y embolia.

AUTO INMUNE: Este tipo de anemia es un problema del sistema inmunológico que auto destruye las células rojas.

Causas posibles: alguna enfermedad crónica o por el uso de medicamentos prescritos o no prescritos y drogas callejeras o recreacionales que son lo mismo.

Síntomas: Fatiga, dificultad para respirar, palpitaciones, piel amarilla, y orina oscura.

PERNICIOSA o MEGALOBLASTICA: Este es un tipo de anemia en la que los glóbulos rojos son muy grandes y no están completamente desarrollados (no son fuertes). Esta deformación causa que la medula ósea produzca menos glóbulos y en ocasiones, estos mueren antes de sus 120 días de vida. Estos glóbulos rojos son ovalados en lugar de redondos. Esta anemia es mas común en personas menores de 30 años de edad, aunque también puede ocurrir en niños. La anemia juvenil perniciosa se presenta por lo general antes de los 3 años de edad.

La Anemia Perniciosa o megaloblástica aparece por lo general, por falta de acido fólico, el cual es necesario para formar glóbulos rojos. Como el acido fólico no se almacena en el cuerpo en grandes cantidades, es importante consumirlo a través de alimentos como el hígado, las verduras y el germen de trigo. Como la mayoría de medicamentos interfieren con la absorción de las vitaminas, se recomienda tomar el germen de trigo una hora antes o después de cualquier medicamento.

Otras posibles causas de la anemia perniciosa son falta de vitaminas y minerales, especialmente por la mala absorción de vitamina B-12, problemas gastrointestinales, enfermedades auto inmunes, diabetes, problemas hormonales, vitíligo, mala nutrición durante el embarazo, infecciones bacterianas, parásitos, problemas gastrointestinales, tratamientos para la tuberculosis, problemas metabólicos y malos hábitos alimenticios en general.

Causas principales por la mala absorción del ácido fólico: consumo excesivo de alcohol, ciertos medicamentos, problemas gastrointestinales y mala alimentación especialmente durante el embarazo.

Síntomas: cansancio, palidez, dolor de cabeza y úlceras en la boca y lengua, dificultad para respirar, palpitaciones, perdida del apetito, diarrea, hormigueo y entumecimiento de las manos y pies, ulceras en la boca, sangrado en las encías, perdida del sentido del olfato y cambio drástico de personalidad.

Nota: Un porcentaje alto de vegetarianos sufren de anemia perniciosa. Y la deficiencia continua de vitamina B12 causa daños al sistema nervioso.

TALASEMIA: Este tipo de anemia es hereditaria en la que la hemoglobina (transportador de oxigeno) no puede producir suficiente cantidad de uno o de los dos tipos de proteína que debería producir. Esto causa que los glóbulos rojos sean anormales y no puedan transportar suficiente oxigena al cuerpo. Este trastorno hereditario afecta la producción de hemoglobina y tiene varias ramificaciones. La gravedad y el tipo de anemia dependen del número de genes que estén afectados.

APLÁSICA: Este tipo de anemia es cuando la medula ósea no pueda producir suficientes células rojas; reduciendo gradual o repentinamente la cantidad de células en el torrente sanguíneo. Una vez que las células rojas se salen de la medula ósea y llegan a la sangre, estas mueren casi inmediatamente. La medula ósea es el lugar donde se fabrican los tres tipos de glóbulos sanguíneos: leucocitos (se encargan de formar glóbulos blancos o anticuerpo y comerse o destruir los virus y bacterias no solo del torrente sanguíneo sino del tejido de todo el cuerpo), hematíes (son lo mismo que eritrocitos o glóbulos rojos y se encargan de transportar oxigeno y nutrientes) y plaquetas (conocidas también como trombocitos, estos ayudan a coagular la sangre para evitar hemorragias).

Riesgos: infección y hemorragias internas y externas que amenazan la vida de la persona.

La exposición del cuerpo al benzol o benceno (fenol) y/o a materiales radioactivos trastorna el funcionamiento de la medula ósea. El benceno, es uno de los 20 químicos carcinógenos mas utilizados en Estados Unidos para producir otros químicos que se usan en la fabricación de drogas, plásticos, nylon, fibras sintéticas, ligas, cremas, lociones, lubricantes, detergentes, decolorantes, tinta, drogas, y pesticidas entre otros. El benceno, se usa como aditivo en la gasolina y es un ingrediente del aceite crudo y del humo de cigarrillo.

SIDEROBLASTICA: Este tipo de anemia es muy raro y aunque es genético es muy común en alcohólicos; este tipo de anemia no permite que las células rojas formen hemoglobina aunque estas tengan suficiente hierro. Este hierro que no es utilizado para formar hemoglobina, se acumula en los tejidos y en órganos del cuerpo causándoles daño.

Síntomas: piel pálida, fatiga, mareos, agrandamiento del hígado y problemas renales.

HEMOSIDEROSIS: Esta condición aunque no es ningún tipo de anemia, es un problema de salud raro fatal en el que el hierro, se acumula en los pulmones causando hemorragia pulmonar. Esta condición puede ocurrir por si sola, por causa de algún problema del páncreas o del corazón, por intolerancia a la leche o por una condición conocida como 'glomérulo-nefritis'. En la parte interna de los riñones se encuentra una estructura llamada 'glomérulo' que se encarga de filtrar los desechos y líquidos de la sangre y eliminarlos a través de la orina. Cuando hay una sobre carga constante de basura interna, acido, toxina, alcohol, etc., esta parte interna de los riñones se inflama. Existen dos tipos de Glomérulo-nefritis: la aguda de comienzo repentino y la crónica que se desarrolla gradualmente en el transcurso de varios años.

Causas: anemia, infecciones crónicas, problemas del sistema inmunológico, problemas de los pulmones y del corazón. La hemosiderosis puede aparecer desde los 6 meses hasta los 20 años de edad; aunque, es más común en niños y niñas menores de 10 años y entre adolescentes, es más común en hombres.

Síntomas: tos con esputo y sangre, respiración agitada, obstrucción respiratoria, infección de oídos, problemas estomacales, diarrea, vomito, dolor abdominal, desnutrición, crecimiento lento, bajos niveles de células rojas, fatiga, letargo, debilidad y problemas del hígado como cirrosis.

CÉLULAS FALCIFORMES: Este tipo de anemia también es hereditaria y causa que los glóbulos rojos en vez de tener forma de disco, tengan forma semilunar (como una C), se les forman unos pequeños coágulos de sangre y se endurecen.

Síntomas: Algunos niños y adultos pueden no experimentar ningún síntoma, mientras que otros pueden terminar en el cuarto de emergencia. Este tipo de anemia conlleva a la anemia drepanocítica.

ANEMIA DREPANOCÍTICA: Este tipo de anemia es hereditaria y es causado por un tipo de hemoglobina (proteína que transporta el oxigeno) anormal llamada 'hemoglobina S'. El problema de esta 'hemoglobina S' es que reduce la cantidad de oxigeno dentro de las células y a causa de eso, entrega menos oxigeno a los tejidos del cuerpo interrumpiendo así, el flujo sanguíneo. Esta hemoglobina S, es heredada de ambos padres, pero si solo un padre la porta, la anemia no muestra síntomas.

Aunque **la anemia drepanocítica** es hereda, sus síntomas no aparecen hasta los 4 años de edad. Este tipo de anemia puede causar la muerte si no se cuida la salud y alimentación del niño (a); ya que ésta, causa el rompimiento de vasos sanguíneos bloqueados y de órganos dañados.

Riesgo: problemas con los huesos de la espalda, los huesos largos, el tórax, los riñones, los pulmones, el hígado y el sistema nervioso. Estos síntomas pueden ser pasajeros o durar años, dependiendo de cómo sea el estilo de vida y alimentación de quien la padezca.

Otros síntomas: ojos amarillos, piel pálida, fatiga, palpitaciones, susceptibilidad a infecciones, retraso del crecimiento, ulceras en la parte inferior de las piernas, dolor severo de huesos, fiebre, sangre en la orina, sed excesiva, problemas graves de la vista, dolor abdominal intenso y en los hombres, una erección dolorosa.

NUTRICION PARA MEJORAR CUALQUIER TIPO DE ANEMIA

• Aumenta el uso de vegetales de hoja verde oscuro y rota las manzanas, espárragos, brócoli, duraznos, perejil, chícharos, frutas moradas y anaranjadas, mostaza verde (mustard green), hojas verdes de betabel, lentejas, frijol pinto, calabacitas, alfalfa germinada y tortillas, pan y cereales de grano germinado.

• El pescado cocínalo con limón, y cómelo con vegetales, así el hierro y la vitamina C son mejor absorbidos.

• La leche de vaca no se recomienda para niños menores de un año, ya que esta interfiere con la absorción del hierro.

• El hígado de res consúmelo 1 vez cada 10 o 15vdias y de preferencia que sea orgánico.

• Modera el uso de alimentos con en acido oxálico como

espinacas, rhubarb, kale, chocolate, cashews y nueces.

• Evita tomar bebidas con endulzo colorantes artificiales, azucares refinados, harinas blancas, bebidas energéticas, café, cigarro, drogas, alcohol y comida sin valor nutritivo (procesada).

NOTA: Cualquier tipo de anemia, especialmente genética, debe ser tratada por un medico; sin embargo, cuidar el cuerpo con nutrición es vital para mejorar cualquier tipo de anemia. Los siguientes suplementos los puedes tomar una o dos horas antes o después de cualquier medicamento para que no interfieran entre si, excepto el hierro.

Si tu anemia es genética y crónica, consulta con tu medico antes de tomar suplementos de hierro. Gradualmente cuando mejores, tu doctor reducirá la dosis de cualquier medicina que haya prescrito para tu condición. Cuando la anemia es moderada y el doctor no prescribe hierro, significa que debes alimentarte mejor y que puedes tomar hierro liquido en forma de suplemento. Si el doctor prescribe hierro, probablemente la anemia es seria o grave y debes seguir sus indicaciones además de comer sano.

SUPLEMENTOS

500Mg. de extracto de hígado crudo (raw liver extract).

Biotin 300mcg 2 veces al día.

Kelp de 600 a 700mgs 2 veces al día (por 2 semanas únicamente).

Vitamina B-12 tomar 2,000mcg 3 veces al día (ojo… microgramos no te confundas con miligramos).

1 Cucharada cafetera de germen de trigo 2 veces al día mezclada en jugo, sobre la sopa o ensalada.

8oz de Agua con limón sin azúcar, 30 minutos antes de cada comida.

1 Multivitamina con minerales y complejo B con desayuno y almuerzo.

Clorofila liquida (seguir indicaciones del frasco).

Vitamina C con bioflavonoides 3,000mgs al día e dosis divididas.

Omega 3 (de aceite de pescado o aceite de linaza) seguir las indicaciones del frasco.

Acidophilus 1 capsula 2 veces al día entre comidas.

Bromelaína 1 capsula 2 veces al día entre comidas.

Floravital (hierro liquido) seguir indicaciones del frasco (se toma solo si sufres de anemia moderada).

Nota: Consulta con tu medico antes de tomar suplementos

SUPLEMENTOS EN DOSIS PARA NIÑOS Y ADOLESCENTES

Adolescentes de 13 a 17 años, ¾ partes de dosis de adulto.

Niños de 7 a 12 años de edad, ½ dosis de adulto.

Niños menores de 6 años, ¼ parte de dosis de adulto.

ALOPECIA

Existen diferentes tipos de alopecia (calvicie), pero todos causados por problemas hormonales, hereditarios, auto inmunes o por la edad. Cualquier tipo de alopecia empeora con la mala alimentación. La *Alopecia totales,* este tipo de alopecia hace que se pierda totalmente el cabello de la cabeza; la *Alopecia univerailis,* es cuando se pierde el bello de la piel incluyendo las cejas y pestañas; la *Alopecia areata,* es cuando el cabello se cae en partes y a puños (este problema por lo general es temporal); *Alopecia androgenetic,* este tipo de alopecia es la calvicie paterna y la mas común entre hombres. También mujeres padecen este tipo de alopecia, aunque con menos riesgos si cuidan su alimentación y por lo general aparece cuando llegan a la menopausia.

Es normal que hasta 120 cabellos se caigan todos los días, pero si no se lleva una alimentación sana y balanceada, el cabello nuevo que debe salir, no sale. Por lo general, cuando el problema es genético, la alopecia empeora con la mala alimentación y desde la pubertad el cabello empieza a adelgazarse y caerse, empeorando con los cambios o problemas hormonales y el exceso de toxina interna.

La mayoría de médicos dicen que existe el 50% de posibilidades de sufrir de alopecia Androgenética si alguno de tus padres o abuelos la padecían. Por lo que, el otro 50% de posibilidades puede ayudar a reducir esos riesgos con una alimentación sana.

PROBLEMAS DE SALUD VS. ALOPECIA

Algunas de las enfermedades que empeoran o son causantes de la perdida temporal o permanente del cabello son: mala circulación, cirugías, radiación, infecciones graves, problemas de la piel, enfermedades degenerativas, pastillas para perder peso, diabetes, enfermedades de la tiroides, estrés, mala alimentación, candidiasis, ciertos anticonceptivos orales, falta de vitaminas, problemas o tratamientos hormonales, congestionamiento del hígado y ciertos medicamentos.

NUTRICIÓN

Las Vitaminas B, son básicas para el crecimiento del cabello. Alimentos altos en vitaminas de complejo B: frijol, chícharo, zanahoria, coliflor, frijol de soya, huevos, cereales de grano entero especialmente bran, avena, alimentos germinados, semillas de linaza, de chía, pepitas de calabaza, almendras y nueces.

La Vitamina B-5 (pantothenic acid), se puede tomar en forma de suplemento en dosis de 500mg al día sin olvidar lo mas importante, consumirla también en forma de alimentos como: hígado de ternera (veal) hígado de res, pollo, pescado, ostiones, langosta, huevos, leche, yogurt natural, frijol de soya, nueces, lentejas, aguacate, brócoli, papa dulce (camotes) champiñones (hongos), pan y cereales de grano entero, arroz integral, "royal jelly" y todo tipo de granos germinados. La vitamina B5 se destruye fácilmente con el fuego y los químicos de la comida procesada o enlatada.

La Vitamina C ayuda a mejorar la circulación del cuero cabelludo y a llevar el oxigeno y los nutrientes a los folículos. Esta vitamina antioxidante la encontramos en todo tipo de vegetales verdes, moradas, amarillos, anaranjados y fruta cítrica.

La Vitamina E también es antioxidante y aumenta el oxigeno en la sangre encargado de la irrigación de los folículos del cuero cabelludo y también fortalece el sistema inmunológico. El sistema inmunológico por otra parte, se encarga de estimular todas las glándulas del cuerpo incluyendo las sebáceas, y si hay desniveles, se llenan totalmente de aceite los folículos del cuero cabelludo y este, no permite que nazca nuevo cabello. Alimentos altos en vitamina E: germen de trigo, almendras, aguacate, aceites de olivo, semillas de linaza, girasol y pepitas de calabaza y en frutas como kiwi, durazno y mangos y vegetales especialmente de hojas verdes como el brócoli, espárragos, hojas verdes de betabel, perejil y espinacas entre otros.

El Biotin, parte del complejo B, súper importante tomarlo en dosis de 100mg al día o 50mg 3 veces al día. El biotina fortalece el cabello y previene su caída especialmente en hombres. Alimentos altos en Biotina: Arroz integral (brown rice), ejotes, chícharos, lentejas, frijol de soya, semilla de girasol y nueces.

TIPS

Hay que evitar tomar huevos crudos (interfieren con la absorción del botín).

Mezcla 5 gotitas de aceite "tea tree oil" en poquita agua fría, aplícalo con un ligero masaje en el cuero cabelludo antes de bañarte (el aceite se puede aplicar 2 o 3 veces a la semana).

Utiliza una mezcla de te de hoja verde y manzanilla (fríos) con 2 cucharaditas de vinagre de manzana orgánico (Apple cider vinegar) después de bañarte, como enjuague.

Utiliza únicamente shampoo y acondicionadores sin químicos como de manzanilla, sábila, tea tree oil o alguno recomendado por tu médico.

SUPLEMENTOS PARA LA ALOPECIA

Vitamina B-3 (niacin), 50mg 3 veces al día.Vitamina B-5 (pantothenic acid) 100Mg 3 veces al día o 1 capsula de 500mg.

Vitamina B-6 (pyridoxine), 50mg 3 veces al día o 1 capsula de 100mg.Vitamina C, de 3,000 a 7,000mg al día.Vitamina E, toma 1 Cápsula de 400 unidades por dos semanas y luego duplica la dosis a 800 unidades por 3 meses. Después se reduce a solo 400IU al día. Biotin 50Mg 3 veces al día.Inositol 100mg 2 veces al día.

Zinc 50-80mg al día (no excederse de 80mg al día de zinc).

Coenzyme Q10 60-100mg. al día.L-Cysteine and L-methoionine 500mg de cada aminoácido una o dos veces al día con el estomago vacío.Omega 3 con vitamina D, seguir indicaciones del frasco. Multivitaminas con minerales que tengan complejo B, una con el desayuno y otra con el almuerzo.MSM 1000mg 2 o 3 veces al día.

SUPLEMENTOS EN DOSIS PARA NIÑOS Y ADOLESCENTES

Adolescentes de 12 a 17 años, ¾ partes de la dosis de adulto.Niños de 7 a 12 años de edad, ½ dosis de adulto.**Nota:** Consulta con tu medico antes de iniciar cualquier tratamiento.

ARTRITIS

Decenas de enfermedades causan dolor e inflamación en los huesos, cartílagos, articulaciones y en las membranas de los huesos del sistema óseo. Existen mas de 100 tipos de Artritis, pero los cinco mas comunes son **Osteoartritis** (OA), **Artritis Reumático** (AR), **Fibromialgia, Lupus, y Gota** (Gout). En este capitulo encontraras la información de nutrición recomendada para Artritis Reumático y Osteoartritis. Los capítulos de los otros 3 tipos de artritis mas comunes encuéntralos en el índice.

Artritis es la inflamación de las articulaciones. Osteoartritis es el desgaste y desgarre de las articulaciones, mientras que Artritis Reumática o Artritis Reumatoidea es cuando se sufre de inflamación en las articulaciones y desgaste o desgarre de las mismas. Estas articulaciones están compuestas de un tejido elástico suave llamado "cartílago" cubierto de un casco llamado "Joint capsule". Esta cápsula esta forrada con membranas especiales que segregan un liquido llamado liquido sinovial "synovial fluid" con el cual se rellena el espacio entre los huesos llamado cavidad sinovial "synovial cavity", el cual se encarga de reducir la fricción de los huesos.

Cuando se sufre de osteoartritis, los cartílagos de los huesos se debilitan y se destruyen, y las partículas de los cartílagos se pulverizan y se esparcen. Es por eso que, esta condición también es conocida como una enfermedad degenerativa de las articulaciones de los huesos. Sufrir de osteoartritis causa dolores intensos en las membranas y músculos de los cartílagos, especialmente en las manos, pies, espina dorsal, rodillas y caderas. La osteoartritis es atribuida por lo regular a la edad, pero también esta asociada con otros problemas como la obesidad, lastimaduras, artritis reumático, mala alimentación y/o desnutrición por falta de vitaminas y minerales procedentes de los alimentos.

El Artritis Reumático afecta más a mujeres que a hombres, especialmente en las manos, muñecas, codos, hombros, rodillas, tobillos y pies. Este aparece cuando el sistema inmunológico ataca a los tejidos de las articulaciones y destruye los cartílagos, causando inflamación y daño severo, el cual podría eventualmente inmovilizar a la persona. En muchos casos, el hueso se corroe y las articulaciones se dislocan, paralizando los huesos y articulaciones en una misma posición.

ALIMENTACION VS ARTRITIS Y OSTEOARTRITIS

Para personas que sufren de Osteoartritis o Artritis Reumático deben evitar o moderar el consumo de carnes rojas, productos lácteos, grasa saturada, comida frita, excesos de calcio y vitamina "E" en forma de suplemento, exceso de sal refinada, alimentos salados, enlatados, carbohidratos refinados (harinas blancas y azúcares) frutas ácidas, te, café, azúcar, sodas, chocolate, vinagre y cualquier bebida a base de azúcar, alcohol, **jitomate cocido enfrascado o enlatado, papas, pimientos verdes, berenjena, fresas** y vegetales conocidos como *"night shade vegetables"*. Este tipo de alimentos acidifican la sangre y el tejido, y entre mas acido, más dolor e inflamación. Los vegetales 'night shade' son los vegetales que crecen debajo de la tierra; estos, tienen una sustancia conocida como "solanine", un químico natural que interfiere con las enzimas musculares, causando o empeorando la inflamación y el dolor de articulaciones a personas con problemas autoinmunes.

SUBSTITUTOS

- La carne roja se puede substituir por pechuga de pollo, aves y pescado blanco y salmón.
- En vez de hacer a un lado la ensalada, acostúmbrala antes de cada comida y que no falten los vegetales de hojas verdes.
- En lugar de soda, toma jugos de vegetales como apio, zanahoria, perejil, pepino y espinacas. (Si sufres de hipotiroidismo, evita los crucíferos crudos –brócoli, coliflor, repollo, colecitas y kale pero si sufres de hipertiroidismo evítalos cocinados- y si sufres de los riñones, evita las espinacas).
- En vez de chips, fruta fresca entera, semillas y almendras.

- En vez de café, te verde, te blanco, te rojo y 2 o 3 litros de agua natural.
- En vez de productos lácteos, leche de soya, yogurt natural, kéfir y tofu.
- En vez de arroz blanco, arroz integral.
- En vez de pan y tortillas tradicionales, pan y tortillas de granos germinados (sprouted flourless).
- En vez de alimentos de trigo, alimentos de grano entero.
- En vez de cereales altos en azucares, avena natural.
- En vez de sal refinada, hierbas y un poco de sal de mar.
- En vez de aceites comerciales para cocinar, aceite de semilla de uva o aceite de aguacate.
- En vez de aderezos altos en grasas saturadas, aceite de olivo y limón.
- En vez de azúcar refinada, el endulzante "stevia" proveniente de la planta "stevia".

Nota: Existe controversia en cuanto al consumo de soya. Por ende, hay que limitarse a 2 raciones de cualquier producto de soya al día. Esta sugerencia aplica a hombres y a mujeres.

Opcional: Tomar un licuado de nopal con apio y perejil en ayunas diariamente, podría ayudar a controlar el ácido en la sangre mas rápidamente. Evita calcio y magnesio en forma de suplemento. Es mejor y más seguro obtener los minerales a través de los vegetales de hoja verde y de semillas como linaza, girasol y pepitas de calabaza.

AMINORANDO EL DOLOR

El ejercicio y el descanso son primordiales para cualquier tipo de artritis porque ayudan a fortalecer los músculos, a darle movilidad a las articulaciones y a absorber mejor los minerales. Si no haces ejercicio, el cuerpo gasta los minerales de lo que comes y en muchos casos, gasta sus reservas. Uno de los mejores ejercicios para mejorar cualquier tipo de artritis, es la natación. Nadando, o simplemente caminado en el agua se ejercitan los músculos de las articulaciones con muy poco esfuerzo.

Estira cada parte del cuerpo en la regadera con agua caliente antes de tus ejercicios para que acondiciones los músculos, huesos y articulaciones; después del ejercicio aplica fomentos de agua con hielo en los músculos para disminuir la incomodidad causada por el ejercicio. El descanso vital para el cuerpo y para el sistema inmunológico, por eso hay que dormir 8 horas diariamente y de preferencia que no pase de las 11 de la noche (de 11pm a 2am el cuerpo se auto-repara).

Los anti-inflamatorios como la aspirina, naproxen, e ibuprofeno podrían disminuir el dolor y la inflamación de las articulaciones, pero recuerda que, casi toda medicina para el artritis tienen efectos secundarios; entonces, solo tómala si de verdad te ayuda.

El calor húmedo también funciona; aplícate toallas calientitas, y/o mete las manos y pies en agua calientita con unas gotitas de '*tea tree oil*' o aceite de eucalipto. O quizá prefieras meterte a la tina de baño con hojas de menta y té de manzanilla, (previamente hervidas y preparadas como té) con una cucharadita de aceite de sésamo y/o de oliva.

Otra manera de aminorar el dolor del artritis, es controlando el estrés a través de la relajación. Cuando se sufre constantemente de estrés, los dolores de artritis aumentan. Por eso, es tan importante que aprendas técnicas para controlar la tensión nerviosa y los problemas. Prepárate mentalmente que a causa de esta enfermedad, van a haber días en que no podrás hacer las mismas tareas o actividades que acostumbras hacer regularmente. Teniendo esto en mente, será más fácil no desesperarte ni exigirte más de lo posible.

Oxigénate, aprende a respirar. Aprendiendo a respirar vas a proporcionar mas oxigeno a las células del cuerpo. Aprende a controlar el dolor a través de la respiración. Inhala por la nariz lentamente contando 7 segundos, luego exhala también lentamente contando otros 7 segundos. Repite este ejercicio por varios minutos y gradualmente aumente el tiempo de minutos que le dediques a tu cuerpo para respirar y relajarte. No te enfoque en el dolor, mejor ocupa tu tiempo en hacer algo que te guste, porque aunque no lo creas, cuando te enfocas en el dolor o en algo negativo, la química del cuerpo cambia y acidifica el organismo; con ello, **esta toxina emocional** aumenta el dolor.

ARTICULACIONES ARTIFICIALES

Cuando los cartílagos y articulaciones se han dañado seriamente, quizá sea necesario un procedimiento llamado "arthroplasty" en el que se reemplazan las articulaciones dañadas por unas artificiales. Desafortunadamente, esta operación es demasiado costosa y la recuperación muy dolorosa. Entonces, hay que disminuir ese riesgo, modificando el estilo de vida y comiendo sanamente antes que avance el problema.

ARTRITIS VS SOBREPESO Y ESTRÉS

Cuando se sufre de artritis y sobrepeso, aumentan los dolores de la columna vertebral, rodillas, caderas, tobillos y pies; y a causa de la obesidad, se desarrollan otros problemas de salud que deterioran no solo tu condición física, sino también la emocional. El sobrepeso aumenta el dolor y el sufrimiento físico, este dolor causa irritabilidad, ansiedad y depresión. Por otra parte, la irritabilidad ocasiona problemas sociales y familiares y la ansiedad desajusta el sistema nervioso, causando depresión.

CUIDA LO QUE COMES Y HAZ EJERCICIIO

Lo primero que tienes que hacer es cuidar lo que comes. Hay que empezar a alimentarse saludablemente para bajar de peso, fortalecer los huesos y músculos y controlar tu sistema nervioso. Luego tienes que hacer ejercicio, porque el no moverte le pone presión a los huesos y empeora el problema.

Si no haces ejercicio porque es doloroso, de todos modos te va a doler y peor aún, el dolor va a ir aumentando gradualmente hasta que todas las articulaciones de los huesos y cartílagos se pulvericen por completo. Entonces: **Si no haces ejercicio te va a doler aún más.**

SUPLEMENTOS

Los siguientes suplementos son dosis para adultos mayores de 18 años de edad y no se deben tomar todos, sino elegir el que mas creas necesario para tu condición. Es recomendable tomar de 3 suplementos a la vez cada 4 horas. Consulta con tu médico. Chondroitin sulfate de 500 a 1000mg al día. Este suplemento es para fortalecer las articulaciones, los ligamentos y los tendones.Glucosamine Sulfate (G-s500). Seguir indicaciones del frasco. Este suplemento ayuda a formar hueso, tendones, ligamentos, cartílago y liquido sinovial. El sinovial es el líquido que tenemos en las articulaciones. Wobenzyme N. Seguir indicaciones del frasco. Este suplemento ayuda a destruir los radicales libres que libera el cuerpo durante un accidente o lastimadura, estrés, mala alimentación etc. Los radicales libres oxidan las células del cuerpo y la oxidación contribuye a muchas enfermedades y malestares.MSM (Methyl Sulfonyl Methane) de 500 a 1000mg tres veces al día.Este suplemento a base de componentes de sulfuro (mineral), ayuda a reducir el dolor y la inflamación y a reparar las articulaciones y el tejido. SOD (Superoxide Dismutase), seguir indicaciones del frasco. Este suplemento ayuda a proteger el fluido (sinovial) de las articulaciones.Bromelain, 500mg 3 veces al día entre comidas. Estas enzimas ayudan a estimular la producción de las prostaglandinas. Las prostaglandinas son un tipo de acido graso parecidas a ciertas hormonas, y su trabajo es evitar o reducir la inflamación, balancear (sintetizar) los niveles de colesterol en la sangre y prevenir la formación de células anormales; estas células anormales tienden a convertirse en células cancerigenas. Omega 3, 1000mg 2 o 3 veces al día.

Multivitaminas, 1 con el desayuno y 1 con el almuerzo, si tu multi-vitamina no tiene vitamina K (de 50 a 80mcg) y betacaroteno (15,000IU), cómpralas por separado.

B-3, 100mg 3 veces al día, esta vitamina es para reducir el dolor de las rodillas; si sufres del hígado, alta presión o gota no tomes esta dosis de vitamina B 3, solo toma las multivitaminas regulares.B-5 500mg para todo tipo de artritis, especialmente para el artritis reumático.B-6 50mg para reducir la inflamación del tejido.B-12 1000mcg.Acido Fólico (1 cucharadita de germen de trigo crudo 3 veces al día con alimentos). Vitamina C con Bioflavonoides de 3000-5000mg en dosis divididas con o sin alimentos.Vitamina E, 400-800 Unidades.Kelp, 500-700mg 3 veces al día una semana si y otra semana no.Aceite de linaza (Cold Pressed Extra Virgen), 1 cucharadita dos veces al día con tu ensalada.Extracto de Semilla de Uva, seguir indicaciones del frasco (ojo: extracto es diferente al aceite de semilla de uva) .Clorofila liquida, seguir indicaciones del frasco.Multiminerales, si tus vitaminas tienen minerales, asegúrate que incluyan las dosis de lo siguiente sino, cómpralos por separado. Selenio 200mcg (embarazada solo 40mcg y hay que consultar con su doctor).Copper 3mgBoron 3mg con comidaZinc 50mg (no excederse de 100mg de zinc al día en total).Probitic Complex con Acidophilus, 1 capsula después de cada comida.Neonatal Multi Gland o Cell Formula. Al tomar estos suplementos, debes tomar uno u otro pero no los dos al mismo tiempo. Estos suplementos son para estimular la fortaleza de los ligamentos (tejidos que conectan los huesos de los músculos). Bone Strength 'New Chapter', suplemento de algas marinas alto en minerales como calcio y magnesio, el cual se absorbe mas fácilmente. Silica 500mg. Este suplemento es para ayudar a reparar el tejido y para ayudar en la absorción del calcio.

Multi Amino Acid Complex, antes del desayuno y antes del almuerzo por un mes cada 3 meses. 2 o 3 veces al año.

Nota: Cualquier vitamina o suplemento se debe tomar 2 horas antes o después de cualquier medicina. Estos suplemento no son para que los tomes todos al mismo tiempo sino para tomar el que mas necesites para tu condición.

BRONQUITIS

Sufrir de bronquitis, es sufrir de la inflamación de alguno de los tubos bronquiales; esta puede ser temporal o crónica. Los bronquios son unos tubos delicados en los pulmones que conectan la traquea y transportan aire a los pulmones.

SÍNTOMAS DE LA BRONQUITIS

Existen diferentes tipos de bronquitis, la bronquitis respiratoria superior o aguda viral y la bronquitis crónica bacteriana. Los primeros síntomas de una infección respiratoria superior son: tos, voz áspera o pérdida de la voz. El síntomas mas importante es la tos persistente, tos seca dolorosa, fiebre y esputo (saliva espesa) mucoso y escaso.

Los síntomas de una bronquitis crónica: aumento de tos, producción de esputo en forma crónica y disnea (falta de aire para respirar). Cuando se sufre de bronquitis temporal de las vías respiratorias superiores, no hay señales o síntomas. La bronquitis crónica se cree que es incurable por lo que, se recomienda que se deje de fumar o que se aleje de los fumadores o lugares con substancias toxicas irritantes.

CAUSAS

La bronquitis es causada por la inhalación de vapores irritantes, polvo o por alguna infección respiratoria, la cual si no se cuida, podría resultar en neumonía. La bronquitis también puede ser causada por una infección bacterial, viral, o por clamidia neumónica. Esta ultima, causa otras enfermedades de las vías respiratorias como faringitis y sinusitis además de bronquitis. La clamidia neumónica también puede afectar la traquea respiratoria inferior y causar diferentes tipos de neumonías y riesgos de contraer arteriosclerosis.

Si el sistema de defensa esta bajo o si se vive en áreas con climas extremos, húmedos, fríos o con mucha contaminación ambiental, aumentan los riesgos de contraer bronquitis. Si la inflamación bronquial es temporal, puede tardar semanas en curarse. La bronquitis crónica puede ser causada por reacciones alérgicas continuas o irritación frecuente de los pulmones. Esta irritación disminuye la cantidad de oxigeno de los pulmones y hace que el corazón trabaje mas de lo normal, causando otros problemas de salud como hipertensión pulmonar, agrandamiento del corazón e infarto.

Esta condición puede empeorarse con el exceso de carbohidratos refinados, alimentos ácidos, alimentos en sodio, comida rápida, productos lácteos y por falta de vitamina A. Si estas embarazada, ingiere la vitamina "A", a través de alimentos como vegetales, frutas y jugos de vegetales verdes y anaranjados.

SUGERENCIAS

Aumenta el uso de vegetales verdes, leguminosa, frutas y verduras anaranjadas como la naranja, zanahoria, pimientos amarillos, calabaza amarilla, duraznos, piña (con moderación), papaya, melón chino, mango, chabacanos, etc., aumenta el uso de semillas y nueces mixtas premolidas, especialmente las semillas de calabaza.

Disminuye las carnes rojas y los productos lácteos, los carbohidratos refinados, el azúcar, alimentos fritos, alcohol, cafeína, nicotina y el abuso de fruta cítrica excepto limón. Toma el "Inmune Te", este es una infusión que se toma con miel de abeja cruda (raw) o miel de "manuka" y limón. Esta infusión se prepara hirviendo 1 Cebolla morada, 5 dientes de ajo, 1 barita de canela y 2 cucharadas de Romero. Todos los ingredientes se muelen en la licuadora la canela y romero. Se sirven en una taza sin colar de preferencia y se agrega una cucharada de miel y el jugo de un limón verde entero. (La miel de manuka la encuentras en algunos supermercados donde venden alimentos orgánicos).

Nota: En ciertos casos, la miel puede empeorar la tos, escucha tu cuerpo.

Otra forma de limpiar y desinflamar las vías respiratorias para reducir los síntomas del asma, bronquitis, sinusitis, rinitis, faringitis, laringitis y alergias es con la inhalación de vapor y eucalipto. Pon a hervir romero (Rosemary) con varios dientes de ajo triturados, una vez que esta hirviendo, agrega 8 o 10 gotitas de aceite de eucalipto. Acerca la cara con cuidado al vapor, cubre tu cabeza con una toalla, e inhala por 10 minutos el eucalipto. Si lo usas para alguien pequeño, hazlo con suma precaución o utilizando algún inhalador portátil y siempre bajo vigilancia de un adulto para prevenir quemaduras o accidentes.

* El aceite de Eucalipto es solo para inhalar o aplicarse en ciertas infecciones de la piel; puede ser toxico si se ingiere. El te de eucalipto es diferente al aceite de eucalipto.

SUPLEMENTOS PARA EL SISTEMA RESPIRATORIO

Multivitaminas con Minerales.

Clorofila Liquida, seguir indicaciones del frasco.

Vitamina B5 de 500mg al día.

MSM 1000mg 3 o 4 veces al día.

Pycnogenol, seguir indicaciones del frasco.

Vitamina C con bioflavonoides 3000-5000mg en dosis divididas.

Coenzima Q-10 100mg al día.

Vitamina E 400IU al día.

Vitamina A 10,000IU al día.

Nota: Estos suplementos también se les pueden dar a los niños, pero en dosis de acuerdo a su edad. De 12 a 17 años de edad, tres cuartas partes de la dosis de adulto y de 6 a 12 años de edad, media dosis de adulto.

Consulta con un medico antes de iniciar cualquier tratamiento.

Dependiendo lo grave de la infección, es el tiempo que se deberán tomar los suplementos y hacer las inhalaciones (puede tomar de 6 semanas a 3 meses).

Plantas para fortalecer las vías respiratorias: Wild cherry bark (corteza de cerezo silvestre), Mullein leaves (hojas de gordolobo),

Garlic Plant (planta de ajo), Echinacea (equinacea), White willow bark (corteza de sauce blanco), Cayenne pepper (pimienta de cayena). Se mezclan en partes iguales y se toma el te o la infusión 2 o 3 veces al día.

IMPORTANTE: Para más recomendaciones, ver la sección de Alergias.

CÁNCER DE SENO

Existen varios problemas que solo nos afectan a las mujeres, como enfermedades del seno, cáncer de ovarios, síndrome premenstrual, problemas menstruales, fibrosis, endometriosis, e infertilidad femenina. Pero las mujeres en la post menopausia también sufren de muchos problemas similares a causa de los cambios hormonales del sistema reproductivo. Precisamente por la edad, una mujer durante el cambio de vida, si no cuida su salud, puede contraer con más facilidad osteoporosis y problemas circulatorios.

Muy pocas mujeres reciben información por parte de sus médicos sobre los riesgos de desarrollar cáncer de seno cuando se tiene un estilo de vida sedentario con dietas altas en grasa saturada, alcohol, cafeína y nicotina entre otras sustancias toxicas. Una mujer, entre mas grasa haya consumido durante su vida, mas aumenta la posibilidad de contraer cáncer de seno, aun sin que haya historial familiar de cáncer.

El cáncer de seno, además de causas genéticas, puede desarrollarse por los extremos tanto de grasas saturadas y harinas blancas, como azucares refinados. La acumulación de esta grasa, endurece parte de las glándulas mamarias, formándose con ello, los quistes. En otras palabras, el exceso de esta grasa se acumula en forma de mucosidad y depósitos de ácidos grasos; al unirse, se forma un líquido pegajoso y pesado que luego se convierte en quistes. Para derretir estos quistes o desbaratarlos, además de una buena alimentación, hay que utilizar compresas de 'ginger" (jengibre) y otras aplicaciones externas con 'tea tree oil' diluido en agua destilada. Debes consultar con un medico para saber que tipo de quistes tienes además de comer sano, tomar agua, hacer ejercicio y aplicar las compresas.

¿DE QUE ESTA COMPUESTO EL TEJIDO DEL SENO?

El tejido del seno esta compuesto de células y canales secretorios

-productivos. Estos canales o tubos se conectan a las glándulas mamarias. Cuando la mujer se embaraza, las hormonas que estimulan el crecimiento de los senos son estrógeno, progesterona, gonadotropina coriónica, somatotropina coriónica, prolactina y las hormonas del crecimiento. Cuando empieza el crecimiento de los senos durante el embarazo, los canales y las glándulas alvéolos (el sistema que produce leche) se vuelven muy susceptibles porque el tejido esta muy activo cambiando su rutina de menstruación a causa del embarazo, y muchas veces estos cambios repentinos, conllevan a enfermedades del seno, especialmente si otros órganos del cuerpo no están funcionando en su capacidad total.

Nota: Se cree que mujeres antes de la menopausia tienen bultos no cancerosos y senos adoloridos que casi siempre terminan con fibrosis. Este problema empeora casi siempre antes de la menstruación. Y entre mas grasa (saturada) animal, cafeína, azúcar refinada, alcohol y nicotina se consumen, mayor es el riesgo de desarrollar enfermedades del seno.

DOLOR DE SENOS

Cuando se sufre de algún problema menstrual y/o dolor de senos, podría estar relacionado con desbalances hormonales causados por una mala alimentación, especialmente por el consumo excesivo de azúcar, grasa animal y grasa vegetal. Pero el cuerpo es tan agradecido que al eliminar la grasa de la alimentación, la inflamación, los bultos y el dolor de senos se reducen, y en muchos casos desaparecen.

El sistema hormonal necesita grasa como fuente de energía, para protegerse del frío y proteger el sistema óseo. Este tipo de grasa debe proceder de los aceites esenciales conocidos como ácidos grasos. Esta grasa buena, la encontramos en el aguacate, las semillas crudas de calabaza, linaza, girasol, sésamo, y en aceites de olivo, aguacate y de semilla de uva. Estos ácidos grasos también son necesarios para mantener saludables las membranas del cuerpo, del cerebro, tejido de la vista, corazón y la piel.

ADITIVOS QUE PUEDEN CAUSAR CÁNCER

El mantenerse lejos del aditivo 'methylxanthines' ayuda a prevenir enfermedades del seno incluyendo el cáncer. Este aditivo se encuentra en varias de las bebidas y alimentos favoritos de la mayoría de personas en el mundo entero como el café, el chocolate, los refrescos de cola, algunos tes, ciertos medicamentos y las drogas recreacionales o callejeras.

COMO PREVENIR EL CÁNCER DEL SENO

Para reducir los riesgos de cáncer de seno especialmente si hay historial familiar, se recomiendan los siguientes cambios:

- Hay que consumir cantidades apropiadas de fibra, entre 25 a 35gms al día (fruta, vegetales, leguminosa y moderadamente de cereales y pan).
- Hay que mantener un peso sano.
- Hay que minimizar el consumo de grasas saturadas (grasa animal) y evitar las grasas hidrogenadas como los quesos hechos de aceite y las margarinas.
- Hay que evitar los alimentos procesados que contienen aditivos, químicos, colores y sabores artificiales, harinas y azucares refinados, exceso de productos lácteos, y evitar el agua contaminada.
- Hay que evitar periodos largos de tratamientos hormonales y de pastillas anticonceptivas.
- Hay que reducir los niveles de estrés con algún tipo de ejercicio, meditación, relajación, descanso y sonriendo lo mas posible.
- Hay que desintoxicar el hígado con frecuencia. Si el hígado esta congestionado, no puede funcionar, y si no funciona, la sangre se envenena y envenena las células del cuerpo, el resultado, cáncer.
- Hay que evitar bebidas estimulantes como te, café, alcohol, sodas y todo tipo de bebidas con sabores artificiales.
- Hay que evitar embutidos o carnes curadas que contiene sales de nitritos y nitratos y otros aditivos que alargan la vida de los alimentos pero que acortan la tuya; estos aditivos, producen cáncer.
- Hay que evitar el abuso de medicinas prescritas y el uso de drogas callejeras.

NUTRICION PREVENTIVA

Aumenta el uso de frutas y vegetales antioxidantes como los vegetales verdes, especialmente los de color verde oscuro, los amarillos, morados y anaranjados. Aumenta el uso de semillas mixtas molidas como: ajonjolí, calabaza, linaza y girasol. Muele ¼ de taza de cada una de estas semillas por separado, luego se mezclan y guardan en un contenedor con tapadera. Se toma 1 cucharada pequeña 2 o 3 veces al día en jugo, en un licuado de vegetales, sobre la ensalada, sobre yogurt natural o simplemente con agua. Toma 2 o 3 veces a la semana agua de semilla de chía con limón y endulzada con azúcar stevia.

Come alimentos con 'phytoestrogenos' como tofu, avena, rye (centeno), apio, fennel (hinojo) y rhubarb. El rhubarb no se consume cuando se sufre de los riñones o de piedras en la vesícula o en la vejiga.

Aumenta el uso de vegetales con nutrientes anticancerígenos como alfalfas, germinados y crucífero (repollo, coliflor, brócoli, coles de bruselas y kale). Come una taza de búlgaros diariamente. Agrega a tu ensalada 2 veces al día, una cucharadita de aceite extra virgen de oliva o de linaza con un poco de limón fresco.

Aumenta el uso de proteína vegetal como frijol con arroz integral, frijol de soya, nueces, almendras y leguminosas. Come pescado blanco, salmón y pechuga de pollo, de preferencia consúmelos orgánicos. Si comes papas, no comas pan, tortilla o arroz; elige uno a la vez. Toma diariamente por lo menos una vez al día, un jugo de 8oz de zanahoria, jengibre, manzana, apio, perejil y nopal. Acostumbra 2 o 3 veces a la semana el jugo de "Wheat Grass" (pasto de trigo). Si nunca lo has tomado, empieza por tomar los primeros días solo 1oz, después de una semana puedes tomar 2oz al día.

SUPLEMENTOS

Multivitaminas con minerales, 1 con el desayuno y 1 con el almuerzo. MSM (methylsulfonylmethane) 1 capsula de 1000mg 2 o 3 veces al día.

Clorofila Liquida, seguir indicaciones del frasco.

Coenzima Q-10, 90mgs al día.Lactobacillus-Acidophilus, 1 capsula dos veces al día entre comidas.Siberian ginseng y extracto de Wild Yam, seguir las indicaciones del frasco.

Black Currant Seed Oil, seguir las instrucciones del frasco.Vitamina C con bioflavonoides, 3000-5000mg en dosis divididas.10 vasos de agua, 3 de ellos con limón, 30 minutos antes de cada comida.1 cucharadita de germen de trigo y 1 de lecitina granulada después de cada comida.Extracto de 'chasteberry' (Vitex), seguir indicaciones del frasco.

Importante: Estas vitaminas se deben tomar únicamente cuando el medico lo apruebe, especialmente si estás bajo tratamientos serios como quimioterapia o radiación. Durante estos tratamientos, asegúrate de obtener tus nutrientes y vitaminas a través de alimentos sanos y si no tienes hambre por lo menos toma jugo de vegetales multicolor como betabel, zanahoria, apio, perejil, hojas verdes de betabel, ginger, manzana, naranja y limón. **Para disminuir las nauseas,** toma te de raíz de ajengibre (Ginger Root) en cuanto te levantes, antes que te den nauseas.

*Para desintoxicar el hígado: Agua destilada con limón todo el día por una semana. Esta semana de limpieza, es más efectiva si se deja descansar un poco el aparato digestivo; para ello, se recomienda comer únicamente ensaladas con aceite de olivo y limón (poquita sal de mar), caldo de pollo y de pescado con vegetales, no carne roja o productos lácteos, tampoco pan o cereales (excepto tortilla de granos germinados y arroz integral). Consumir licuados de nopal, perejil y apio con una cucharada de aceite de olivo y el jugo de uno o dos limones verdes una o dos veces al día (sin colar), este licuado es excelente para limpiar el hígado y el colon.

CANDIDA ALBICANS

Cándida o Candidiasis es un tipo de hongo o bacteria que toda la gente tenemos y radica o vive en el sistema digestivo. En una persona saludable, la cándida no le causa ningún problema de salud porque esta bacteria es controlada por otro tipo de micro organismo llamado pro-bióticos o bacteria amigable. O sea que, mientras la cándida esta bajo control no nos enferma, pero si se prolifera, los síntomas y problemas de salud aparecen, y estos son serios.

SÍNTOMAS DE CANDIDIASIS

La cándida ocasiona muchos problemas graves de salud, y como vive en los intestinos se prolifera y esparce causando problemas al estomago, infecciones en la boca y en áreas de la piel donde haya humedad como manos y pies. Algunos de los malestares causados por la candida o bacteria excesiva son: Inflamación de estomago e intestinos, flatulencia, (gases), dolor abdominal, diarrea, estreñimiento, fatiga, dolores de cabeza, infecciones recurrentes vaginales conocidas como *"yeast infection"* o vaginitis, alergias, comezón e infecciones de la piel incluyendo hongos y pies de atleta, mala memoria, sensación de irrealidad, irritabilidad, falta de concentración, depresión, entumecimiento de manos y pies, debilidad muscular, acidez y frecuentes irritaciones de garganta.

CAUSAS DE CANDIDIASIS

Lo que prolifera la candida es todo aquello que destruye la bacteria amigable de los intestinos, como el abuso de **"AZÚCARES"**, alimentos procesados químicamente, pastillas para bajar de peso, cafeína en exceso, harinas blancas, vinagres, alcohol y productos fermentados, antibióticos, cigarro y estrés.

Otras de las substancias toxicas que causan candida son: Antibióticos como la tetraciclina para el acne, antibióticos para curar infecciones vaginales, del oído, vejiga o garganta, pastillas anticonceptivas, el uso constante de medicamentos o medicina con cortisona, harinas blancas y todo tipo de pastas, cereales, gluten, levadura, bebidas alcohólicas, bebidas o alimentos fermentados y la reacción alérgica causada por la sensibilidad al moho y a la humedad. Los antibióticos matan no solo la bacteria mala sino la bacteria amigable, y esta bacteria es la que nos protege de la cándida; por eso, las personas que toman muchos antibióticos sufren de candidiasis crónica.

¿TUS SINTOMAS SON A CAUSA DE LA CANDIDA?

Existe una forma muy sencilla de comprobar si tus síntomas y malestares son causados por la candida. Si cada vez que consumes azucares o alimentos que se convierten en azúcar, te sientes peor y los síntomas se intensifican, lo mas probable es que sufres de candidiasis. Esto ocurre porque todo lo que se convierte en azúcar como pan, tortillas, pasta, cereal, arroz, almidones especialmente azucares simples, al ser metabolizados se convierten en azúcar, y los alimentos favoritos de la cándida son los azucares y los alimentos fermentados como el queso verduras y frutas en vinagre y por supuesto alcohol. Por eso, cuando eliminas los azucares de tu alimentación para limpiar tu organismo de la candida, los síntomas de desintoxicación se parecen a los síntomas de la influenza y la ansiedad por azucares se multiplica, pero solo por unos días.

CANDIDA VS. NUTRICIÓN Y EJERCICIO

Controlar la candida es súper sencillo en cuestión de conocimiento, pero se requiere disciplina para erradicarla; porque, ¿si ya sabes que el azúcar es lo que la alimenta? entonces ¿qué debes hacer? Exacto, matarla de hambre. La cándida no se puede eliminar del cuerpo, pero si se puede controlar y mantener en su nivel regular, o sea volverla a dormir.

La forma numero uno de mantener la cándida bajo control… es con nutrición, cuidando y vigilando lo que comes.

- Reduce la cantidad de alcohol, azucares y todo tipo de

alimentos refinados, procesados, hidrogenados, y mantén el estrés bajo control. ¿Que te puede ayudar a controlar el estrés? El ejercicio.

- Dedicar tiempo a tu cuerpo para que a través del sudor del ejercicio elimines la toxina que empeora esta condición. Haz mínimo 30 minutos de ejercicio diario o 45 minutos 4 o 5 veces a la semana para oxigenar la sangre y el cerebro, reducir el estrés y aumentar los niveles de energía del cuerpo. Estos cambios en tu estilo de vida, ayudaran a controlar la cándida y a poner en balance tu organismo.
- Toma de 2 a 3 litros de agua. Es vital mantenerse hidratado para eliminar el exceso de "basura" del cuerpo a través de la orina.

La cándida es controlada únicamente con nutrición, porque la cándida vive en el sistema digestivo y de ahí se esparce a todos los sistemas. Si eres de las personas que con frecuencia tiene antojos por azucares, estos son causados precisamente, por que a la candida lo que mas le gusta es el azúcar.

CAMBIOS MÍNIMOS RESULTADOS MÁXIMOS

No galletas ni pastelería dulce o saladaNo fruta secaNo cacahuatesNo té de bolsita (utiliza la planta o sus hojas para preparar te)El té se debe colar en coladores de plástico y no de aluminioNo cereales No papasNo chips, no palomitas ni ningún producto procesado de maízNo pastas ni alimentos con levadura o fermentadosLos huevos deben lavarse con agua y jabón antes de cocinarlos*No fruta con áreas golpeadas o enlamadas*Si la fruta no es orgánica, se debe pelar*No fruta secaNo mieles, syrups o endulzantes "de ningún tipo"No queso azul, queso crema o quesos cremososNo avena instantánea. La avena natural solo 2 veces a la semanaNo tortilla, excepto la de grano germinado sin levaduraEsterilizar esponja de baño, tapetes y cepillos de pelo con agua oxigenada

Nota: Todos estos alimentes se deben evitar por lo menos 6 semanas, pero lo ideal seria evitarlos por 3 meses. Aunque lo refinado se debe eliminar de por vida y solo comerlo esporádicamente.*La fruta fresca es la excepción. Hay personas que pueden dejar la fruta fresca durante esta limpieza. Si no puedes evitarla por unos días, asegúrate de evitar todo tipo de azucares refinados. Si comes algo de fruta, agrégala de preferencia a la ensalada, o cómela con 6 nueces o almendras (no comer la fruta sola) para evitar que se eleve demasiado la glucosa (el azúcar).

ALIMENTOS PARA DORMIR LA CANDIDA

- Toma jugo de: zanahoria, parsnips y betabel con sus hojas verdes; este jugo ayuda a reducir los antojos por azucares.
- La leguminosa (lenteja, ejote, chícharo, garbanzo, etc.,) se deben consumir en cantidades moderadas (2 o 3 veces por semana ½ taza) porque tienden a inflamar el estomago y a producir gases; esto empeora los síntomas de la candida.
- Granos como millet, buckwheat, rye (centeno), barley, amaranth, y quinoa, deben masticarse muy bien y comerse en porciones pequeñas 2 veces por semana (estos granos se recomiendan en la cena).
- Vegetales altos en clorofila (la clorofila es el color verde de las plantas o vegetales), esta ayudan a purificar la sangre y aumenta la bacteria amigable que se necesita para mantener la cándida bajo control.
- Proteína animal como pollo, pescada, pavo y carne roja (magra), se puede consumir en cantidades moderadas, pero hay que masticarse bien.
- Aceites como de girasol, linaza y de olivo se pueden utilizar en las ensaladas en frío (no se cocina con estos aceites), y para cocinar el aceite de semilla de uva o el de aguacate.
- Los Crucíferos (brócoli, repollo, coliflor, coles de Bruselas y kale) si no se esta acostumbrado a comerlos crudos, hay que cocinarlos a vapor; este tipo de vegetales, tienden a inflamar los intestinos.

COMO REPARAR LA FLORA INTESTINAL

- La proteína animal (carne, pollo, pescado, pavo, queso, huevos) y la proteína vegetal (arroz, frijoles, habas, lentejas, garbanzo) no se deben comer al mismo tiempo; de preferencia, se deben separar y acompañar con vegetales y ensaladas para una mejor digestión.
- Los granos (Arroz Integral, Millet, Quínoa, Centeno) o los almidones (papas, camotes, plátanos, chícharos, elote) se deben consumir moderadamente y acompañar con vegetales y ensaladas verdes.
- Las harinas blancas y los azucares refinados se deben eliminar por completo de la alimentación.
- El pan, cereal y pasta de grano germinado sin harina, la avena y el Bran, se deben evitar por 2 o 3 semanas, hasta que los síntomas mejoran (tortilla germinada se puede comer moderadamente).
- La fruta es importante recordar que se debe eliminar mínimo por 1 semana, luego se puede comer ½ o 1 fruta al día, evitando melón, uvas y plátanos.

Con estos "tips" se reparan los problemas gastrointestinales, aumenta la energía, disminuye la comezón, desaparecen los problemas de la piel, disminuyen los antojos por los azucares y la ansiedad; de paso, bajas de peso mas rápido (si sufres de obesidad), pero si eres muy delgado (a), una vez que se controla la candida, la flora intestinal se repara y tu organismo entre en balance; entonces, vas a poder absorber mejor los nutrientes de los alimentos y así, recuperaras tu peso. Cuando se empieza a comer sano, el cuerpo se enfoca en 'sobrevivir' y utiliza los nutrientes de los alimentos para reparar cualquier problema de salud existente. Una vez que el peligro pasa, el cuerpo regula el peso corporal.

EXTREMOS a veces NECESARIOS

Una persona muy enferma, a quien se le ha diagnosticado candida entre otros problemas serios de salud, deberá dejar temporalmente el exceso de ciertas frutas y algunos granos como trigo, avena y alimentos con almidón como papas, plátanos y leguminosa. Todos estos alimentos elevan los niveles de azúcar; y el azúcar, es lo que alimenta la candida. También hay que eliminar el te, especias y todo lo que forme cualquier tipo de moho como panes y quesos.

Para muchas personas es muy difícil regular la cándida por el tipo de restricciones y sacrificios que deben hacer, pero de vez en cuando se puede comer papaya o 2 cuadritos de chocolate oscuro orgánico. **NO TE CONFUNDAS**, esta no es una dieta baja en carbohidratos. Durante esta limpieza de candida, si puedes comer vegetales, legumbres y germinados (incluyendo tortilla germinada). Esta es una alimentación baja en carbohidratos refinados y alimentos fermentados (los causantes de la candida).

Nota: Algunos vegetarianos tienden a sufrir más de candida que los omnívoros (personas que comen vegetales y proteína animal) porque su dieta es más alta en carbohidratos y no siempre eligen los carbohidratos sanos.

CANDIDA... ...CONTROVERSIA MÉDICA

El síndrome de hongo o candidiasis es un tema muy controversial. La mayoría de doctores tradicionales no creían en la candida, y al grupo de síntomas causados por la sobre proliferación de bacteria ellos le llaman "Trush" (basura). Este exceso de 'trush' o basura interna surge por la falta de bacteria amigable, esta bacteria amigable es destruida por ciertos antibióticos, pastillas anticonceptivas

Abusar de los antibióticos, causa que tu cuerpo se haga resistente a ellos y que el sistema inmunológico en vez de atacar la bacteria, se ataca a si mismo. Hay que recordar que los antibióticos matan bacteria mala, pero también matan la bacteria buena. Toda esta bacteria mala, si no la eliminamos, se alimenta de nuestra comida y de nuestros propios órganos; por lo que, no hay absorción de nutrientes.

QUE QUEDE CLARO

Pero no hay que malinterpretar el mensaje. El que ciertos antibióticos destruyan la flora intestinal, no quiere decir que no debas tomar antibióticos, sino que no debes abusarlos. Es mejor aprender a cuidar el cuerpo para prevenir enfermedades y no necesitar antibióticos con tanta frecuencia. Si comes sano, tomas agua, hacer ejercicio, controlas el estrés y no abusas de sustancias toxicas, no pienses que nunca te vas a enfermar; aun así, te vas a enfermar… y en ese momento de tu vida es cuando quizás necesitas la ayuda ciertas vitaminas en dosis mas altas, suplementos o en ciertos casos también necesites de medicina convencional. Afortunadamente, por comer sano, probablemente los síntomas sean menos severos, la medicina responda mejor y en menos tiempo de lo pensado, tu medico te dará la buena noticia de que ya no necesitas mas medicamentos.

ACIDOPHILUS LACTOBACILLUS… VITALES

La mejor forma de reducir el exceso de anticuerpos, es elevando la bacteria amigable conocida como probióticos "Acidophilus y Lactobacillus" entro otros probióticos. La mayoría de personas que sufren de candida, también tienen cierto tipo de parásitos.

Cuando se sufre de problemas intestinales como mala digestión, estreñimiento, acidez, gastritis, etc., todos los alimentos no digeridos se estancan y se fermentan. A causa de esto se forman microbios que destruyen la bacteria amigable y permiten la proliferación de candida.

Por lo general, cuando se sufre de candida y parásitos, los niveles de acido clorhídrico, enzimas digestivas y bacteria amigable, son bajos. Sin acido clorhídrico, no se lleva a cavo la primer fase de la digestión, predigerir los alimentos en el estomago. Sin bilis del páncreas, no hay enzimas digestivas y sin ellas, no hay absorción de nutrientes. Y sin bacteria amigable en el colon, no termina la digestión y es ahí, donde ocurre la fermentación y la bacteria mala se prolifera y esparce.

IMPORTANTE: Cuando hay suficiente bacteria amigable en el colon, la flora intestinal produce varias vitaminas de los alimentos digeridos como la vitamina K, la mayoría del complejo B, la B-12, B5, b6, Botín y Acido Fólico. La bacteria amigable también ayuda a terminar la digestión especialmente de la proteína y la leche. **Entre menos bacteria amigable se tiene, mas problemas de alergias a los alimentos se sufre.** Si eres alérgico (a) a la levadura, trigo, leche, queso, champiñones y huevos, lo mas probable es que no tengas suficiente bacteria amigable y sin esta, quizás estés sufriendo de candida.

CANDIDA VS. ESTRÉS

La razón por la que el estrés empeora la cándida, es porque cuando hay estrés o problemas emocionales, el aparato digestivo se activa y la adrenalina y el cortisol se elevan; con esto, el tejido libera glucosa (azúcar –energía), esta azúcar alimenta la candida y el resto de azúcar no usada, es convertida en grasa. En otras palabras, el estrés hace subir de peso y alimenta la candida. Si te estresas (o si no comes) y tu cuerpo no encuentra azúcar por ningún lado (ojo), se la roba de los músculos y huesos. Este proceso debilita el sistema inmunológico, empeorando los síntomas de la candida. Además, cuando se metaboliza el azúcar elevada por el estrés, esta causa choques de glucosa como si hubieras comido cantidades grandes de carbohidratos refinados. Estos choques de glucosa hacen que el cerebro pida mas azúcar a través de mensajes como antojos, hambre, fatiga e irritabilidad. Este proceso se repite una y otra vez si el estrés es crónico.

CONSEJOS ÚTILES:

- Si tienes candidiasis, no te bañes en la tina, esto empeora la condición.
- No uses ropa interior apretada, de preferencia que sea de algodón.
- No uses jeans o pantalones ajustados.
- En la piel, evita jabones perfumados o con detergente, de preferencia usa limpiadores líquidos -la cera que utilizan para hacer jabones sólidos de barra, tapa los poros de la piel.

Mujeres: para el hongo vaginal… Mezcla1 cucharada de yogurt natural, 3 o 4 gotitas de 'tea tree oil' y el polvo de 1 capsulas de Acidophilus. Aplícalo en el hongo 1 o 2 veces al día por 7 días (a veces arde un poco; es normal).

Bebidas para reducir el estrés: Manzanilla, la planta verdadera -no la que viene en sobres- combinada con hojas de limón, menta o hierbabuena en forma de te con jugo limón fresco (no azúcar ni miel).

SUPLEMENTOS MUY IMPORTANTES: Lactobacillus/

Acidophilus o "Probiotics Complex" 1 capsula 2 veces al día entre comidas.Coenzima Q 10, de 80 a 100mg 1 o 2 veces al día (con te verde frío para dar energía).Bio-Bifidos, 1 capsula 1 o 2 veces al día. Caprylic Acid, seguir indicaciones del frasco.Balck Currant Seed Oil).

Omega 3, 1 capsula después de la comida y cena.Hydrochloric acid (Betaine), 1 capsula después de la comida o cena (se toma solo si hay problemas digestivos por falta de ácidos gástricos o enzimas digestivas, pero si hay gastritis o reflujo, se debe evitar).Bromelain, 1 capsula 1 o 2 veces al día entre comidas.Semillas de linaza, sésamo, girasol y de calabaza molidas en seco, tomar 1 cucharada pequeña en 8oz de agua 2 veces al día (también se pueden poner sobre la sopa, ensalada, jugo o licuado).Aspartic Acid, seguir indicaciones del frasco (si hay demasiada fatiga).Feverfew herb, seguir indicaciones del frasco (solo si se sufre de migraña -síntoma de candidiasis).1cucharada de germen de trigo y 1 de lecitina granulada en agua después de cada comida (o sobre los alimentos). Jugo de vegetales con sus raíces como apio con su raíz, perejil con su raíz y betabel con sus hojas verdes y con el jugo de uno o dos limones.

Silver Biótics o Coloidal Silver, una cucharada 3 veces al día.

La candidiasis afecta principalmente el sistema hormonal, y aunque es más común en mujeres, se puede transmitir sexualmente a los hombres; así que, protege a tu pareja. Es mejor usar protección durante sus relaciones intimas. Mantén tu toalla separada del resto de las toallas para evitar que el hongo se transmita a otros miembros de la familia. Por ultimo, haz ejercicio y toma 2 o 3 litros de agua para reducir el estrés y para eliminar el exceso de basura interna a través del sudor y la orina.

CELULITIS

FIBROEDEMA GELOIDE

La mayoría de personas han escuchado que la celulitis es un problema relacionado con el sistema circulatorio, falta de ejercicio y exceso de toxina. Pero en realidad, la celulitis es más peligrosa de lo que se cree, y para descubrir los problemas de salud que se esconden tras su temida apariencia y entender porque es tan difícil eliminarla, hay que conocer el funcionamiento de la piel. La piel esta formada por:

- Epidermis (parte exterior de la piel).
- Dermis (parte interior de la piel).
- Tejido subcutáneo (la capa mas profunda de la piel donde están los ligamentos y nervios).
- Músculo (tejido de la piel).

El tejido funciona con la ayuda de los capilares (vasos sanguíneos más delgados que un cabello). A través de los capilares se transporta el oxigeno y nutrientes al organismo. En el sistema circulatorio también tenemos vasos sanguíneos venenosos. Estos se encargan de recoger los desechos de la sangre y enviarlos a los riñones, hígado y sistema linfático para ser expulsados del cuerpo. Ahora que si hay déficit de irrigación, o sea mala circulación y deshidratación (falta de agua y minerales) o si hay demasiada toxina constantemente en los vasos capilares venenosos, estos no pueden con todo el trabajo, y la sincronización del sistema falla causando desbalances con todo el tejido conectivo del cuerpo.

La celulitis es simplemente una forma del organismo de avisar que hay demasiada toxina, poco oxigeno y pocas células plasmáticas. Las células plasmáticas son las que se encargan de expulsar los microbios internos de la piel, tejido y músculo. Y entre más microbios o toxina tiene el tejido, mas difícil es usar las células adiposas (grasa corporal) como combustible o fuente de energía. (quemar grasa).

Cuando haces ejercicio por más de 20 minutos, el cuerpo empieza a utilizar la grasa corporal como fuente de energía. Si solo haces 15 o 20 minutos de ejercicio, solo utilizas como fuente de energía el glicógeno (glucosa almacenada en el hígado y tejido) mas no la grasa. Cuando haces ejercicio, el cerebro por lo general tarda de 15 a 20 minutos en activar la hormona del crecimiento para autorizar al cuerpo a quemar grasa, grasa corporal y grasa con toxina (celulitis).

SISTEMA ELIMINATORIO

La pregunta de muchos es ¿que causa el entorpecimiento del sistema eliminatorio? Muy sencillo: la mala circulación por falta de ejercicio constante y por el consumo excesivo de substancias toxicas y alimentos altos en sodio y grasa saturada incluyendo grasas "trans" que causan retención de líquidos y el estancamiento de grasa corporal. Estos líquidos que causan inflamación (edema), también causan fatiga y pesadez, y si no se controla el problema, los capilares venenosos se dilatan y sus paredes se vuelven más porosas; lo cual conlleva al círculo vicioso de un problema crónico.

Las paredes porosas de los capilares sanguíneos dilatados son lo que toda mujer queremos evitar, la terrible **"celulitis"**. Si el mecanismo purificador esta bloqueado, los desechos venenosos al no ser eliminados se riegan por todo el cuerpo, causando reacciones químicas de defensa. A la celulitis se le llama "Fibroadenoma Geloide Subcutáneo" y "Lipoesclerosis" por la lesión o daño que sufren el tejido conectivo, los capilares y el músculo a causa de la retención de líquidos, del exceso de toxina, de las grasas saturadas y las grasas "trans".

LA CELULITIS CAUSA DOLOR

Entre mas toxina hay en los vasos sanguíneos, estos por ser tan delicados, se empiezan a doblar, la circulación empeora y con ello, el tejido se endurece hasta que queda duro como un tabique de madera con hoyitos como los de un panal de abejas; en esos hoyitos se aprisionan nutrientes, grasa, desechos, toxina y ácidos hasta que llega el momento en que el tejido se comprime y ahoga los capilares venenosos. Esto es lo que causa el dolor de una celulitis crónica y otros problemas de salud entre ellos venas varicosas, problemas cardiovasculares y hasta ataques al corazón y/o embolia cerebral. Es decir: la celulitis es un llamado para modificar el estilo de vida no solo por la apariencia estética sino por la salud del corazón y cerebro.

Las grasa que el cuerpo no identifica como grasas naturales son grasas "trans" o escondidas que proviene de alimentos fritos e hidrogenados. Lo hidrogenado es todo aquello procesado químicamente que convierte las grasas líquidas (aceites) en grasas sólidas como las margarinas y las grasas que se utilizan para preparar todo tipo de repostería, papas fritas comerciales, chips y todos los productos que dicen "low fat", "nonfat", "fat free", etc., excepto productos lácteos.

Lo que empeora esta condición es el uso de anticonceptivos, los cambios hormonales por un embarazo, por la menopausia o por el síndrome premenstrual. El uso de pantalones muy ajustados empeora la celulitis. Permanecer largos periodos de pie o en una misma posición, sentada o no, aumenta la formación de radicales libres (subproducto toxico del metabolismo). El alcohol incrementa la lipogénesis (producción de grasa). El estrés produce un incremento de las hormonas cortisol, adrenalina y noradrenalina, y los niveles altos de estas hormonas, estimulan la producción de tejido graso.Sugerencias para mejorar la Celulitis:

Desintoxicarse cada 2 o 3 meses (entre menos toxina se consume, mas fácil la desintoxicación).

Mantener hidratado el cuerpo; hay que tomar 2.5 litros de agua diariamente.

Disminuir el consumo de sal refinada para evitar la retención de líquidos. Utilizar sal de mar moderadamente.

Comer mínimo de tres a cuatro porción de vegetales al día y dos o tres porciones pequeñas de fruta entera.

Tomar agua con el jugo de 1 o 2 limones –sin azúcar- antes de cada comida.

Comer de preferencia cereales de grano germinado y si no se es alérgico (a) al trigo, también se pueden consumir panes y cereales integrales.

Hacer ejercicio de 30 a 45 minutos 4 o 5 veces a la semana.

Disminuir o eliminar de preferencia el consumo de cafeína, harinas blancas, alcohol, frituras, azucares refinados, repostería, productos lácteos excepto yogurt natural sin grasa y chocolate.

Si es posible deja de fumar. La nicotina provoca la contracción de los vasos sanguíneos, entorpeciendo aun más la circulación. Si no puedes dejar de fumar toma por lo menos, un antioxidante potente como el pycnogenol (de 30 a 60mg 2 o 3 veces al día), multi vitaminas y minerales con complejo B, 500mg de vitamina B-5 en dosis dividida y "Black curran seed oil" o "Chasteberry", Coenzyme Q-10, Coenzyme A, Omega 3, Jugo de vegetales verdes y raíces, Calcio de algas, Silica, MSM, Vitamina C y Clorofila liquida.

DEPRESIÓN

La depresión es un problema que afecta a niños, adultos mujeres y hombres. Siempre se ha creído que la depresión es más común en mujeres que en hombres por el simple hecho que la mayoría de hombres no acuden al doctor o psicólogo.

La depresión afecta al sistema nervioso encargado del estado anímico y al comportamiento del ser humano causado por desbalances de 'serotonina' 'dopamina' y 'endorfina' en el cerebro. La 'dopamina' y la 'endorfina' son químicos del cerebro que calman el dolor y proporcionan placer, mientras que la serotonina se encarga del estado anímico.

CAUSAS POSIBLES DE LA DEPRESIÓN

Estos desbalances pueden ser causados por estrés crónico, sufrimiento emocional en la infancia, la perdida de un ser querido, traumas emocionales, accidentes, enfermedades degenerativas, miedos, fobias, emociones reprimidas, la perdida de un trabajo, divorcio, mala alimentación, exceso de azucares refinados, exceso de cafeína, problemas para dormir, desnutrición, falta de ejercicio físico, abuso de sustancias toxicas como alcohol, nicotina y drogas recreacionales. El estrés causado por cualquier problemas emocionales, desgasta excesivamente las hormonas del cerebro causando con ello, desbalances químicos que conllevan a la depresión.

RIESGOS Y SINTOMAS DE LA DEPRESIÓN

* pensamientos compulsivos negativos

* tristeza

* aislamiento

- desesperación

- sensación de no valer nada

- ansiedad

- ganas de dormir de día y de noche o no dormir nada

- pensamientos auto destructivos de suicidio

- insomnio

- falta de concentración

- perdida de la memoria

- irritabilidad

- llantos inexplicables

- baja auto estima

- perdida de interés sexual y social

- miedos

- fobias

- problemas para absorber nutrientes

- intolerancia y/o reacciones alérgicas a ciertos alimentos

- culpabilidad después de comer alimentos "chatarra"

- hambre todo el día o nada de hambre

- obesidad

- retención de líquidos y problemas gastrointestinales

La mayoría de personas con depresión no buscan ayuda hasta que están demasiado enfermas a al borde del suicidio.

TIPOS DE DEPRESION

La **"depresión unipolar"**, en la que episodios depresivos llegan y se van.

La **"depresión bipolar"**, en la que al principio es solo depresión, pero luego se convierte en episodios de depresión extrema y manía, o sea alegría y energía excesiva. Este tipo de depresión **también es conocido como "depresión maniaco depresiva"**.

La depresión causada **por "reacciones alérgicas"** a ciertos alimentos.

La depresión causada **por "bajos niveles de azúcar"** o hipoglicemia.

La depresión más común, **"depresión distimia (dysthymia)"**. Este tipo de depresión es crónica o con síntomas recurrentes, los cuales no deshabilitan a la persona pero sí interfieren con el funcionamiento normal de sus actividades, con su alegría y su vida social. Este tipo de depresión esta relacionada con el hábito de los pensamientos inconscientemente negativos.

La "doble depresión", es la depresión que además de ser crónica, tiene episodios de depresión extrema, luego cuando pasa, la persona regresa a su estado habitual de depresión crónica.

Algunas personas con depresión empeoran en invierno cuando los días son más obscuros. Este problema es conocido como **SAD "Seasonal Affective Disorder"**. Este tipo de depresión afecta mas a las mujeres que a los hombres y sus síntomas son: Ansiedad, fatiga, aumento de peso, antojos por azucares y carbohidratos refinados, somnolencia y falta de apetito sexual.

En ocasiones se confunde la depresión invernal con la depresión festiva conocida como **"holiday blues"**, este tipo de depresión es tan seria que conlleva al suicidio en la época navideña.

GENÉTICA: Los genes, aunque tienen algo que ver con la depresión, especialmente si uno o ambos padres sufrían de depresión, según la nutrición, es posible que no se convierta en depresión bipolar o crónica si se mantiene un estilo de vida saludable. **ESTRÉS:** La mayoría de las personas tienen la habilidad de enfrentar el **estrés**, pero cuando el estrés es demasiado intenso y este se prolonga, es cuando el mecanismo de defensa deja de responder y la depresión se desata.

ALIMENTACIÓN: La alimentación juega un papel muy importante en el comportamiento del ser humano. Los alimentos tienen demasiada influencia en el sistema nervioso. Por eso, comer proteína y carbohidratos complejos es lo ideal para evitar o mejorar la depresión. Personas que comen solo carbohidratos o solo proteína, corren más el riesgo de sufrir de depresión y problemas emocionales que los que llevan una alimentación balanceada.

El consumo de carbohidratos complejos como vegetales y el consumo "moderado" de granos enteros, elevan los niveles de "tryptophan" en el cerebro, y el tryptophan ayudan a producir serotonina. Cuando el cerebro produce serotonina, el sistema nervioso se relaja y con ello mejoran el estado anímico, el sueño, la energía y el exceso de hambre se controla. La proteína, por otro lado, eleva la producción de "dopamina" (neurotransmisor que ayuda a estar contento) y "norepinephrine" (hormona antiestrés y la que controla el enfoque y atención para aprender). Con estas hormonas el cerebro reacciona más fácil y rápidamente.

Nuestro cuerpo necesita todo tipo de nutrientes como vitaminas, minerales, aceites esenciales y aminoácidos para que el sistema nervioso funcione adecuadamente; si el sistema nervioso funciona como debe, es mas fácil que el resto del cuerpo reciba las ordenes del cerebro y las ejecute.

El "phenilalanine" es un aminoácido esencial para las funciones de los neurotransmisores del cerebro, encargados del estrés y del dolor. Este aminoácido se llama esencial porque nuestro cuerpo no lo produce y lo necesita. Por eso debemos consumirlo a través de las proteínas animal y vegetal como leguminosa, pollo, pescado, carne roja y productos lácteos. El "phenilalanine" ayuda a producir "dopamina", (esa droga natural del cerebro que calma el dolor y proporciona placer). Ahora, no porque comas mucha proteína quiere decir que tienes niveles regulares de este amino ácido. Además de no abusar de cantidades grandes de proteína, hay que comerla apropiadamente.

La proteína que realmente es convertida en aminoácidos (entre ellos el phenilalanine), es la proteína que no esta contaminada con bacteria; bacteria que produce el aceite quemado con el que la mayoría de personas cocinan. La mejor forma de convertir la proteína en aminoácidos es comiendo junto con la proteína algún vegetal o fruta crudos, estos son altos en enzimas, vitales para la conversión. Y si se desea utilizar un poco de aceite para cocinar la proteína, los únicos dos aceites que resisten mas de 450 grados de temperatura y continúan crudos (no se queman) son el aceite de semilla de uva y el aceite de aguacate.

L-PHENILALANINE

EL L-phenilalanine es uno de los aminoácidos que cruza el PUNTO DE INSPECCION del cerebro y entra directamente a regular los niveles de los neurotransmisores, por lo que no solo mejora la depresión sino también mejora la memoria; si eres estudiante aprendes más rápido y te mantiene alerta sin necesidad de café o drogas. Otros de sus beneficios principales, es aliviar los dolores causados por problemas músculo-esqueletares y elevar los niveles de endorfinas en el cerebro; la endorfina es otro de los neurotransmisores que se encarga de calmar el dolor.

El único efecto secundario del phenilalanine en algunas personas es que en 2 o 3 meses de tomarlo, pudiera elevarse la presión; por lo, que se recomienda que si sufres de alta presión o cáncer no debes tomar este suplemento y asegúrate de comer suficiente proteína de calidad para prevenir la deficiencia de aminoácidos (las mujeres necesitamos entre 50 a 70g de proteína al día, los hombres entre 80 y 100g). Pero igual, si no sufres de ningún problema de salud, y si no estas embarazada lo puedes tomar por 6 semanas o 2 meses y lo dejas por 1 o 2 semanas; luego, se vuelve a tomar de la misma forma. Al mismo tiempo, cuando se toma algún aminoácido en particular, es recomendable tomar un aminoácido complejo para evitar desbalances con el resto de aminoácidos.

Cualquiera que sea la causa de tu depresión ya sea crónica o post parto, puedes tomar 500mg de L-Phenilalanine la primera semana, 500mg dos veces al día la segunda semana y 750mg dos veces al día la tercera semana; toma estas dosis entre comidas de preferencia en la mañana (antes de desayunar) y al mediodía (antes de comer). Si tu depresión es maniaco depresiva, o bipolar, puedes tomar dosis desde 500mg dos veces al día hasta 2000 o 3000mg al día. Si estas embarazada o lactando, consulta con tu medico.

Es cierto que el aminoácido L-Phenilalanine puede causa reacción alérgica, pero esto ocurre casi siempre cuando el suplemento es sintético; por lo que, se debe comprar un aminoácido en polvo o capsula de buena marca como la MRM (Metabolic Response Modifiers).

Para saber si eres alérgico (a) a este amino acido, haz la prueba. Toma el aminoácido con el estomago vació, y si las palpitaciones por minuto aumentan de 10 a 15 por minuto después de haberlo tomado, o si después de una semana de tomarlo, te sientes muy cansado (a), con irritabilidad y con problemas leves para respirar, entonces elimínalo y utiliza en su lugar el 5HTP.

5HTP (HYDROXYTRIPTOPHAN)

Si estas buscando una forma alternativa de mejorar la depresión y aliviar síntomas como: insomnio, ansiedad, obesidad, migraña, comportamientos y pensamientos compulsivos, síntomas premenstruales y de menopausia, tienes que aprender a elegir mejor lo que comes, debes dejar de ver el ejercicio como tu enemigo porque en realidad, el ejercicio es el mejor aleado del sistema nervioso. Si no tomas agua, es tiempo de hacerlo. Si abusas de los azúcares y harinas refinadas y de alimentos con químicos y aditivos, hay que reducirlos o mucho mejor, evitarlos. Estos son los enemigos principales del cerebro. De otra manera, vivirás prisionero (a) de la medicina y sufrirás crónicamente de sus efectos secundarios, los cuales por lo general desatan otras enfermedades graves.

ADVERTENCIA: El L-Phenilalanine y el "5HTP", no lo pueden tomar personas con alta presión, asma, embarazadas, lactando o personas que están tomando antidepresivos prescritos. Al tomar cualquier "aminoácido antidepresivo" debes evitar el alcohol, café, cigarro y cualquier tipo de droga o estimulante. El "5HTP" se recomienda tomarlo por la tarde y de noche.

Otros usos del "5HTP": Se utiliza para el mal de parkinson, epilepsia, esquizofrenia, altos niveles de colesterol y triglicéridos y para tratar la anorexia y bulimia nervosa.

¿CUAL AMINOACIDO ES MEJOR PARA TI?

Si vas a tomar el "5HTP", no necesitas tomar el "Phenilalanine". Si deseas investigar cual de los dos es mejor para ti, prueba por 6 semanas uno, deja de tomarlo por una semana y luego cámbialo y prueba el otro. De preferencia lleva un diario para que anotes como te sientes cada día. Si tomas varios antidepresivos a la vez podrías llegar a sufrir del síndrome de serotonina, y sus síntomas son palpitaciones, confusión y quizás diarrea. El "5HTP" es llamado en nutrición, el precursor inmediato de la serotonina, pero también regula los niveles de dopamina.

DEPRESIÓN O CONDICIONES METABOLICAS

Es sumamente importante visitar al medico y solicitar cuanto examen sea necesario antes de tomar antidepresivos prescritos; esto, para prevenir que los síntomas sean confundidos. Hay que recordar que así como hay doctores excelentes, también hay doctores que diagnostican erróneamente. Desde la depresión, el insomnio, la ansiedad, los ataques de pánico, el suicidio, la migraña, el comportamiento compulsivo hasta la obesidad y las adicciones a la comida, a los azucares, al alcohol, a la nicotina y a drogas, todo está relacionado con desbalances de serotonina, endorfina y dopamina. Pero cuidado, también podrían ser condiciones causadas por enfermedades hormonales y metabólicas como diabetes, hipertiroidismo, hipotiroidismo, menopausia, endometriosis, cistitis, cáncer y estrés.

EFECTOS SECUNDARIOS DE LOS ANTIDEPRESIVOS

Medicinas para la depresión como "Paxil" y "Prozac", se prescriben precisamente para elevar los niveles de serotonina en el cerebro; desafortunadamente, sus efectos secundarios, podrían ser son demasiado peligrosos. Muchas personas prefieren sufrir depresión que sufrir los efectos secundarios de los antidepresivos. Estos son algunos de los efectos secundarios de algunos antidepresivos prescritos:

Inflamación en algunas partes del cuerpo, especialmente en la cara, rigidez del cuello y sepsis (problema en el que varios órganos dejan de funcionar a la vez), esta condición puede ser letal. Alta presión arterial. Palpitaciones.Problemas cerebro-vasculares que conllevan a un paro cardiaco. Problemas gastrointestinales como gastritis, reflujo gastro esofágico, gingivitis, glositis (inflamación de la lengua), hemorroides, inflamación del hígado, pancreatitis (inflamación del páncreas), ulceras, melena (sangre en las heces fecales), inflamación de los intestinos, diarrea, bulimia y duodenitis (inflamación en una parte del intestino delgado).Problemas endocrinos como hipertiroidismo, quistes en los ovarios, diabetes, bocio e hipotiroidismo. Problemas del sistema linfático como anemia, deshidratación, hiperglicemia (sobreproducción de azúcar en la sangre) e infecciones de los riñones.

SUPLEMENTOS

Las siguientes dosis son para adultos (**hombres y mujeres**) mayores de 18 años de edad. Adolescentes de 13 a 17 años de edad, ¾ partes de dosis de adulto. Si estas tomando medicina, espera 2 horas para tomar vitaminas, y consulta con tu medico antes de hacerlo.

IMPORTANTE: Antes de gastar dinero en tanto suplemento, te sugiero que hagas ejercicio, tomes agua, hagas modificaciones con tu alimentación. Probablemente con una alimentación sana, con el ejercicio y con vitaminas básicas mejores notablemente.

Suplementos Básicos:

Holly Basil (seguir indicaciones del frasco).

Omega 3 (1 capsula después de la comida o cena).

Vitamina C con Bioflavonoides, de 2000mg a 5000mg en dosis divididas.

Multivitaminas (1 con el desayuno y 1 con el almuerzo).

Quizás esto sea suficiente para que te recuperes. Si en 2 semanas la mejoría no es notable, puedes agregar algunos otros de los suplementos como el "Black Currant Seed Oil", la vitamina B5 y el calcio en forma de Algas Marinas como el "Bone Strenght".

OPCIONAL: Clorofila liquida (seguir indicaciones del frasco).

Calcio procedente de Algas Marinas (Bone Strength de New Chapter).

Zinc, 50mg (no mas de 80mg al día)."5HTP" (5 Hydroxytryptophan), seguir indicaciones del frasco. El "5HTP" no se puede tomar si se esta tomando algún antidepresivo prescrito (el "5HTP" se toma 3 meses y se deja por 2 semanas, luego se vuelve a tomar). Vitamina B5, de 200 a 500mg al día.

Lecitina granulada y Germen de Trigo, una cucharadita de cada uno después de cada comida.Agua con limón 30 minutos antes de cada comida.10 vasos de agua al día.30 o 45 minutos de ejercicio de 3 a 5 veces a la semana. **NOTA IMPORTANTE:** Si deseas un tranquilizante efectivo similar al "valium" pero natural, prueba el aminoácido "GABA" (Gamma-amino-butyric acid) en dosis de 700mg al día con 200mg de "niacinamide". Si el frasco de "GABA" no tiene"niacinamide", cómpralo por separado.

EJERCICIO

Hacer ejercicio es vital para curar la depresión. En la mayoría de casos el ejercicio mejora la depresión en 2 semanas (yo lo he comprobado). El ejercicio es un antidepresivo natural que eleva los niveles de serotonina y demás químicos de bienestar del cerebro. Lo ideal es hacer de 45 a 60 minutos de ejercicio 4 o 5 veces a la semana, pero si tienes mucho tiempo sin hacer ejercicio, debes empezar con 15 o 20 minutos y aumentar la duración e intensidad de acuerdo a como vayas adquiriendo condición física.

Los mejores ejercicios para aliviar la depresión: nadar, caminar a paso rápido, yoga, pilates y baile, y si es posible, hacer ejercicio en una maquina estacionaria como una Elíptica. La maquina elíptica tiene mas ventajas que una caminadora (treadmill) estacionaria. La elíptica ayuda a quemar más calorías en menos tiempo que en una caminadora, tiene opciones para hacer ejercicio cardiovascular y de resistencia, y lo mejor de todo, es que es de bajo impacto y no lastima las articulaciones.

ALIMENTOS A EVITAR

1. Alimentos procesados y altos en azucares como caramelos, helado, chocolate, pastelitos, pan dulce, donas, malteadas y jugos comerciales de fruta. Este tipo de azúcar se va directamente a la

sangre; por lo que, en cuestión de minutos causan fatiga, depresión, ansiedad y deseos de consumir mas carbohidratos y azucares refinados.

2. El jugo de fruta comercial no solo tiene cantidades excesivas de azúcar sino otros químicos que afectan la producción de serotonina (lee en la etiqueta de ingredientes del frasco para que veas el tipo de químicos estas tomando). Si tu misma preparas jugo fresco de fruta con vegetales, tómalo en cantidades moderadas y no lo guardes para mas tarde, porque con las horas, el azúcar se concentra. Es mucho mejor comer la fruta entera con su fibra para aprovechar todas sus propiedades incluyendo la fibra.

3. Evita cantidades grandes de comida (aunque esta sea saludable).

4. Evita alimentos fritos y comida enaltada o empaquetada (suelen ser excesivamente altas en sodio y aditivos).

5. Evita bebidas energéticas, café, sodas y bebidas gaseosas.

6. Evita estimulantes como cigarro, alcohol, abuso de medicinas prescritas innecesarias y definitivamente si usas drogas o recreacionales, déjalas.

7. Evita endulzantes como "Equal" y "NutraSweet", estos endulzantes artificiales contienen 'aspartamo', el cual bloquea la producción de serotonina y puede causar insomnio, dolor de cabeza, depresión y se cree que puede causar cáncer.

8. Alimentos como hamburguesas, papas fritas y demás comida alta en grasa saturada y en aceites hidrogenados, roban nutrientes del cuerpo, causa fatiga física y cerebral, desnutrición, irritabilidad y problemas gastrointestinales.

ALIMENTOS QUE DEBES CONSUMIR

Aumenta el uso de fruta fresca entera, vegetales semi-crudos, y de vez en cuando crudos (no comas crucíferos crudos si sufres de hipotiroidismo). La fruta seca cómela moderadamente, acostumbra comer nueces, almendras y semillas de linaza de sésamo (ajonjolí), girasol y pepita de calabaza. Come Salmón de agua salada (wild) 2 o 3 veces a la semana. El salmón y el pavo, contienen el aminoácido "tryptophan", vital en la formación de neurotransmisores del cerebro.

Muy importante: Cada vez que sea posible, come alimentos orgánicos.

DEPRESIÓN/INFANTIL

Cuando le das a tus hijos alimentos saludables, enteros y en cantidades moderadas, los nutrientes de estos, ayudan al organismo a funcionar apropiadamente, y si por alguna razón tu hijo (a) es enfermizo, casi no come, y los vegetales no le gustan (porque no lo acostumbraste), entonces puedes optar por darle suplementos vitamínicos que le van a ayudar a regular los niveles de vitaminas y minerales del cuerpo. Una de las cosas maravillosas de nuestro cuerpo es que tiene la capacidad de curarse por si solo, lo único que necesita es la herramienta o el combustible apropiado. Dándole al cuerpo alimentos llenos de nutrientes, el mismo se cura y se repara. Las vitaminas no reemplazan una comida, solo ayudan a complementar los nutrientes que hacen falta.

CAUSAS POSIBLES DE DEPRESION INFANTIL

Una de las razones por las que un niño (a) podría sufrir depresión, seria por el abuso de azucares. El azúcar primero te da placer y sensación de bienestar y mucha energía, pero si es azúcar refinada esa sensación solo dura un rato, el rato que se tarda la glucosa en darse el bajón y chocar. El azúcar la encontramos en todo tipo de alimentos como: bolillos, "Ketchup", pastas, cereales, pan, avena, "aguas frescas tradicionales" como de horchata o tamarindo o cualquier tipo de bebida azucarada, chocolates, pastelitos, donas, galletas dulces y galletas saladas, bombones, helado, etc.

Otra razón posible de la depresión infantil, la obesidad y la falta de ejercicio. La mayoría de niños con obesidad, según estudios, sufren de baja autoestima por sentirse en desventaja por su sobre peso. Y no solo les deprime que nadie los invite a participar en ciertos eventos o deportes, sino que no tienen energía para ello. La grasa de la obesidad y el desbalance químico del cerebro los desgasta física y emocionalmente.

COMO DISMINUIR LA DEPRESIÓN INFANTIL

<u>Numero Uno</u>: **No compres alimentos chatarra.** No tengas tentaciones para tus hijos. En lugar de galletas altas en azucares, pan dulce, donas, chocolates, helado, etc., compra almendras, nueces, semillas, fruta seca y fruta fresca. Prepara bocadillos saludables como, fresas con yogurt natural y licuados con leche de almendras, leche de soya o leche descremada, fruta fresca como mango, durazno, fresa, blueberries etc., y endúlzalos 'stevia' (stevia proviene de una planta dulce).

<u>Numero Dos</u>: **Ponles el ejemplo.** Acostumbra comer saludable para que los motives a hacer lo mismo. Si tus hijos te ven comer sano todos los días, tarde o temprano van a querer probar lo que tu comes, además debes ofrecerles e insistir sin molestarte. Ten siempre a la mano fruta fresca, vegetales, cereales bajos en azúcar, pan integral, pan y tortilla de grano germinado (sprouted), avena, semillas, jugos de vegetales (al jugo de vegetales agrégale ½ pera o ½ manzana y exprímele ½ limón para que les sepa mas rico), cocina granos enteros y legumbres como "millet", arroz integral, frijol de soya, habas, lentejas, garbanzo, ejotes, chícharos etc., y prepara caldos de pescado, de pollo, albóndigas (para las albóndigas usa carne magra y pechuga de pavo molida y utiliza arroz integral en lugar de arroz blanco). **Nota:** a todos tus caldos agrégales los vegetales casi al final para que conserven sus nutrientes y no se desbaraten y no utilices consomés en forma de pasta, estos tienen más sodio (sal) del que te imaginas.

<u>Numero Tres</u>: **Vigila desde tu casa lo que comen en la escuela.** Ve a la escuela y pide el menú, si hay forma de elegir alimentos saludables, enseña a tu hijo a elegir; si no hay opciones saludables en el menú, prepara tu misma su almuerzo y habla con el director de la escuela para que conozca la necesidad alimenticia de tu hijo. Pon en bolsitas de plástico, bocadillos saludables para que lleve en su mochila como almendras, nueces, fruta picada, varitas de apio y zanahoria… y no olvides ponerle su botella de agua.

<u>Numero Cuatro</u>: **Que tus hijos hagan ejercicio, sumamente importante** y que se mantengas activos. El ejercicio eleva los niveles de serotonina de una forma natural sin necesidad de tomar antidepresivos prescritos. Necesitas poner el ejemplo y asegurar que tus hijos practiquen suficiente deporte no solo en la escuela sino en casa y no de vez en cuando pero todos los días. El ejercicio se puede decir que es la medicina principal para curar la depresión y

prender el metabolismo. Con ello, mejora su estado anímico y se mantienen en su peso ideal. Si no tienes mucho espacio en tu casa, cómprales un trampolín, este puede ser divertido para ellos y se queman bastantes calorías si se usa por lo menos 3 o 4 veces a la semana por 30 minutos. Acompáñalos al parque y practiquen juntos algún deporte. O inscríbelos desde pequeños en clases de karate, baile o en algún equipo de football, basketball etc. Involúcrate en su vida y actividades físicas… su salud es tu responsabilidad.

AMINOÁCIDOS S DEPRESION INFANTIL

La razón por la cual no se les debe dar amino-ácidos a los niños, es porque los aminoácidos naturales del cuerpo, son muy fáciles de formar en un cuerpo joven con una buena alimentación. En cambio en un adulto, los aminoácidos se empiezan a perder con el estrés, la edad y la mala alimentación. Además, se supone que los niños no tienen o no deberían tener estrés. Pero, si tu hijo es muy nervioso y se enferma con frecuencia, aún comiendo bien, asegúrate de darle vitaminas y minerales en forma de suplementos. Estas vitaminas le van a ayudar a crecer mas sano. Y si sufre de obesidad, ayúdalo a bajar de peso, haz ejercicio con el, jueguen algún deporte juntos, gánate su confianza para que te cuente lo que siente y lo que le pase en la escuela, si tu no lo ayudas, nadie lo hará.

Los aminoácidos son moléculas en nuestro cuerpo que reparan ciertas células del cuerpo y ayudan a mantener los músculos sanos. Los aminoácidos los encontramos de una forma natural en la proteína como pollo, pescado, lácteos y carne roja o en la proteína vegetal como arroz integral con frijoles, lentejas o leguminosa. Por eso es tan importante que tus hijos coman sano. Los aminoácidos peligrosos para los niños y adolescentes los encontramos en muchas bebidas energéticas y deportivas, en algunas sodas y en la proteína en polvo.

SUPLEMENTOS EN DOSIS PARA NIÑOS Y ADOLESCENTES

Adolescentes de 12 a 17 años, ¾ partes de la dosis de adulto.Niños de 6 a 12 años de edad, ½ dosis de adulto.Niños menores de 6 años, ¼ parte de la dosis de adulto.

Si puedes conseguir Multivitaminas para niños de una buena marca en un centro de nutrición (no en las farmacias), adelante. Si el suplemento no es de buena calidad, es como si no le estuvieras dando nada.

Lee los ingredientes de las vitaminas que piensas comprar antes de hacerlo y si dicen que no tienen azucares, sabores o colores artificiales, cómpralas.

Hay Multivitaminas para niños de todas las edades, liquidas, orgánicas, sin alcohol, con enzimas digestivas, y "probióticos", los probióticos son bacteria amigable que vive en el intestino, la cual es necesaria para combatir cualquier virus o bacteria que entra al aparato digestivo.

También existen los suplementos para fortalecer el sistema inmunológico (estos ayudan al crecimiento, a desarrollar el cerebro, a proteger la piel y a mantener un corazón fuerte) como el 'colostrum' (calostro), 'ácidos grasos' conocidos como omega 3 y la vitamina C.

NOTA: Utiliza mi plan de nutrición como guía alimenticia para que cuides la nutrición de tus hijos. Este plan de nutrición es bajo en grasa saturada, moderado proteína y carbohidratos y alto en vitaminas, minerales y fibra. Acostumbra agregar ¼ de cucharada cafetera de 'germen de trigo' y 'lecitina granulada' por lo menos una vez al día sobre sus alimentos. También, asegura que tus hijos tomen ½ vaso de agua antes de los alimentos. De grandes, te lo van a agradecer.

DESINTOXICACION DE CAFEINA

Existen varios problemas con la cafeína, y el principal no es la misma cafeína sino la cantidad que se consume y la forma en que se adquiere. En Estados Unidos se consumen aproximadamente medio millón de tazas, mejor dicho, vasos de café. El café se considera droga cuando se toman más de 4 tazas al día, un promedio de 320mgs o más de cafeína. Esta mezcla peligrosa de cafeína, grasa y azúcar, es una de las bebidas adictivas más comunes en el mundo entero.

Entre los problemas serios que se relacionan con el consumo de cafeína, encontramos los niños y adolescentes tomando soda y bebidas con cafeína todos los días, entre ellas el café tipo malteada con grandes cantidades de crema (grasa) y azúcar.

QUIMICOS EN EL CAFÉ

Consumir cafeína, no es en realidad el problema, sino la forma en que se procesa el café. En la mayoría de casos, se utilizan químicos tóxicos para producirlo, inclusive en el proceso para remover la cafeína del grano, se utilizan agentes químicos tóxicos como TCE (trichlorethylene) o el "methylene chloride". El café procesado con agua o el proceso al estilo Swizo es uno de los más sanos, ya que se utiliza la destilación a vapor para remover la cafeína.

La cafeína es adictiva y puede causar que surjan otras adicciones como a la nicotina y al azúcar. La cafeína, nicotina y el azúcar, sobre estimulan las glándulas adrenales y con ello se sufre de fatiga severa. Como resultado, la persona necesita dosis más altas de cafeína para sentir el mismo efecto. Se cree que personas que abusan de la cafeína y el azúcar, necesitan mas tranquilizantes y hasta pastillas para dormir. La cafeína se puede convertir fácilmente en una droga de por vida.

La cafeína contiene un tipo de droga o químico llamado "methylxanthine", este químico también lo tienen la mayoría de bebidas de cola, bebidas energéticas, el te negro y la planta Kola Nut (planta que originalmente se usaba para hacer bebidas de cola). Este químico también afecta y estimula el sistema nervioso central causando una aparente claridad mental y altos niveles de energía. A causa de esta estimulación nerviosa, no solo el cerebro aumenta su actividad, sino también el sistema cardiovascular, elevando la presión sanguínea y el ritmo cardiaco. En otras palabras, acelera todo el cuerpo pero a la vez reduce los niveles de azúcar causando antojos por harinas blancas y azucares reinados (postres). Después de la sobre estimulación adrenal, la glucosa de la sangre se vuelve a elevar y empieza de nuevo el proceso. La cafeína también es diurética y un tanto laxante. Y tanto la cafeína como lo diurético casan deshidratación.

Existen algunos síntomas de intoxicación por abuso de cafeína especialmente en personas que genéticamente tienen poca tolerancia al estrés. También existe la a dicción a la cafeína por alergias. Es decir, por ser alérgico a la cafeína, el cuerpo la pide y siente que la necesita. Esta adicción es similar a la adicción al te, chocolate y soda de cola. Las personas alérgicas a la cafeína, sufren de síntomas más serios.

ADICCION O PLACER: Si puedes dejar de tomar café por una o dos semanas y luego volver a tomarlo cada tercer día, lo mas posible es que no estés adicto (a) a la cafeína. La cafeína en cantidades moderadas de 80 a 100mg al día, no causa efectos serios de salud –excepto si eres susceptible a la cafeína. El problema consiste no solo en su consumo excesivo sino en los químicos que le acompañan desde la forma en que fue producido, procesado, preparado y al momento de tomarse, las sustancias toxicas que se agregan como azúcar, grasa (leche) y sabores artificiales.

SINTOMAS DE INTOXICACION POR EXCESO DE CAFEÍNA: Algunos de los síntomas que causa el exceso de toxina: nerviosismo, dolor de cabeza, ansiedad, irritabilidad, problemas para dormir como insomnio y/o despertar con frecuencia durante la noche, depresión, reflujo gastroesofágico, diarrea, fatiga, mareos, movimiento intestinal irritable, alta presión, taquicardias, incremento de colesterol, mala concentración, desnutrición y hasta el mojar la cama mientras se duerme.

SINTOMAS DE DESINTOXICACION DE CAFEÍNA: dolor de cabeza, nausea, vomito, mareos, depresión, temblores, insomnio, ansiedad, antojos por azucares, problemas para concentrarse, cólicos, cambios drásticos de temperatura corporal, taquicardia y estreñimiento.

PRODUCTOS CON CAFEÍNA: ¿Sabias que todos estos productos y medicinas tienen cafeína? Yerba mate, Kola Nut, la mayoría de sodas, café, Raíz de Guaraná, Cacao, Chocolate, algunos tes, bebidas energéticas, ciertas medicinas/drogas con o sin receta medica como los estimulantes NoDoz, Vivarin y Refresh'n, o pastillas para perder peso como Dexatrim y Dietac entre otras... pastillas para el dolor como Excedrin, Anakin, Vanquisih, Empirin y Compound, pastillas para dolor menstrual como Miol, Premens, Aqua-Ban y Cope, y medicina para el resfriado como Dristan y Sinarest entre otras.

CAFEINA Y QUIMICOS EN LA MAYORIA DE TES: En el te negro y en algunos tes blancos encontramos químicos como 'theophylline" y "teobromina". En cuestión de cafeína, la mayoria de los tes contiene hasta 70% menos cafeína que el café. Este tipo de tes contienen tannic acid -un químico irritante que daña la mucosa gastrointestinal y eventualmente si se abusa de estos tes, reduce la absorción de minerales especialmente manganeso, zinc y cobre.

RIESGOS DEL USO EXCESIVO DE CAFEÍNA: A una persona susceptible a la cafeína, una taza de café podría causarle los mismos problemas que a una no susceptible que consume mas de 3 o 4 tazas de café al día. Entre estos problemas -algunos de ellos irreversibles- encontramos irritabilidad, fatiga, aletargamiento, dolor de cabeza, hiperactividad entre adolescentes y niños, ataques de pánico, insomnio, problemas gastrointestinales como ulceras, gastritis y acidez, inflamación del hígado, perdida de vitaminas C y B especialmente B1, perdida de algunos minerales como potasio, magnesio, zinc especialmente hierro y calcio –sobre todo cuando el café se toma junto con alimentos. Hay que tener en mente que estos minerales que se pierden por el exceso de cafeína, son demasiado importantes para prevenir la osteoporosis y en mujeres la anemia. En niños y adolescentes, estos minerales son los que ayudan a su crecimiento. La cafeína también puede inflamar el colon y causar dependencia; por lo que sin cafeína, la persona no puede obrar.

¿CINCO TAZAS DE CAFÉ AL DÍA? ¿Increíble? No. Miles de personas consumen 5 o mas tazas de café al día. Desafortunadamente, el exceso de cafeína daña seriamente nuestro cuerpo causando problemas cardiovasculares, como alta presión, la cual puede causar aterosclerosis y enfermedades del corazón. También aumenta los niveles de colesterol y triglicéridos del cuerpo, arritmias y la secreción de norepinefrina y cortisol (hormonas antiestrés), las cuales causan dilatación en los vasos capilares del cuerpo y corazón y encogen o estrangular las capilares del cerebro. 4 o 5 tazas de café al día (aproximadamente 400mg de cafeína o más) aumentan los riesgos de un ataque al corazón. Los efectos de la cafeína en el sistema hormonal también son varios. Los quistes y la fibrosis (quistes fibroquísticos), se cree que están relacionados con el consumo de cafeína especialmente en mujeres susceptibles a este estimulante. Se recomienda evitar el café durante el embarazo o lactancia para prevenir defectos de nacimiento, abortos inesperados, complicaciones a la hora del parto y leche materna intoxicada que puede causar nerviosismo al recién nacido.

CANCER Y CAFEÍNA: Se cree que el cáncer de vejiga esta relacionado con el uso de cafeína y nicotina por deshidratación. El cáncer de ovario aumenta en mujeres que toman cafeína por largos periodos de tiempo sin desintoxicarse periódicamente de esta droga. El cáncer de páncreas aumenta al tomar 3 tazas o más de café al día. No se sabe si son los químicos con los que se procesa el café o la cafeína en si, pero el consumo excesivo de café aumenta el riesgo de este y otros tipos de canceres.

El café esta relacionado con la formación de piedras en los riñones, quizás por su efecto diurético y por los químicos del café, también con la hipoglicemia (bajos niveles de azúcar en la sangre), un síntoma inconfundible: si no comes cuando tienes hambre te sientes irritable. La cafeína eleva los niveles de azúcar en la sangre especialmente si el café tiene azúcar refinada y esto, estimula las adrenales (glándulas que producen hormonas anti estrés). El estrés y el azúcar tienden a debilitar el funcionamiento adrenal. Para recuperarse de la fatiga adrenal, se requiere descanso, reducir el estrés, evitar los azucares, la meditación, yoga, natación o algún tipo de ejercicio físico. Eventualmente si continúa el sistema adrenal exhausto, se pierde la habilidad de manejar el estrés. Y en este caso, ni el café con azúcar funcionan.

COMO DESINTOXICARSE DE LA CAFEINA

- Lo mas importante en una desintoxicación es eliminar gradualmente la substancia toxica a la que se esta adicto con ayuda de la nutrición. Si tienes adicción a la cafeína y quieres salir o sales embarazada, debes dejar la cafeína totalmente.

- Una alimentación alcalina es vital durante la desintoxicación. Sopas de vegetales, caldos, jugos de raíces (betabel, perejil, apio, zanahoria) y vegetales (hojas verdes de betabel, apio, perejil, pepino, kale), fruta entera (para aprovechar la fibra), elote fresco, algas marinas, germinados de alfalfa, garbanzo, lenteja etc., productos de soya (2 al día), nueces, almendras, semillas y agua con Lidon. Hay que disminuir alimentos ácidos o que acidifican como carne roja, azúcar, grasa, repostería, harinas refinadas, trigo, productos lácteos (excepto yogurt natural sin grasa) y hasta granos enteros (excepto granos germinados).

- Tomar 8 vasos de agua destilada o filtrada y traguitos de agua mineral puede ayudar a reemplazar el hábito al café. Tomar agua con limón y bicarbonato de sodio (1/8 cucharadita) ayuda con los síntomas de la desintoxicación y reduce los antojos por café.

SUPLEMENTOS:

Estas vitaminas ayudan a las glándulas adrenales con la desintoxicación:

Multi minerales (potasio, calcio, magnesio y zinc) o electrolitos (electro mix), Complejo B de 100mg y extra vitamina B5 para las adrenales (250mg de Vitamina B5, 2 o 3 veces al día) junto con 500mg o 1000mg de vitamina C (buffered con bioflavonoides) y extra vitamina B6 (100mg).

- La mejor forma de dejar la cafeína es haciéndolo gradualmente en un termino de 2 o 3 semanas, aunque hay personas que deciden dejarla el mismo día. Aunque depende de las tazas de café que acostumbres tomar, será mas efectivo hacerlo gradualmente para evitar los síntomas severos de la desintoxicación. Por ejemplo si tomas más de 5 tazas de café al día, empieza los primeros 3 días tomando 4 tazas, luego por otros 3 o 7 días, 3 tazas, luego reduces a 2 tazas al día por una semana hasta que tomes solo una taza de café al día. Después de eso, deja el café por 3 días y tomas una taza 2 veces a la semana, después solo 1 taza por semana hasta que puedes estar 2 o 3 semanas sin ninguna taza de café. Eventualmente puede volver a tomar café pero solo una taza por día y que no sea antes de comer, sino 30 o 60 minutos después del desayuno o almuerzo (para evitar enfermedades gastrointestinales). En este nuevo capitulo de cafeína en tu vida, agrega azúcar stevia o no azúcar y leche de soya baja en grasa para que sea mas sano.

- Si durante la desintoxicación sufres de dolor de cabeza severo, puedes probar las tabletas de "white willow bark" una planta que contiene salicilato natural que ayuda con el dolor de cabeza y con los síntomas de desintoxicación. Y no olvides tomar vitamina C, vitamina B5, B6 y minerales.

- También existen las bebidas substitutas de café a base de hierbas bajas en acido como "Rombouts", "Postum", "Pero" (así es el nombre –no hay error gramático) y "Cafix". O el te de raíz de Ginseng, Chicory y Dandelion. Los tes como Lemon Grass, Peppermint, Ginger Root, Red Clover, Rooibosh (rojo) y te de hoja verde orgánico, son excelentes substitutos de café.

- La mejor hora de tomar café (solo una taza) es alrededor del medio día o 3 de la tarde y no en la mañana cuando las adrenales están trabajando más fuerte. Pero si eres alérgico (a) o si eres susceptible a la cafeína, es mejor no tomarlo a ninguna hora del día. O quizás prefieras tomar te o café sin cafeína como el "Swiss Water Process" el mejor café descafeinado (se extrae la cafeína con vapor y no con químicos). Solo recuerda que cualquier café "descafeinado" tiene aproximadamente 7gms de cafeína cuando el regular tiene alrededor de 80grms de cafeína por taza pequeña.

DESINTOXICACION DE NICOTINA

La nicotina aumenta los riesgos de aterosclerosis, derrame cerebral, enfermedades pulmonares, bronquitis aguda, neumonía, cáncer de pulmón, infecciones de las vías respiratorias recurrentes y envejecimiento prematura del cuerpo -especialmente de la piel por la falta de oxigeno en el tejido.

El uso de nicotina es causante de bebes bajos de peso al nacer, alzheimer, deficiencia de vitaminas y minerales, cáncer de boca, de lengua de laringe de esófago, de vejiga, de riñón, de páncreas, cervical, alergias, rinitis, sinusitis, ulceras, venas varicosas, hernia hiatal, osteoporosis, enfermedades periodontales, falta de apetito sexual e impotencia entre otras.

Entre el cigarro, tabaco, puro y pipas, el cigarro es el peor de todos. El humo de cigarrillo contiene literalmente miles de químicos además de los que se le agregan en su producción. Todos estos químicos son demasiado peligrosos además de lo dañina que es la nicotina.

Sigmund Freud, Neurólogo y fundador de la escuela de psiquiatría, fumaba más de 20 cigarrillos al día y también se dice que era adicto a la cocaína. Freud, sufrió cáncer de boca, dolor de angina (dolor de pecho por tejido restringido del corazón por el uso de drogas) y pasó por muchas cirugías y complicaciones a causa de sus adicciones. A causa de no poder ganarle a estas adicciones, posiblemente es como surgió su teoría llamada "Thanatos", esta teoría cree que en el subconsciente mas profundo se tiene el deseo persistente de morir, el cual se manifiesta en parte por los hábitos autodestructivos de la persona.

Fumar cigarrillos para muchos es un "hobby" o pasatiempo, pero este es un pasatiempo mortal y muy caro. El precio a pagar es muy alto, no solo monetariamente sino física y emocionalmente. La adicción puede ser tan grave que aun en el cuarto de hospital entre tratamientos, algunos pacientes, remueven las sondas de oxigeno para fumar. Muchas adicciones atraen otras como la adición del cigarro atrae las adicciones de cafeína y alcohol o de otras drogas más fuertes.

¿EXISTE ALGUN BENEFICIO EN FUMAR?

La sensación de elevación o relajación que muchos dicen experimentar al fumar cigarrillo, se debe a que las células del cerebro se asfixian e inmediatamente la presión sanguínea se eleva para enviar mas sangre al cerebro, el corazón por su parte se acelera y eleva la presión. También, el cuerpo libera ácidos grasos (grasa), esteroides y quizás otras hormonas o neurotransmisores, los cuales estimulan la norepinefrina y endorfinas conocidos como químicos de bienestar del cerebro. A causa de la nicotina, el hígado libera más glicógeno (glucosa) y con ello se elevan los niveles de azúcar en la sangre… dando una sensación de bienestar. Por eso se cree que la gente se vuelve adicta a estas sensaciones. La adicción al cigarro es una de las adicciones más fuertes entre otras.

Un fumador pesa alrededor de 8 libras menos que un no fumador, y para muchos esto, es suficiente para no dejar de fumar. Tristemente, la mayoría de personas saben de los riesgos de la nicotina pero aun así fuman.

INGREDIENTES DEL CIGARRILLO

La nicotina y sus ingredientes adictivos son estimulantes del sistema nervioso y cardiovascular. Además de los miles de químicos del cigarrillo y la nicotina, el cigarro esta contaminado con cadmio (un químico que daña los riñones, las arterias y eleva la presión arterial), plomo arsénico, cyanide, níkel y otros metales tóxicos.

El cigarrillo también esta contaminado con pesticidas como Acetronitrile y Dioxina, este ultimo es uno de los pesticidas mas tóxicos que se encuentra en los cigarrillos. Los gases del nitrógeno del cigarrillo son carcinógenos que se pegan a las células del ADN (ácido deoxiribunucléico, material genético en las células que determinan nuestros rasgos, características y herencia biológica). Otros químicos peligrosos: Monóxido de carbono, Ozono, Vinyl, Acetaldehyde, formic acid, ácidos, amonio, fenoles, metil clorídeo, nitrosamines, alcoholes, DDT y componentes radioactivos entre muchos mas.

HUMO DE SEGUNDA Y TERCERA MANO

En los últimos años se ha prohíbo fumar en lugares públicos por ser considerado violación de derechos humanos. De los 16 venenos que se forman al quemar un cigarrillo, la mayoría son carcinógenos. Los niveles de monóxido de carbono se elevan un 50 % en personas expuestas al humo del cigarrillo de segunda o tercera mano. Humo de tercera mano quiere decir, cuando a través de los conductos de ventilación en un edificio el humo de cigarro entra de un cuarto a otro o se esparce por todo el edificio; también las partículas de la ceniza de los ceniceros se consideran 3ª mano, y este aunque lo creas, tiene partículas de toxina tan dañina como la del mismo cigarro. El humo de segunda mano aumenta el resigo de las mismas enfermedades de un fumador. Los hijos de fumadores sufren más de enfermedades de las vías respiratorias, infecciones de oído, mal funcionamiento de los pulmones, alergias y asma entre otros problemas.

APOYO NUTRICIONAL

Una multivitaminas con minerales que tenga complejo B.

Antioxidantes como Vitamina C de 1000 a 3000mgs fortalecen el sistema inmunológico y neutralizan toxina.

Beta-Caroteno 15,000 a 25,000IU ayuda a reducir los riesgos de cáncer.

Vitamina A de 5,000 a 10,000IU antioxidante que reduce la toxicidad de la sangre.

Zinc de 15 a 30mg reduce la toxicidad de metales tóxicos como el cadmio.

Selenio 200mg puede reducir los riesgos de cáncer.

Vitamina E 400IU protege las membranas celulares de radicales libres.

Extra vitamina B5, 500mg, Vitamina B6, 100mg, Vitamina B12 2,500mcg ayudan a reducir la vejes prematura de la piel y a reducir los niveles de estrés.

L-Cysteine 500mg antioxidante que ayuda a reducir la tos.

CoQ10, 100mg fortalece el sistema inmunológico, mejora la circulación y da energía.

L-phenylalanine de 250 a 500mg antes de las comidas, reduce el apetito (puede elevar la presión).

¿BENEFICIA DEJAR EL CIGARRILLO GRADUALMENTE?

Hay varias formas de deshacerse de las adicciones, pero la adicción a la nicotina, según expertos es mejor hacerla de a golpe y enfrentar los síntomas de desintoxicación. Se tiene mas éxito haciéndolo así y quizá con terapia que hacerlo que gradualmente. Esta adicción se recomienda dejarla de forma diferente a las otras adicciones. Los días más difíciles son los 3 primero y para algunos 5 o 7 días. Las primeras 12 y 24 horas son las peores en las que pueden presentarse síntomas como dolor de cabeza, ansiedad, irritabilidad, mareo, nauseas, insomnio, boca seca, problemas de concentración, dolor muscular, palpitaciones, depresión, problemas digestivos, cólicos, diarrea y/o estreñimiento

¿TEMOR A SUBIR DE PESO?

Cuando se deja de fumar, por lo general, la mayoría de personas suben con el tiempo de 8 a 10 libras de peso a causa que el metabolismo disminuye su velocidad; sin embargo, con la nutrición se puede evitar. Por ejemplo, hay que hacer mas ejercicio (4 o 5 veces por semana) por mas tiempo (60 u 80 minutos), tomando te verde mientras ejercitas y comiendo a tus horas para evitar los choques de glucosa (causantes de antojos por adicciones) y no brincarte el desayuno para que el metabolismo se prenda desde temprano. Esto, además de las vitaminas y hierbas recomendadas. Toma agua de 2 a 3 litros al día. 1 litro de esos con electrolitos y otro con limón. Para mas 'tips' de nutrición para perder peso, visita mi página de Internet www.curvaspeligrosas.net

ANTOJO POR NICOTINA A CAUSA DEL AZÚCAR

Muchas de las adicciones empeoran o se desatan por los choques de glucosa que ocasiona el consumo excesivo de harinas blancas y azucares refinados. Lo malo es que, el antojo por azucares se incrementa cuando se deja de consumir esa substancia toxica (nicotina, alcohol, cafeína etc.) a la que se esta adicto (a). Por eso es importante saberlo para elegir mejor el tipo de azúcar que se consume. En lugar de panes y tortillas de harina refinada, hay que utilizar lo integral. En lugar de postres con azúcar refinada, hay que elegir fruta. También ciertas vitaminas pueden ayudar.

Para reducir antojos por azucares que pueden desatar el antojo por el cigarrillo, se puede tomar L-Glutamine de 500 a 1000mgs antes del desayuno y almuerzo y la ultima dosis antes de las 3pm con el estomago vacío. La raíz que reduce los antojos por azúcar es "Parsnips" (vegetal con forma de zanahoria pero blanco), agrega un 'parsnip' a tu jugo de vegetales cuando prepares tu jugo de zanahoria, betabel con sus hojas verdes, pepino, apio y perejil. Se toma con el jugo de 1 limón grande de preferencia verde y con una cucharada de semilla de linaza previamente molida (esta semilla se compra entera y se muele en la licuadora en seco –es mejor que comprarla molida).

La vitamina C, una capsula de 500 a 1000mg cada hora o dos, reduce los antojos por nicotina. Hay personas que se benefician con 3,000mg de vitamina C en dosis divididas, otros 5,000mg. El único efecto secundario de tomar altas dosis de vitamina C, es la diarrea. Si esto ocurre, solo debes reducir la dosis. Para el dolor de cabeza y síntomas de desintoxicación, se puede utilizar la planta "White Willow Bark".

Té para dejar de fumar: 3 partes Lemon Grass, 3 partes Dandelion Root, 2 partes de Raspberry Leaf, 2 partes Red Clover, 2 partes de Alfalfa Leaf, 2 partes Peppermint Leaf, 2 partes Mullein Leaf, 1 parte de Valerian Root y 1 parte de Catnip. De toda esta mezcla utiliza por taza, 1 cucharada sopera de hojas y flores y 1 cucharada de raíces.

Nota: Hierve a fuego lento la valeriana y el Dandelion por 10 minutos luego agrega el resto de plantas. Cuando vuelve a hervir, se retira del fuego y se deja reposar por 5 o 10 minutos.

Importante: Si decides dejar el cigarrillo gradualmente, empieza por no terminarte el cigarro, esa es la parte con mas concentración de toxina y químicos. No intentes dejar de fumar en medio de crisis o estrés relacionado con un divorcio, la muerte de un familiar, problemas de trabajo, económicos o estrés serio.

1. Reduce otras adicciones, como alcohol y cafeína.
2. Reemplaza el cigarro con varitas de apio, zanahoria, fruta, semillas de girasol, nueces, almendras, etc.
3. Busca apoyo de otra persona que fume y que este lista como tu para dejar de fumar.
4. Haz ejercicio, este aumenta los niveles de serotonina y químicos de bienestar.
5. Mantente ocupado (a), el aburrimiento puede abrir el apetito por nicotina.
6. Toma suficiente agua, jugos de vegetales, fruta entera, caldo de pollo con vegetales, caldo de pescado; estos son nutritivos y fáciles de digerir.
7. Descansa, la fatiga causa ansiedad y se pueden desatar los antojos por fumar.
8. No te mal pases, eso causa choques de glucosa y antojos.

ALGO PARA CONSIDERAR: Hay personas que fuman hierbas temporalmente para dejar de fumar, algunas de estas hierbas muy comunes: Mullein leaf, coltsfoot, sarsaparilla root (en español zarzaparrilla) y Rosemary (en español Romero).

Nota: En las tiendas de vitaminas, supermercados de alimentos orgánicos y en Internet, se pueden encontrar estas hierbas y raíces con nombres en ingles.

DIABETES

¿QUE ES LA INSULINA? La insulina es una hormona que producen las células glandulares del páncreas para ayudar al cuerpo a metabolizar los azucares, carbohidratos, grasas, aceites, y almidones. La deficiencia de esta hormona es ocasionada por los desbalances hormonales del páncreas, quizás por genética, estrés y por el abuso de azucares y carbohidratos refinados (harinas blancas y azucares refinados).

Cada vez que comemos carbohidratos, el páncreas libera insulina para metabolizar la glucosa, pero si los carbohidratos son refinados como donas, pan dulce, o tortilla de maíz o harina blanca, la glucosa en la sangre sube más de lo que subiría si los carbohidratos fueran saludables como avena, fruta, panes integrales o pan y tortilla de grano germinado (en porciones pequeñas). Entonces, a causa de que hay demasiada glucosa (azúcar) en la sangre, el páncreas segrega grandes cantidades de insulina para procesar o metabolizar la glucosa, pero procesa la que necesita en su momento, el resto la almacena en el hígado y en los músculos; pero, si ya no hay lugar para almacenar glucosa, el cuerpo la almacena en las células grasas… en forma de grasa.

El problema es que, la insulina no solo procesa y almacena la glucosa que esta de mas en la sangre, sino la que ya tenias previamente antes de comer. Esto por supuesto, causa desbalance y algo que se llama "choque de glucosa". Y como resultado, este choque de glucosa por falta de azúcar causa ataques de ansiedad, hambre, antojos por azucares refinados, fatiga e irritabilidad. Una vez que la glucosa es almacenada, si sigues comiendo carbohidratos refinados en cantidades grandes, esa glucosa en forma de grasa, nunca la vas a poder usar como combustible.

Ahora, la pregunta que tal vez te hagas es: ¿Por qué el

cuerpo no utiliza la glucosa (azúcar) previamente almacenada en el hígado o los músculos? Bueno, eso sucede porque los niveles de insulina en la sangre, aun están altos, precisamente porque tu última comida tenía mas carbohidratos que proteína; y la cantidad excesiva de carbohidratos, especialmente si estos son refinados, bloquean la liberación de más glucosa (azúcar).

¿QUIENES CORREN MAS EL REISGO DE CONTRAER DIABETES?

La diabetes es más común en personas mayores de 45 años de edad, en personas con problemas de obesidad y en aquellos que tienen familiares cercanos con este problema. Sin embargo, los 'mexicanos' tenemos el gen de la diabetes… esto significa que corremos mas riesgos de desarrollar diabetes a temprana edad, sobre todo, si la alimentación no es balanceada y nutritiva.

TIPOS DE DIABETES

Existen varios tipos de diabetes, aunque las mas comunes son la diabetes "mellitus" tipo I, y la diabetes tipo II. También existe la diabetes "insipidus" que es menos común. Esta es causada por la deficiencia de una hormona llamada "vasopressin", que controla la orina.

Hasta hace poco, toda diabetes en niños y adolescente era llamada diabetes Juvenil. Hoy día, es Diabetes Mellitus Tipo I. Esta diabetes es conocida como una enfermedad auto inmune, porque el mismo sistema inmunológico ataca y destruye las células que hacen la insulina (las células del páncreas), y el riesgo de desarrollarla aumenta después de una infección viral en la sangre y/o en el sistema digestivo.

La diabetes tipo II que es la mas común, y en la que no es necesario inyectarse insulina, es la diabetes causada por el funcionamiento pobre del páncreas que no esta produciendo suficiente insulina, o que no la esta usando. Con este tipo de diabetes, es mucho más fácil contraer enfermedades e infecciones de la piel que tardan mucho en sanar, o que no se curan con nada. También causa fatiga, temblores corporales y mucha comezón.

Tener de 70 a 100mg/dl de glucosa en la sangre en ayunas, se considera normal, de 100 a 125 de glucosa en la sangre, se considera pre diabetes. Tener 126 en adelante, se considera diabetes. También existe una condición llamada "Impaired Fasting Glucose", que significa tener niveles anormales y peligrosos de azúcar en la sangre después de varias horas sin comer, la cual es mas común en adolescentes que sufren de obesidad y en aquellos que por costumbre pasan muchas horas sin comer. Adolescentes con esta condición, suelen tener altos niveles de colesterol y triglicéridos.

¿Y SI LE DAS RIENDA SUELTA AL PLACER?

¿Que sucede cuando la fabrica de insulina se cansa de trabajar sin descansar a causa de que en cada una de tus comidas te excedes con los carbohidratos y azucares refinados? Tu organismo deja las puertas abiertas para que el cuerpo tenga toda la insulina que le de la gana o simplemente cierra las puerta y no deja salir nada de insulina. Cualquiera de las dos reacciones es fatal; porque si no hay insulina, te la tienes que inyectar, y si hay insulina de más, la insulina se termina la glucosa de la sangre causando híper glicemia o hipo glicemia.

HIPERGLICEMIA

Sufrir de hiperglicemia es lo mismo que tener altos niveles de azúcar en la sangre (mas de 99mg por 100ml de glucosa) por falta de insulina y puede ser:

un síntoma de Diabetes, un síntoma momentáneo por haberse excedido en el consumo de carbohidratos refinados o azucares, puede ser causada por el bloqueo de los conductos del páncreas, o simplemente puede ser causada por alguna otra enfermedad y/o por altos niveles de estrés. **Síntomas de hiperglicemia:** Deseos de orinar con frecuencia, boca seca, demasiada sed, visión nublada, fatiga e irritabilidad. Cuando se tiene un ataque de hiperglicemia, se debe ir al hospital para evitar graves consecuencias. Lo más probable es que te administren insulina y suero; el suero ayuda a hidratar el cuerpo con electrolitos (minerales) y prevenir una deshidratación fatal.

HIPOGLICEMIA

La hipoglicemia (menos de 50-60mg por 100ml de glucosa) es la incapacidad del organismo, por diferentes causas, de no mantener normales los niveles de glucosa en la sangre, y que este, baje notablemente al grado de causar síntomas graves. En otras palabras, la hipoglicemia causa que la glucosa (azúcar) sea liberada en el sistema sanguíneo con mayor lentitud que lo requerido por el cuerpo, o que el páncreas libere demasiada insulina a la vez en el torrente sanguíneo. Este problema no es una enfermedad, sino es un síntoma de algún otro problema de salud, como por ejemplo un tumor en el páncreas o un problema del hígado. **La hipoglicemia es común en las personas diabéticas, y se desarrolla por:**

Un exceso de insulina oral o de medicamento antidiabético.

Cuando no se come lo suficiente. Cuando se comen los alimentos inadecuados.Por un aumento de ejercicio repentino o prolongado sin compensarlo con una mejor alimentación, Por el consumo de alcohol.

También existe un problema llamado "hipoglicemia reactiv"; esta condición ocurre a ciertas personas que, aún teniendo bajos niveles de azúcar y los síntomas de la hipoglicemia, según los médicos, no es hipoglicemia, sino es hipoglicemia reactiva (psicológica).

Síntomas de la hipoglicemia: Fatiga, ansiedad, depresión, mareos, dolor de cabeza, falta de concentración, manos sudorosas, cuerpo y manos temblorosas, demasiada hambre, hormigueo en la boca, manos y otras partes del cuerpo, frío, sudor excesivo, palidez, fatiga, dolor abdominal, deterioro de la visión, irritabilidad (enojo), somnolencia, despertarse repentinamente y palpitaciones aceleradas.

La hipoglucemia se puede detectar por ciertos síntomas que casi siempre se deben a tres mecanismos diferentes:

Numero Uno: Síntomas debido a la respuesta del mecanismo de defensa a través de las glándulas adrenales como ansiedad, inquietud, irritabilidad, palpitaciones, taquicardia, palidez, debilidad, temblor y hambre.

Numero Dos: Síntomas colinérgicos como sudoración excesiva. El síndrome colinérgico resulta de la excesiva estimulación de los receptores de acetilcolina. El acetilcolina es un compuesto orgánico o anticuerpo que impide la transmisión de señales del cuerpo, ocasionando debilidad muscular.

Numero Tres: Síntomas debidos a la afectación del sistema nervioso central como lentitud, dificultad para hablar, visión borrosa, visión doble, somnolencia, confusión mental, comportamiento anormal, delirio, negativismo, psicosis, y convulsiones. **Nota Importante:** En cualquiera de los dos casos, ya sea una sobredosis de insulina o un ataque de hipoglicemia, aún no sufriendo diabetes, se sugiere tomar jugo de fruta o una fruta y llamar al medico. Pero la mejor forma de controlar los niveles de glucosa, es a través de la alimentación. Come cantidades pequeñas de comida 5 o 6 veces al día, evita alimentos con aditivos y azucares refinados y por ultimo, mantente lejos de los alimentos 'chatarra', estos empeoran tu condición.

"GLUCAGON" HORMONA AL RESCATE

Cuando comes saludablemente y tu alimentación es balanceada, -ni mucha proteína ni muchos carbohidratos- la producción de insulina no es desproporcionada y los niveles en que sube y baja no son extremos. Estando tu cuerpo en balance, si llegas a tener un bajón de glucosa, una hormona llamada glucagon es liberada por el páncreas, la cual sale al rescate, estimulando al glicógeno para que de nuevo envíe azúcar a la sangre.

DIABETES GESTACIONAL

También existe la diabetes gestacional, esta se desarrolla durante el embarazo y por lo general desaparece cuando el bebe nace. La causa principal de este tipo de diabetes es la mala alimentación y los cambios hormonales drásticos, a causa de la formación de un bebe sin suficientes nutrientes en el cuerpo. La diabetes gestacional es una señal o aviso del riesgo que se corre de contraer diabetes tipo I o II en un futuro cercano si no se toman medidas drásticas en el estilo de vida y alimentación de la mujer.

DISFUNCION DEL PANCREAS

Cuando el páncreas no puede hacer su trabajo, todo se complica. Cuando comes alimentos refinados en exceso, tu páncreas produce más insulina de la normal para digerir el azúcar. También segrega enzimas en el intestino delgado para ayudar en la digestión. La insulina es vital para el funcionamiento del cerebro, por lo que, cuando la insulina sube, para digerir azúcar, el azúcar de la sangre (la glucosa) baja, y al bajar, si baja demasiado, el cerebro envía señales al hígado para que le envié mas glucosa. Si esta orden es ignorada, en otras palabras, si no comes de nuevo, ahí es donde empiezas a sentir el primer síntoma de la hipoglucemia: Fatiga. Pero ¿que sucede si tu hígado no responde a la necesidad del cerebro, si se supone que el hígado guarda glucosa en forma de glicógeno? La razón del por que el hígado no responde a la petición del cerebro es porque la sangre aun tiene altos niveles de insulina. Y si aun hay insulina en la sangre, el hígado no sabe que el cerebro necesita glucosa. Tendría que bajara la insulina primero para que el hígado entienda que el cerebro ya necesita más glucosa. ¿Por que hay tanta insulina en la sangre? Porque quizá tu última comida tenía carbohidratos de más, y esto evita que el cuerpo use la glucosa almacenada. Entonces, ¿en que se convierte la glucosa no usada? Se convierte en grasa.

RESISTENCIA A LA INSULINA

Existe una condición llamada "insulin resistance" que quiere decir resistencia a la insulina. Esto ocurre cuando los niveles de insulina están altos y la glucosa permanece alta porque las células que se encargan de usar el azúcar de la sangre no responden a las órdenes de la insulina. Esto conduce a la hiperinsulinemia, la cual causa la acumulación de exceso de grasa, aumentando los riesgos de contraer diabetes y problemas del corazón. Personas con esta condición tienden a tener bajos niveles de vitamina B-3, chromium y aminoácidos, ya que estos nutrientes se encargan de ayudar al cuerpo a controlar los niveles de azúcar en la sangre.

ESTRÉS VS DIABETES

Cuando las glándulas adrenales trabajan para enfrentar el estrés, los niveles de azúcar suben y el sistema inmunológico se deteriora. Por lo que, la reacción del cuerpo es: ansiedad, más hambre, mucha irritabilidad y deseos incontenibles de consumir más azúcar y carbohidratos refinados.

Otro problema serio que enfrenta el cuerpo con el estrés continuo, es que además de elevar los niveles de azúcar en la sangre por la estimulación del páncreas y el hígado, las glándulas adrenales liberan adrenalina y gluco-cortisol, las cuales si se mantienen elevadas por la activación permanente del mecanismo de defensa, estas destruyen el músculo, deshidratan, abren el apetito, causan ataques de ansiedad, comezón excesiva, alergias, irritabilidad, deseos incontenibles de consumir azucares y carbohidratos refinados (harinas blancas) y deseos de orinar continuamente.

Además, el exceso de adrenalina y cortisol acidifican la sangre, por lo que, el cuerpo en vez de quemar grasa y usarla como energía, esta grasa se mantiene ahí, para proteger los órganos del exceso de ácido. Por eso, cuando se tiene mucho estrés, es difícil quemar grasa y ver crecer los músculos aun haciendo ejercicio y comiendo saludablemente.

PERDIDA DE SENCIBILIDAD

Otros problemas relacionados con la diabetes tipo II, son los riesgos de sufrir alta presión y colesterol; los cuales si no se controlan, causan ceguera, problemas serios del riñón y enfermedades del corazón. Pero eso no es todo, con este tipo de diabetes se llega a perder sensibilidad en la parte inferior de las piernas. Y es que recuerda, el dolor es una señal natural del cuerpo que te avisa que algo anda mal, pero si no hay sensación alguna, cuando resulta la infección, no sientes nada, mientras la infección sigue avanzando hasta que tienen que amputarte un pie o la pierna entera.

DIABETES vs. CARBS

Los carbohidratos son la parte más importante para nutrir nuestro cuerpo, porque son la fuente de energía principal que necesitamos para vivir. En una alimentación saludable, el 60 por ciento de calorías deben proceder de los carbohidratos, pero ¿que tienen que ver los carbohidratos con la diabetes? mucho. Primeramente hay que separar los carbohidratos buenos de los malos:

- **Los Carbohidratos malos** son todo tipo de harinas refinadas como tortilla de harina blanca, pastelitos, galletas, donas, buñuelos, pan francés o bolillo blanco, pan de barra blanco, tortilla de maíz para tostadas, galletas saladas, chips, enchiladas, tacos, arroz blanco, pasta blanca, dulces, helado, chocolate y todo lo que este hecho con harina blanca y azúcar refinada.
- **Los Carbohidratos densos buenos** son alimentos enteros como arroz integral (brown rice) pan de grano germinado, avena, y todos los cereales hechos de grano entero como trigo y bran. (El bran es el cereal o pan hechos de la cascarita

del trigo sin el gluten).

- **Los Carbohidratos complejos saludables** son los vegetales y frutas con almidón como las papas, papas dulces o camotes, y los diferentes tipos de plátano; aunque estos, se deben consumir moderadamente por su tendencia a elevar más los niveles de glucosa en la sangre.

Los carbohidratos refinados, te dan energía inmediata que dura aproximadamente 30 minutos; cuando se pasa el efecto, esa energía se baja más de lo que estaba antes de comer. Pero si comes carbohidratos de grano entero, también estos te dan energía instantánea, pero esta dura varias horas, ya que la glucosa se libera en dosis pequeñas pero continuas, por lo que nunca se te da el bajón de energía como con los carbohidratos refinados. Importante: No porque los carbohidratos enteros sean sano, quier decir que los puedes comer en cantidades grandes.

CALORIAS PROMEDIO QUE SE CONSUMEN EN ESTE PAIS

Analicemos los carbohidratos promedio que consume una persona en este país. Teniendo en cuenta que cada gramo de carbohidratos contiene 4 calorías y que el cuerpo solo puede quemar el 60% de calorías consumidas al día procedente de carbohidratos, ¿qué crees que sucede con el resto de calorías que el cuerpo no quemó? Se convierten en "grasa".

Algunos de los desayunos favoritos de América por lo general son # 1 un pan dulce con café, # 2 un begal con queso crema y café, # 3 un croissant con jamón, queso y huevo, papa rallada y café o jugo de naranja procesado, o # 4 un burrito de huevo con tortilla de harina refinada, jugo o café. Este tipo de desayunos tienen aproximadamente de 320 calorías mínimo hasta 800 calorías.

Veamos ahora el almuerzo clásico en este país: una hamburguesa con papas fritas y una soda, ésta casi siempre de dieta —las sodas de dieta tienen cierto tipo de químicos que intoxican el torrente sanguíneo y lo acidifican, y entre mas acido hay en la sangre, mas difícil es bajar de peso. Las calorías de este almuerzo varían dependiendo de la candida que se consuma y del restaurante donde se obtuvieron, pero estamos hablando de 1200 hasta 1500 calorías aproximadamente. La diferencia de calorías tiene que vero con si se toma una malteada en lugar de la soda, o si se incluye algún postre.

Después, como bocadillo alrededor de las 4 o 5 de la tarde, es muy común caer en la tentación del chocolate; un chocolate mediano, tiene entre 200 a 300 calorías, pero la tabla de contenido nutricional dice que el chocolate tiene 3 o mas porciones, pero y ¿cuanto chocolate se consume de esta barra? Si decides comerte todo el chocolate, terminas consumiendo casi calorías. Hasta el momento llevamos aproximadamente, sin contar la cena, de 1700 a 2800 calorías.

Ahora veamos la cena. Imagina si eliges carne asada, arroz, frijoles fritos y tortillas, mínimo estas consumiendo de 1000 a 1500 calorías. Si sumamos estos números nos dan un total de 2700 a 4300 calorías al día aproximadamente. Quizás parezca que estoy exagerando, pues no. Una persona que pesa 300 libras, para llegar a ese peso y mantenerlo, esta consumiendo 4090 calorías al día.

Para saber cuantas calorías estas consumiendo actualmente multiplica tu peso en kilos por 30. Para saber cuanto pesas en kilos, tu peso en libras divídelo entre 2.2. Si crees que no estas comiendo tanto, quizás lo poco que comes, tiene demasiada grasa saturada y grasas 'trans' (y quizás no haces suficiente ejercicio), pero de que tu cuerpo cree que esta consumiendo esas calorías, garantizado. Tengamos en cuenta que solo el 60 % de 2000 calorías procedentes de carbohidratos el cuerpo va a procesar, el resto las 4000 o 5000 calorías tienen que ser quemadas con ejercicio físico, de otra manera, todas las calorías extras que no quemaste, se van a convertir en grasa corporal y grasa como colesterol y triglicéridos en la sangre; los cuales, contribuyen a problemas cardiovasculares y diabetes.

ADICCION DE CARBOHIDRATOS REFINADOS

¿Sabias que hay personas adictas a los carbohidratos? Claro, y por lo general la gente con esta adicción sufre de sobrepeso, alta presión, alto colesterol, depresión y hasta diabetes. Por eso, mucha gente cree que los carbohidratos engordan, y en realidad no, los carbohidratos no engordan, la gente que abusa de ellos es la que engorda, y en vez de eliminar los carbohidratos refinados, eliminan todo tipo de alimentos de grano entero; lo cual, es un error.

El problema de las dietas extremas en la que solo se consume proteína y casi nada de carbohidratos, como la dieta Atkins, si usamos nuestro sentido común, veremos que no es saludable. El primer problema que vas a notar es similar al que experimento Oprah Winfrey, la conductora de televisión mas popular en estados unidos, ella ha sufrido increíblemente y por mucho tiempo con su peso, aun después de haber tratado todo tipo de dietas. Cuando Oprah hizo la dieta Atkins, bajo como 16 libras en unas cuantas semanas, pero en cuanto la dejo, subió de nuevo más de lo que había bajado. Siguió intentando con todo lo que había en el mercado hasta no comer casi nada, y de pesar como 240 libras, bajo hasta 140. Finalmente se pudo poner un pantalón talla 10, pero dice Oprah que <u>solo un día se puso ese pantalón,</u> porque empezó a comer como antes, y al día siguiente ya había subido 4 libras, luego en una semana subió 10 libras y así hasta que volvió a pesar las 240 libras, pero en esta ocasión mas desesperada, al grado que hizo publica su decisión de vivir y aceptar que ella era una persona obesa.

Cuando se hizo la entrega del premio Grammy al mejor programa hablado en televisión, Oprah confeso que no quería ganarlo, por tal de no pararse frente a todo mundo con esa enorme figura. Y para su sorpresa, gano y tuvo que pararse a recoger el premio. Y la pregunta de miles es ¿como una persona tan exitosa en su carrera, no tiene disciplina en algo tan importante como la alimentación? Bueno, después de sentirse humillada -por ella misma- según sus propias palabras, decidió hacer conciencia y empezó a comer mas sano y a hacer ejercicio. Esto hasta la fecha, le ha funcionado, y aunque no pesa 120 libras, se siente conforme con su figura y disciplina en nutrición.

Este es un ejemplo de que, el día que cualquier persona, famosa o no, se cansa de algo que le molesta o le hace sufrir, se dice a si misma: "no debo cambiar, sino quiero cambiar", y cambia. Cuando alguien cree que es un deber hacer algo, difícilmente funciona, pero cuando lo desea, simplemente lo logra y a partir de ese momento termina con las justificaciones. El día que llegues al límite de tu tolerancia, te vas a atrever a todo, hasta ir a la cocina y tomar toda esa comida "moderna" (chatarra), refinada, procesada y con químicos que no tiene nutrientes, y la vas a tirar a la basura, aunque parezca una locura, te vas a atrever.

La diabetes y la mayoría de enfermedades van más allá de una simple dieta. La diabetes no solo se hereda sino se contrae por una mala alimentación y por altos niveles de estrés. Cuando se padece de Diabetes y no se controla, esta puede llevar a un estado de inconciencia fatal, causada por los niveles extremadamente altos de insulina en la sangre, ocasionando la muerte.

EL PELIGRO DE LAS DIETAS CETOGENICAS

La "Ketosis" o en español Cetosis es una condición metabólica del organismo causada por falta del combustible principal del cuerpo "carbohidratos", **no recomendable y muy peligrosa**, además que no funciona porque tarde o temprano, tu cuerpo te obligara a dejarla. Durante este proceso, el cuerpo pasa por una fase de desnutrición y produce varias toxinas que deben ser eliminadas por los riñones, poniendo en peligro no solo los riñones sino el páncreas, el aparato digestivo, el sistema endocrino y el sistema inmunológico.

Cuidado con las "Dietas Cetogénicas", porque cuando el cuerpo empieza a utilizar la grasa almacenada como fuente de energía por no haber insulina en la sangre, la grasa se descompone, pero igual el cuerpo la usa porque es la única fuente de energía; así que, al ser utilizada produce "ketones" (cetonas). Cuando esta grasa contaminada es metabolizada, las cetonas se acumulan en la sangre acidificándola, y si la sangre se acidifica mas que los tejidos, aparece la cetoacidosis.

La cetoacidosis, es el subproducto del metabolismo de las grasas. La cetoacidosis, puede aparecer por causa de la diabetes tipo I, por una infección, un trauma, un ataque cardiaco, una cirugía o por dietas extremas bajas en carbohidratos. Las personas con Diabetes tipo II, también corren el riesgo de desarrollar cetoacidosis si no cuidan su alimentación y si no siguen el tratamiento medico al pie de la letra.

Síntomas de cetoacidosis: nauseas, vómitos, dolor y rigidez muscular, respiración acelerada, mal aliento, dolor de cabeza, fatiga, falta, dificultad respiratoria al estar acostado, presión sanguínea baja, perdida del gusto, deshidratación, dolor abdominal, perdida del apetito, confusión y coma.

¿QUE ES EL INDICE GLICEMICO?

El Índice Glicémico es una forma de medir la glucosa en la sangre inmediatamente después de comer carbohidratos. Los carbohidratos con alto índice glicémico elevan los niveles de glucosa en la sangre, y son buenos acabando de hacer ejercicio (en cantidades moderadas). Los carbohidratos con mediano índice glicémico mantienen la glucosa neutral, y son excelentes mientras no abuses de sus porciones. Pero los carbohidratos bajos en índice glicérico son los mejores porque te elevan ligeramente los niveles de azúcar o glucosa, y estos ayudan a bajar de peso más rápidamente, mejoran la diabetes y te mantienen satisfecha (o) y con energía por más tiempo. Mas adelante viene la lista de los alimentos y su índice glicémico.

CUESTINONARIA PARA SABER COMO METABOLIZAS EL AZUCAR

De las siguientes preguntas si respondes si a más de 11, lo más probable es que tienes problemas para digerir carbohidratos. Esto quiere decir que estás teniendo altibajos de glucosa en la sangre. Quizá hasta tengas algún tipo de diabetes, principios de diabetes o hipoglucemia y no te has dado cuenta porque crees que estos síntomas son causados por el estrés. La sugerencia para ti es que evites los alimentos altos en índice glicérico, que moderes el consumo de alimentos con índice glicérico moderando y que consumas más alimentos bajos en índice glicérico. Bien importante, los carbohidratos son mejor metabolizados si se consumen con algo de proteína.

Si respondes si de 4 a 10 preguntas, quiere decir que en ocasiones tienes problemas para mantener en su lugar los niveles de glucosa en la sangre, por lo que se recomienda que por 2 meses, mínimo, mantengas control de los azucares que consumes y reduzcas la cantidad de carbohidratos altos en azúcar, incluyendo algunos vegetales como la papa, la calabaza amarilla, nabos y zanahorias cocidas. Solo deberás comer carbohidratos saludables como arroz integral, lentejas, frijoles, avena, semillas, grano germinado, y frutas y vegetales bajos en azúcar y almidón.

Si a 3 de las preguntas respondes si, los niveles de azúcar en la sangre están normales; por lo que, puede disfrutar todo tipo de alimentos, saludables por supuesto. **IMPORTANTE:** La proteína animal en los 3 casos (sin importar a cuantas preguntas respondiste si) debe consumirse moderadamente, en cantidades pequeñas, masticarse bien, pero no eliminarla. La proteína animal tiene los 22 aminoácidos de la cadena de proteína que necesita el cuerpo para reparar tejido, formar músculo y prevenir choques de glucosa.

CUESTIONARIO

1. ¿Te sientes cansado (a) y o con hambre a media tarde, alrededor de las 4 o 5pm?

2. Después de haber ingerido una comida completa con postre, una o dos horas más tarde ¿se te antoja comer mas postre?

3. ¿Se te hace más difícil controlar lo que comes durante el día si tu desayuno tiene carbohidratos en vez de proteína?

4. Cuando has intentado bajar de peso ¿se te hace más fácil no comer que comer 5 veces al día?

5. Una vez que empiezas a comer dulces o almidones ¿se te hace difícil detenerte?

6. ¿Prefieres una comida normal pero con postre en vez de una comida gourmet sin postre?

7. Después de una comida completa, ¿sientes que podrías volver a comer de nuevo la misma cantidad?

8. Una comida con solo carne y vegetales ¿te deja satisfecho?

9. Si te sientes deprimido (a), un bocadillo dulce de pastel o galletas ¿te hace sentir mejor?

10. Si en la mesa hay papas, pan, pasta postre, vegetales y ensalada, ¿prefieres dejar los vegetales y la ensalada para otro día?

11. ¿Te sientes cansada y con sueño (como si estuvieras drogada) después de un platillo grande de comida con pasta, papas, pan y postre?

12. ¿Te sientes con energía si solo comes proteína animal y ensalada?

13. ¿Se te hace difícil dormir sin antes haber comido un bocadillo?

14. ¿Te despiertas a media noche con hambre y hasta que no comes algo puedes volver a dormir?

15. Si vas a comer a casa de amigos ¿comes algo antes de salir en caso de que la cena se tarde en casa de tus amistades?

16. En el restaurante ¿siempre terminas comiendo demasiado pan o tortilla chips antes que te sirvan tu platillo?

17. Con frecuencia ¿te llegan ataques de ansiedad y te sudan loas manos sin razón alguna?

18. Después de varias horas de no comer ¿te sientes mareado (a) o con temblores?

19. Después de varias horas de no comer ¿sientes como si te fueras a desmayar o que no puedes pensar claramente?

20. Cuando tienes hambre ¿se te antojan más los bocadillos dulces?

21. ¿Con frecuencia te cambia tu estado anímico sin ninguna razón aparente?

22. Cuando tienes hambre y no hay nada que comer ¿te llega el mal humor y la irritabilidad?

Carbohidratos son: pan, tortilla, pastas, cereales, papas y postres.

Proteína: pollo, pescado, pavo, carne, huevos, lácteos y leguminosa con granos y/o semillas.

ALIMENTOS ALTOS EN INDICE GLICEMICO

Azúcar (todo tipo de azúcar miel, azúcar refinada, azúcar morena, molazas, glucosa, corn syrup, etc.,Parsnips y zanahorias cocinadosBebidas deportivasBebidas carbonatadasArroz blancoPapas al horno y fritasCereal de MaízPuré de papas instantáneo
Millet
Bagel

ALIMENTOS MODERADOS EN INDICE GLICEMICO

Papas hervidas (hay que tirar el agua donde se hirvió la papa)Puré de papas frescoSandiaPan de trigoPan de centeno (rye)Cereal de

trigoMuesli o Granola (sin azúcar)
Arroz integral (brown rice)PasasBetabel cocidoPlátanoPasta integralElote frescoJugo de naranja fresco
ChícharosGalletas de Avena
Cereal de Bran con pasas (sin azúcar adherida sobre las pasas)

ALIMENTOS BAJOS EN INDICE GLICEMICO

Avena Natural sin sabor
Bitter MelonCereal de Bran
Cereal 100% integralPan, Cereal y Tortillas de grano germinado (sprouted –flourless)Frijol negro (sin azúcar)Chícharos secosPapa dulce (camote)Espagueti y pastas integralesFrijol haba (butterbean) GarbanzoPeras, ManzanasYogurt natural
Chícharo LentejasFrijol limaFrijol fresco de soyaUvasDuraznos CerezasToronjaCiruelasNaranja fresca con sus gajos
Berries de todo tipo

Nota: La mayoría de fruta (fructosa) si se consume en porciones pequeñas, no eleva demasiado el azúcar de la sangre y si se consume con algo de proteína o sobre la ensalada, su azúcar se metaboliza mejor y mas lentamente evitando choques de glucosa.

ALIMENTOS NEUTRALES PARA COMBINAR CON CUALQUIER ALIMENTO

Nueces y semillas excepto cacahuates.

Mantequilla (una de las mas sanas es la 'clarified butter').

Yema de huevo.

Aceite de semilla de uva, Aceite de Aguacate y Aceite de Olivo extra virgen "cold pressed".

Todo tipo de vegetales verdes y raíz de vegetales excepto papa y alcachofa de Jerusalén (Jerusalem aritchoke).

Espárragos, berenjena con piel, ejotes verdes y frescos, betabel, brócoli, colecitas, repollo, zanahoria, coliflor, apio, calabacita verde, kohlrabi, cebolla, calabaza amarilla, parsnips, chícharos, nabos, aguacate, pepino fresco, ajo, lechuga, mostaza, rábanos, germinados, leguminosa germinada, jitomate crudo maduro, hierbabuena, perejil, sazonadores y semillas de limón y naranja,

COMO LLEVAR UNA DIETA BAJA EN INDICE GLICEMICO:

Usa cereales a base de grano entero, especialmente de grano germinado.Reduce el consumo de papas amarillas.Come todo tipo de vegetales y frutas con cada comida y agrega aceites y semillas.No pases más de 4 horas sin comer.

Come las zanahorias y los parsnips crudos o semi crudos.Come ensaladas antes de los alimentos con vegetales multicolor.

Con esta guía de índice glicérico, aumentas la posibilidad -no solo de bajar de peso más rápido- sino de mejorar condiciones como depresión, diabetes, candidiasis, colesterol y problemas de presión arterial entre muchos otros.**Nota:** Comer ½ taza de frijoles, lenteja o garbanzo al medio día diariamente, ayudan a controlar rápidamente los niveles de azúcar en la sangre y reducen los antojos por azucares.

¿ES MALO COMER PROTEINA ANIMAL Y ALMIDONES?

Una alimentación balanceada debe incluir un poquito de cada grupo alimenticio. La única forma en que no debes comer proteína animal con almidones, es cuando sufres de problemas digestivos. Aunque no se deben comer juntos, no quiere decir que se deban evitar, si no que a lo largo de día por separado se deben consumir. Por ejemplo: al medio día puedes comer pollo, carne magra y pescado con vegetales y ensaladas y durante la cena puedes comer arroz integral con frijol, vegetales y ensalada. También en lugar de arroz integral puedes comer papa morada con lentejas o garbanzo, vegetales y ensalada.

SUPLEMENTOS

Además de seguir con el tratamiento de tu Medico, puedes tomar los siguientes suplementos. Esto ayudará a que en poco tiempo tu doctor reduzca la dosis de medicina que estés tomando, hasta que no los necesites. La única precaución que debes tomar es, no juntar los suplementos con ningún medicamento; es mejor tomarlos una o dos horas antes o después. Tomar suplementos y medicamentos prescritos al mismo tiempo, puede causar interacción.

Las siguientes dosis son recomendadas para adultos mayores de 18 años de edad, pero también se pueden dar estos suplementos a jóvenes y niños de todas las edades, lógicamente en dosis más bajas y con la aprobación de su doctor.

Para adolescentes de entre 13 y 17 años de edad, ¾ partes de la dosis de adulto, para niños de 6 a 12 años, ½ dosis de adulto y para niños menores de 5 años, ¼ parte de la dosis de adulto.

Complejo B de 50mg, después del desayuno. Multivitaminas con Minerales con el desayuno y almuerzo. Lecitina Granulada 1 cucharada 2 veces al día con alimentos.

Semilla de Linaza,1 cucharada 2 veces al día.

100mg de Extracto de Olivo

Omega 3, 1 capsula de 1000mg después de la comida o cena (solo con aprobación del doctor).De 80 a 100mg de Coenzyme Q-10 (ayuda a oxigenar las células, a fortalecer el sistema inmunológico y provee energía).Vitamina C, de 3,000 a 5,000mg en dosis divididas.1 Capsula de Acidophilos (Kyo Dophilus) 2 o 3 veces al día entre comidas.

Importante: Consulta con un medico antes de iniciar cualquier tratamiento suplemental.

DIVERTICULITIS

Desde una mala digestión por falta de acido clorhídrico o por falta de enzimas digestivas, hasta la mala absorción y/o intolerancia alimenticia podrían ser las causas de una Diverticulitis. Esta es una condición inflamatoria causada por una infección en un "divertículo" (bolsita) del tamaño de un chícharo formado en la pared del intestino grueso (colon). Esta enfermedad afecta a personas de todas las edades, especialmente a mayores 40 años de edad y/o a quienes no cuidan su alimentación. Una vez que estos divertículos aparecen, no se quitan aunque no causan ningún síntoma en la mayoría de casos. El problema aparece cuando estos divertículos se inflaman, se infectan o se rompen. Si se rompe un divertículo, se corre el riesgo de sufrir una peritonitis.

Estas pequeñas bolsas del tamaño de un chícharo en el colon, también se pueden inflamar por el consumo excesivo de grasas saturadas (carne roja, quesos, comida frita) e hidrogenadas (potatoes chips, margarina, repostería), alimentos irritantes, el consumo prolongado de fibra sintética, estreñimiento crónico, problemas de vesícula, deshidratación (por falta de agua o por la perdida de minerales), falta de aceites esenciales (estos aceites actúan como lubricantes), enfermedades del corazón, problemas de vejiga, obesidad y estrés crónico.

Síntomas de diverticulitis: Dolor abdominal, especialmente alrededor de la parte inferior izquierda del abdomen, episodios de estreñimiento y/o diarrea, inflamación, gases, escalofríos, fiebres, heces fecales con sangre, nausea y vómito.

RECOMENDACIONES

Para prevenir una diverticulitis, hay que consumir mas alimentos vivos (no procesados, de paquete o enlatados), aumentar la fibra vegetal (no de frasco) y moderar la fibra de cereales, pan y tortilla, tomar 2 litros de agua, moderar el consumo de proteína animal, evitar los azucares refinados y sumamente importante hay que hacer ejercicio para reducir los niveles de estrés.

La mejor forma de aliviar una diverticulitis, es evitando todos los alimentos sintéticos y comida "basura" que quizás desataron o empeoraron la enfermedad. Pero también es muy importante llevar una alimentación hipoalergénica. Es decir, evitar por lo menos por 6 semanas los alimentos que por lo general causan reacción alérgica… como productos lácteos, cítricos excepto limón, chocolate, trigo, mariscos con concha, gluten, huevos, cacahuates, nueces y exceso de almidones. Consume bastante fibra vegetal como ensaladas crudas, vegetales semi cocinados a vapor, el pan, las tortillas y los cereales consúmelos moderadamente y de preferencia sin harina (sprouted flourless), aumenta el uso de proteína vegetal como arroz integral con ejotes o chícharos, lentejas, habas y demás legumbres. Alimentos de grano o semillas, de preferencia, remójalos 10 o 14 horas antes de cocinarlos (cambiándoles el agua). Come salmón orgánico (wild) no de criadero 2 o 3 veces por semana, utiliza el aceite de semilla de uva para cocinar o sofreír (no freír), utiliza el aceite de oliva para tus ensaladas en lugar de aderezos comerciales y sal de mar (súper moderadamente) en lugar de sal refinada.

Evita: café, bebidas con cafeína, bebidas carbonatadas, bebidas energéticas, te (excepto infusión de manzanilla o te rojo –rooibos-), carne roja, productos lácteos, comida frita, margarina, repostería, harina blanca, sal refinada, chile, especias, trigo, bran, productos lácteos, comida procesada, de lata o sin valor nutritivo, cigarro, nicotina, alcohol y drogas.

Hay que limpiar el hígado a través del aparato digestivo. Por 3 días consume alimentos cocidos y molidos en la licuadora, sopas de pollo con vegetales licuados, jugos de vegetales y raíces como betabel con sus hojas verdes, el apio y el perejil con sus raíces, rota los vegetales y frutas que utilices para los jugos y no olvides incluir pepino, kale, zanahoria, parsnips, nopal, pera, manzana, papaya entre otras frutas y vegetales (cuidado con los crucíferos (brócoli, coliflor, repollo y coles) especialmente crudos o en cantidades grandes, estos tienden a inflamar los intestinos. Las semillas de linaza, girasol, pepitas de calabaza, se deben moler en seco previamente y mezclar antes de consumir. Se puede servir 1 cucharada pequeña 2 veces al día sobre la ensalada.

SUPLEMENTOS

Capsulas de Alfalfa por su alto contenidos de vitamina K, seguir indicaciones del frasco.

Acidophilus con Lactobacillus 1 capsula 2 o 3 veces al día entre comidas.

Bromelain –enzimas anti-inflamatorias- 1 capsula 2 veces al día entre comidas.

Complejo B de 50mg junto con Multivitaminas y minerales con el desayuno y almuerzo.

Omega 3, 1 capsula después del almuerzo o cena.

1 cucharadas de pulpa de sábila fresca en ayunas o antes de los alimentos. Té de "Slippery Elm"

Té de "Marshmallow"

Té de "Ginger"

"N-Acetyl-Glucosamine"

"Spirulina" en polvo diluida en agua.

Nota: Solo si te han diagnosticado anemia moderada, toma hierro líquido "flora vital".

ENDOMETRIOSIS

La Endometriosis se desarrolla cuando el tejido que normalmente recubre el útero (el endometrio), crece en otras áreas del cuerpo; por lo general, en el área pélvica, fuera del útero, en los ovarios, intestino y vejiga; aunque, también puede presentarse en otras áreas del cuerpo.

SINTOMAS: Periodo menstrual doloroso excesivo, dolor abdominal, calambres pélvicos, dolor de espalda inferior, dolor en cada movimiento intestinal, dolor durante o después de las relaciones sexuales, nauseas, vomito, estreñimiento durante el periodo menstrual, dolor al orinar, infertilidad y riesgos de anemia. En algunos casos la endometriosis no presenta síntomas ni aun avanzado el problema, mientras que en otros casos, los síntomas son severos desde el principio.

CAUSAS: Hasta el momento, la ciencia medica no ha encontrado el porque de la endometriosis y solo existen teorías. Una de las teorías sobre esta condición es la endometriosis retrograda, a pesar que aun no ha sido aprobada, se dice que parte del fluido menstrual se regresa por los tubos de Falopio, implantando las células en la cavidad pélvica y haciendo que estas crezcan en la pelvis, en el abdomen o en ambas partes. Otra teoría dice que las células endometriales se esparcen por diferentes partes del cuerpo a través de los canales linfáticos; esta teoría esta ligada con la teoría del sistema inmunológico, ya que ambos sistemas se necesitan para funcionar. La teoría del sistema inmunológico dice que una deficiencia en este sistema permite que el tejido menstrual se implante y crezca en áreas fuera del útero.

Cuando las células uterinas se implantan en un tejido fuera del útero, los ovarios producen hormonas que estimulan a las células del revestimiento uterino a que se multipliquen y se preparen para recibir un óvulo fecundado, esto causa que las células se inflamen y engrosen. Las células endometriales fuera del útero responden de la misma forma que si estuvieran en su lugar, el problema es que no se pueden separar del tejido donde están pegadas, por lo que no se pueden desprender durante el próximo período menstrual. Si este problema persiste, causa cicatrizaciones y adherencias en las trompas de Falopio y en los ovarios.

En ocasiones, las células en crecimiento pueden penetrar la cubierta dura del ovario y se empiezan a multiplicar. Estas células crecen y se llenan de sangre y forman quistes llamados endometriomas que crecen del tamaño de un limón o de una naranja, son muy dolorosos y con el tiempo la sangre se oscurece y se forman los conocidos quistes de chocolate.

Otra de las teorías mas utilizadas por la ciencia médica sobre la endometriosis es que esta, es genética. Y como todo es teoría, la teoría de la nutrición dice que esos genes deformes con los que se nace, si descuidas tu cuerpo y abusas de los alimentos basura, se dañan las partes más vulnerables del organismo... acelerando cualquier problema genético.

RIESGOS Y RECOMENDACIONES

Mujeres que sufren de infertilidad a causa de desbalances hormonales, mujeres que sufren de continuas infecciones vaginales frecuentes a causa de la candidiasis y acidosis, y mujeres que desde pequeñas han tenido problemas menstruales continuos, corren más riesgo de sufrir de endometriosis. La toxicidad de la sangre y/o un sistema inmunológico débil genético o desarrollado, pueden causar trastornos hormonales. Por lo que, para prevenir o mejorar la endometriosis, se recomienda que evites todo tipo de cafeína, azúcar refinada, exceso de carne roja y productos lácteos, alimentos con aditivos, sal refinada, carbohidratos refinados como pan blanco, pan dulce, pastas, repostería, todo tipo de bebidas carbonatadas, energéticas y alcohólicas, nicotina y cualquier tipo de droga recreacional.

También se recomienda hacer ejercicio ligero como caminata o yoga, y llevar una alimentación sana y balanceada con vegetales crudos y semi crudos, pescado y pechuga de pollo orgánicos, vegetales de todos los colores especialmente verdes, incluyendo las alfalfas (alfalfa sprouts), frutas 2 o 3 al día en porciones pequeñas, jugos de vegetales 1 o 2 veces al día, 10 vasos de 8 onzas de agua, arroz integral, pan de grano germinado sin harina, cereales de bran, avena, garbanzo, lentejas, ejotes, habas y demás leguminosa.

Se sugiere comer 5 o 6 veces al día pequeñas cantidades de alimentos saludables, para evitar que empeore el estreñimiento y disminuir el dolor abdominal y pélvico durante el movimiento intestinal; además, el comer porciones pequeñas de alimentos sanos ayuda al aparato digestivo a procesar mejor los alimentos y absorber sus nutrientes.

SUPLEMENTOS

Clorofila liquida, seguir indicaciones del frasco.Té o extracto de "Chasteberry" (vitex), seguir las indicaciones del frasco. Multivitaminas con minerales, una capsula después del desayuno y una después del almuerzo.Holly Basil, seguir indicaciones del frasco.

Algas marinas en polvo o capsula, seguir indicaciones del frasco. Blcak Currant Seed Oil, seguir indicaciones del frasco.

Potasio liquido, seguir indicaciones del frasco.

Una cucharada pequeña de Germen de Trigo después de cada comida.400 Unidades de vitamina E.2000mg de Vitamina C con bioflavonoides, 2 veces al día entre comidas.200mcg de vitamina K al día (revisa la dosis de vitamina K de tus multivitaminas). Hierro liquido como el 'Flora Vital'… únicamente… si se sufre de anemia moderada. Una anemia grave… se debe tratar con hierro prescrito bajo supervisión médica. Si no hay anemia, no se deben consumir suplementos de hierro.Kelp, 1000mg al día por 2 semanas únicamente y solo cada 3 o 4 meses. Complejo B de 50mg, asegúrate que tenga 2mg de B-6 con el desayuno y almuerzo.

ENFERMEDADES CARDIOVASCULARES

Algunas de las causas mas comunes por sufrir enfermedades cardiovasculares además de la predisposición genética son las dietas altas en grasas saturadas -todo se cocina con grasa, exceso de sodio –a todo le agregan sal, grasas 'trans' –se consumen y la mayoría ni cuenta se dan, carnes rojas –y si la grasa le escurre mejor, productos lácteos –casi a nadie le gustan los descremados, huevos –pero con tocino, azucares refinados y repostería –no se puede vivir sin ellos; y si a esta lista le agregamos la falta de ejercicio, el abuso de bebidas alcohólicas y el humo de cigarrillo, por supuesto que tendremos desde alta presión y colesterol (LDL), obesidad, estrés, deshidratación y diabetes entre otras condiciones.

Una de las enfermedades donde giran la mayoría de problemas cardiovasculares, es la **arterosclerosis.** Esta enfermedad en términos generales se refiere al endurecimiento y bloqueo de las arterias del corazón. Si este problema continúa, se convierte un una enfermedad coronaria, o en infarto. El endurecimientos de estas arterias, eleva la presión arterial; por lo que, el corazón tiene que trabajar mas rápido hasta que se tiene un paro cardiaco.

De acuerdo a la Asociación Americana del Corazón (www. heart.org), en este país (USA) una de cada dos personas muere por problemas del corazón; lo mas triste, es que la mayoría de personas que sufren de problemas cardiovasculares, saben que una alimentación alta en grasa saturada, carnes rojas, productos lácteos, cigarro, alcohol, café, abuso de medicamentos y falta de actividad, son algunas de las causas de sus enfermedades, y hacen muy poco o nada al respecto. En la mayoría de casos, el conocer los riesgos, no es suficiente para prevenir las enfermedades, ni siquiera sabiendo que muchos de los daños son irreversibles. A pesar que la ciencia medica esta tan avanzada, más de medio millón de personas mueren cada año por ataques al corazón y derrames.

EL HUMO DEL CIGARRO

El fumar, es otro de los malos hábitos causantes directos de enfermedades cardiovasculares y el destructor de vidas <u>número dos</u> a través del cáncer. La nicotina debilita y daña las paredes arteriales, aumenta la presión y disminuye el oxigeno, y el poco oxigeno que queda en los pulmones se contamina de monóxido de carbono. Fumar aumenta los niveles de colesterol malo (LDL) y de substancias toxicas que congestionan las arterias, y con ello, el oxigeno y los nutrientes no pueden ser transportados a las células ni al tejido.

ALTO COLESTEROL, PRESION Y TRIGLICERIDOS

En la mayoría de los casos, estas enfermedades pueden existir sin mostrar síntomas o si aparecen algunos síntomas, estos son mal interpretados y se pueden confundir con problemas digestivos y/o estrés, especialmente en las mujeres.

La hipertensión (alta presión sanguínea) el colesterol y los triglicéridos, se elevan a causa del uso excesivo de grasas saturadas, sodio y carbohidratos refinados. Por lo que para cualquier a de estas condiciones, debes seguir las siguientes recomendaciones.

EVITA: el exceso de sal (especialmente refinada), cafeína, té (excepto descafeinado), alcohol, azúcares refinados, alimentos fritos, yemas de huevo (1 dos veces a la semana únicamente), hígado y otros órganos de género animal, leche entera, carnes grasosas, mantequilla, margarina, queso, leche, carne roja, aceite de coco, comida procesada, alimentos en lata (altos en sodio) y embutidos como salami y salchichas. El jugo de toronja evítalo, solo si estás tomando medicamentos para la alta presión.

DISMINUYE: el consumo de quesos altos en grasa, especialmente quesos añejos, crema y leche entera. Estos se pueden reemplazar por leche de soya sin azúcar (unsweetened), búlgaros, yogurt natural y 'kéfir'.

AUMENTA: el uso de alfalfa "sprouts" y cualquier semilla "sprouts" (semillas y granos germinados), alimentos altos en potasio como las papas, brócoli, coliflor, plátanos, papa dulce (camote) y reemplaza las carnes rojas por pollo, pavo y pescado orgánicos.

INCLUYE EN TU ALIMENTACION: Aceite de Olivo (sobre las ensaladas), almendras, nueces, semillas de girasol y de linaza, pepitas de calabaza, frijol de soja, cacahuates, aguacates, aceite de semilla de uva y aceite de aguacate (estos aceites se pueden utilizar para cocinar en cantidades mínimas), requesón descremado, leguminosa (vegetales en vaina como ejotes, chícharos, lenteja y garbanzo), todo tipo de alimento germinado en ingles "sprouted" (alfalfas, semillas, granos, panes, pastas, tortilla y cereales), rota todo tipo de frutas y verduras de todos los colores, consume alimentos altos en potasio como las papas, brócoli, coliflor, plátanos, papa dulce (camote) y reemplaza las carnes rojas con pechuga de pollo, de pavo y pescado.

NOTA: Cada que te sea posible, compra todos tus alimentos orgánicos, especialmente los vegetales porosos (brócoli, coliflor, repollo, colecitas, papas) y el pescado.

LIMPIA: tu hígado con la siguiente ensalada de zanahoria: Utiliza un rallador de queso y ralla una zanahoria, agrega una cucharadita de aceite de oliva "cold press" extra virgen, una o dos cucharadas de jugo de limón recién exprimido y un chorrito de jugo de piña fresca. Esta ensalada debes usarla por lo menos una vez al día por dos semanas para que funcione. Además, debes consumir dos ensaladas mas al día con aceite de olivo, limón y ajo fresco triturado. El pan, el cereal y las tortillas de trigo, se deben reemplazar con tortillas y el pan sin harina "Sprouted Flourless".

VITAMINAS Y MINERALES VS. COLESTEROL

En cuanto a nutrientes, la falta de ácidos grasos (fatty acids) como los aceites linoleico y linolénico, vitaminas C, E, B6, selenio magnesio, cromo, niacina y fibra son los causantes principales de los problemas cardiovasculares. La falta de minerales, endurece las arterias y aumenta la presión; la deficiencia de zinc y cobre causa desbalances y deficiencias en el cuerpo que afectan al sistema cardiovascular.

Para metabolizar el colesterol, el cuerpo necesita varios nutrientes, y si no se le proporcionan, lógicamente hay problemas. El hígado produce colesterol, además de encargarse de muchas funciones del cuerpo, entre ellas la producción de hormonas como estrógeno y testosterona, vitamina D y bilis -la bilis es necesaria para digerir la grasa. ¿Que sucede si el hígado no puede hacer su trabajo por estar haciendo el trabajo de los riñones? además de subir de peso, se elevan el colesterol y la presión arterial.

Las vitaminas que necesitamos para metabolizar el colesterol son las de complejo B, Vitamina C, E, magnesio, manganeso y zinc, pero si los niveles de estas vitaminas están bajos, la grasa cerosa llamada colesterol no puede entrar fácilmente a las células, entonces se pega por fuera de estas células y empieza a bloquear las arterias y la sangre no puede fluir. Es como las autopistas, cuando un auto se descompone y no puede continuar por el camino, estorba a los demás y ahí, empieza el congestionamiento y hasta que no remueven al auto, no puede fluir el tráfico.

Nota: Si tomas agua de la llave con cloro, este no permite que la vitamina E sea absorbida, y la vitamina E es esencial para la vitalidad de los órganos principales como el corazón y el cerebro. Otra bebida que se debe evitar es la leche homogenizada, la homogenización cambia la composición de la grasa, y con ello pasa sin ser metabolizada directamente al hígado, estresándolo... y un hígado estresado, estresa el corazón.

COLESTEROL VS YEMAS DE HUEVO

La yema de un huevo tiene 275mg. Afortunadamente, si la alimentación es balanceada, el colesterol de la yema de huevo ayuda al hígado a formar lecitina. La lecitina es un emulsionante que lubrica los órganos principales del cuerpo como el cerebro, el corazón, la piel y el aparato digestivo. Si la alimentación es alta en grasas saturadas, en azucares y alimentos refinados; es decir, alimentos modernos y procesados, por supuesto que una yema de un huevo puede ser peligrosa. Entre más alto esta el colesterol, mas altos son los riesgos de contraer enfermedades cardiovasculares.

NIVELES DE COLESTEROL

El colesterol por lo general en un adulto debe estar entre los 200mg. Pero no solo debes conocer el total de colesterol de la sangre si no como procesa tu cuerpo los 2 diferentes tipos de colesterol.

El colesterol malo (LDL):

- 100mg/dL o menos se considera optimo.
- 101mg/dL a 129 se considera un poco elevado.
- 130mg/dL a 159 se considera elevado.

- 160mg/dL a 189 se considera muy elevado
- 190mg/dL o más, se considera seriamente elevado y peligroso.

El colesterol bueno (HDL):

- 60mg/dL o más, se considera elevado y óptimo.
- 40mg/dL o menos, se considera bajo y peligroso.

FUNCIONES DEL COLESTEROL

El cuerpo necesita colesterol para varias funciones químicas del cuerpo entre ellas para producir hormonas femeninas como estrógeno y progesterona y hormonas masculinas como la testosterona, todas vitales para la reproducción del cuerpo humano. Otra hormona que se forma con la ayuda del colesterol es la cortisona, esta ayuda a enfrentar el estrés, regula los niveles de azúcar en la sangre y pelea contra infecciones del cuerpo. También, el cuerpo utiliza colesterol para formar vitamina D y fortalecer los huesos, dientes y proteger la piel de los rayos ultra violeta. Otra de las muchas funciones del colesterol es ayudar a formar bilis (el fluido verde que se forma el hígado y se almacena en la vesícula); la bilis es necesaria para digerir alimentos con grasa. Una vez digerida esta grasa, el cuerpo puede absorber vitaminas y minerales de los alimentos y eliminar el exceso de colesterol con la ayuda de la fibra vegetal.

El hígado por su parte, tiene la habilidad de producir la mayoría (75%) de colesterol necesario para el funcionamiento adecuado del organismo, el resto (25%) de colesterol se obtiene de la alimentación. Por ejemplo: si por miedo a que se eleve el colesterol, no comes huevos o alimentos con colesterol, el hígado sobre produce colesterol; con ello, aumentan los riesgos de sufrir de alto colesterol. Por eso es vital consumir alimentos con fibra como fruta y vegetales, en vez de eliminar los huevos enteros de la alimentación. La fibra vegetal ayuda a absorber el exceso de colesterol de los intestinos y lo eliminan a través de las heces fecales antes que entre al torrente sanguíneo. Pero si consumes alimentos de procedencia animal en exceso sin consumir frutas ni vegetales, o sin hacer ejercicio, lo mas probable es que los niveles de colesterol en la sangre se eleven peligrosamente; por eso, cuidado co los extremos.

Para que el hígado pueda funcionar apropiadamente, debe estar sano. Y la mejor forma de lograrlo es con una alimentación balanceada; hay que agregar más fibra procedente de vegetales y frutas. Este tipo de fibra ayuda a eliminar el exceso de colesterol del intestino antes de ser absorbido. También es vital tomar de 2 a 3 litros de agua al día, especialmente si ya consumes más fibra en tu alimentación. De otra manera, la fibra sin agua causa estreñimiento. El ejercicio no solo ayuda a reducir el estrés y mantener un peso apropiado, sino que ayuda a eliminar toxina del torrente sanguíneo y promueve movimientos intestinales regulares; lo cual, ayuda a eliminar la basura de los intestinos.

CUIDADO CON EL ABUSO A TU CUERPO

Fumar, desvelarse, no tomar agua, no hacer ejercicio, abusar de bebidas estimulantes como café, sodas, alcohol y bebidas energéticas y abusar de grasas saturadas y grasas "trans" (margarina, manteca y repostería) todo esto, gastan el colesterol bueno y elevan el colesterol malo; mientras que el ejercicio y los alimentos con fibra, como el arroz integral, millet, vegetales y fruta elevan el colesterol bueno y a la vez bajan el colesterol malo.

GRASAS MALAS, NEUTRALES Y BUENAS

• Las grasas saturadas **elevan el colesterol malo**: Aceite de coco, aceite de palma, mantequilla, margarina, tocino, salchichas y demás embutidos, manteca, piel de pollo, grasa animal, queso, yogurt entero, crema agria entera y comida frita.

• Las grasas mono-insaturadas son neutrales, pero **bajan el colesterol malo y suben el colesterol bueno**: Aceite de olivo, aceite de semilla de uva, aceite de aguacate, aguacate, almendras, cacahuates, pistachos, nueces y semilla de linaza.

• Las grasas poli-insaturadas **bajan el colesterol malo y bueno**: Aceite de semilla de uva, semillas de girasol, aceite de soja, omega 3, salmón, aceite de maíz, semillas y aceite de ajonjolí y nueces.

ALTA PRESION

La alta presión es básicamente la inflamación o dilatación de las arterias causada por la basura que se pega en sus paredes y que obstaculiza el paso normal de la sangre. Si la sangre no se mueve con la fluidez necesaria, el oxigeno y nutrientes que deben ser transportados a cada órgano del cuerpo no llegan a tiempo. Esta tardía causa que los órganos no trabajen al 100 por ciento y como resultada, la persona se siente físicamente débil, con mareos, nauseas y con otros malestares. Cuando la basura de las arterias se pega en sus paredes por largos periodos de tiempo, aparece la aterosclerosis.

La arterosclerosis es el endurecimiento de las arterias. Este es un problema crónico en el que las cantidades excesivas de grasa y colesterol en la sangre se pegan a las paredes internas de las arterias, formando una placa espesa que endurece sus paredes. Esta enfermedad desencadena todos los problemas cardiovasculares y lo peor de todo, es que la arterosclerosis no tiene síntomas hasta que no esta muy avanzada. Cuando las venas están bloqueadas un 70 u 80%, se empieza a desarrollar la trombosis. La trombosis bloquea la circulación y destruye el tejido de los vasos sanguíneos, lo cual causa ataques al corazón. <u>La aterosclerosis no solo afecta las arterias y el corazón, sino los riñones, el cerebro, los ojos y los órganos sexuales.</u>

¿SE CURAN LAS ENFEMEDADES CARDIOVASCULARES?

La mejor forma de tratar problemas cardiovasculares es a través de la nutrición preventiva. Existe un tipo de controversia en cuanto a que si se curan o no la aterosclerosis, la alta presión y el colesterol. Algunos médicos dicen que no, otros médicos y la nutrición dicen que si, pero no es fácil; no es fácil cambiar toda una vida de malos hábitos de la noche a la mañana, porque eso es lo que se tiene que hacer, cambiar drásticamente el estilo de vida de la persona.

Por ejemplo, si fumas tienes que dejar de fumar. Si no comes sano, tienes que empezar a hacerlo. Si abusas de la carne roja, el sodio y los productos lácteos, debes empezar a modera su consumo. Oh, y si nunca te gustó hacer ejercicio, tienes que buscar una actividad física que te guste para que empieces a oxigenar tu organismo. Probablemente por eso hay médicos que dicen que no hay cura para este tipo de enfermedades, porque la mayoría de la gente no quiere dejar de comer grasa, azucares refinados, tomar suficiente agua ni hacer ejercicio.

PRESION ARTERIAL IDEAL

Los niveles de presión sanguínea son:

120 sobre 80 (120/80) se consideran regular

121-139 sobre 81-89 se considera pre hipertensión

140-159 sobre 90-99 se considera hipertensión numero uno

160-169 sobre 100-109 se considera hipertensión numero dos

180/110 se considera hipertensión en crisis o grave.

Entre más alto el número, más altos los riesgos de un ataque al corazón. Cuando se sufre de alta presión arterial, el corazón tiene que palpitar o trabajar más rápido par enviar la sangre con más presión a través de las arterias a todo el cuerpo. Esta alta presión sucede cuando las arterias están tapadas con grasa y basura conocida como colesterol y triglicéridos. La alta presión puede dañar los riñones y causar ataque al corazón.

RIESGOS: Los riesgos de sufrir de alta presión arterial aumentan con la edad y por diferentes causas: Si se es mayor de 45 años de edad, si corre la alta presión en la familia, si se consume demasiada sal o alcohol y si se fuma o se sufre de sobrepeso.

SINTOMAS DE LA ALTA PRSION: Síntomas de alta presión: dolor de cabeza, mareos, visión borrosa, palpitaciones, nerviosismo, falta de apetito sexual y problemas auditivos.

CAUSAS DE LA ALTA PRESION: Causas de alta presión: enfermedades renales, problemas con la glándula tiroides, medicinas para el asma y para resfriados, anticonceptivos, tratamientos hormonales, mala alimentación y un estilo de vida sedentario.

COMO REGULAR LA PRESION: La medicina sin efectos secundarios mas efectiva para regular la presión arterial es el ejercicio físico moderado o intenso de 4 a 5 veces por semana de 45 a 60 minutos al día. Si el problema esta fuera de control, debes seguir las indicaciones de tu medico, comer lo que sugiero en este capitulo y hacer ejercicio de 4 a 5 veces a la semana.

TRIGLICERIDOS

Los triglicéridos son un tipo de grasa en la sangre los cuales la mayoría de personas creen que se elevan por el consumo de grasas. La verdad es que este tipo de grasa se eleva por el consumo excesivo de azucares refinados y harinas blancas. Todo lo que es dulce si se consume en cantidades excesivas todo el tiempo, puede elevar los triglicéridos en la sangre como azúcar blanca de caña, azúcar morena, molazas, azúcar en polvo, miel, almíbares, fruta curtida, jugos de fruta procesados, sodas, mermeladas, chocolate, golosinas, bebidas de fruta, ponche de frutas, malteadas, bebidas deportivas, bebidas endulzadas frías o calientes de chocolate o café, frutas seca, cereales con azúcar, avenas instantáneas y barras de energía.

Otras causas por lo que se elevan los niveles de triglicéridos en la sangre: obesidad, sobrepeso, consumo de nicotina, alcohol, ciertas enfermedades genéticas, ciertas condiciones de salud, ciertos medicamentos y un estilo de vida sedentario. Esta enfermedad cardiovascular es de alto riesgo cuando también se sufre de alto colesterol.

COMO DESHACERSE DE LA ADICCIÓN A LOS AZUCARES

No porque los azucares son los causantes de los altos niveles de triglicéridos quiere decir que puedes abusar de las grasas saturadas. Cuando dejas los azucares y el alcohol para bajar los niveles de grasa en la sangre, debes comer cada 2 o 3 horas, por lo menos un par de semanas; esto es para evitar los ataques de ansiedad e irritabilidad (síntomas de desintoxicación) a causa de los choques de glucosa en la sangre que se pueden presentar al dejar de consumir azucares refinados y/o alcohol.

Para deshacerte de la adicción a los azucares, deberás evitar por 4 o 6 semanas todo tipo de azucares, vinagre, alcohol, alimentos refinados, procesados, fritos, granos enteros, harinas, cereales, avena, almidones y fruta. Si no puedes dejar todo de la noche a la mañana, haz los cambios graduales y elimina gradualmente los azucares. Cuando los triglicéridos se regulen y puedas volver a comer algunos de estos alimentos, vas a tener que modificar de por vida toda alimentación y estilo de vida. Es crucial que evites el azúcar en todas sus formas, excepto el azúcar natural procedente de la fruta, y debes acostumbrar leer etiquetas para evitar alimentos que contengan el químico artificial llamado MSG (monosodium glutamate).

Nota: Para reducir los antojos por azucares y alcohol se pueden tomar 1000mg de Glutamina 15 o 30 minutos antes del desayuno y antes del almuerzo.

MODERA LA REPOSTERÍA: Si vas a consumir algún postre, hazlo esporádicamente y en porciones moderadas. Pero si tus triglicéridos están demasiado elevados, evita todo tipo de galletas dulces, galletas saladas o de trigo, pastelitos, empanadas, pasteles frescos o congelados, helado, yogurt congelado de sabores y gelatina o pudines endulzados además de todo lo mencionado en el párrafo anterior.

SINTOMAS DE ALTOS TRIGLICERIDOS: Por lo general, no hay síntomas que delaten los altos niveles de triglicéridos en la sangre a menos que estos estén peligrosamente elevados. Cuando esto ocurre por mucho tiempo, pueden surgir enfermedades del páncreas, del hígado, en el bazo, de la piel y ataques al corazón.

PARA QUE NECESITAMOS LOS TRIGLICERIDOS: Los triglicéridos son varios tipos de 'fatty accids' o grasas esenciales que necesita el cuerpo para formar células. Estas grasas las obtenemos de alimentos con aceites, grasas, carbohidratos y proteínas. Uno de los trabajos principales de este tipo de grasa es proporcionar energía al cuerpo.

NIVELES DE TRIGLICERIDOS

Los triglicéridos:

- 150mg/dL o menos se considera optimo.
- 151mg/dL a 199 se considera elevado.
- 200mg/dL a 499 se considera muy elevado.
- 500mg/dL o mas se considera seriamente peligroso.

REALIDADES DE UNA BEBIDA ALCOHÓLICA

Una sola bebida alcohólica aumenta los triglicéridos en personas susceptibles. Bebidas como cerveza, vino de mesa, licor fuerte y licores dulces, es crucial que se eliminen en su totalidad si se tiene o ha tenido altos niveles de triglicéridos. El alcohol se convierte en azúcar y es conocido como "grasa liquida".

AUMENTAR: el uso de vegetales verdes especialmente los verde oscuro, estos son los mejores para bajar los niveles de triglicéridos en la sangre. Una alimentación baja en azucares, alcohol, carbohidratos refinados, y alimentos fritos, disminuyen notablemente los triglicéridos sin medicamento. Pero si los triglicéridos están demasiado elevados, al grado que son un riesgo para tu salud, habla con tu medico, sigue sus indicaciones y modifica tu alimentación. Una persona con un nivel de 400mg/dL de triglicéridos, si sigue las sugerencias de los párrafos anteriores, en tan solo 2 meses puede reducir los triglicéridos de 80 a 90%, y el colesterol de 221 a 173.

DE LO MALO LO PEOR PARA EL CORAZON

Entre miles de alimentos sin valor nutritivo, algunos de los peores son los alimentos o bocadillos fritos, azucares refinados y harinas blancas como las donas. Las donas en el desayuno, es una de las peores formas de empezar el día. Una dona esta hecha con harina refinada -la cual no tiene ningún tipo de nutrientes o fibra, y la harina al ser digerida, se convierte en azúcar; una dona también se fríe en aceite a altas temperaturas –este aceite se quema y contamina la dona; al final, se le agrega azúcar refinada. Es decir, una dona tiene 3 tipos de veneno: el de la harina refinada, el del aceite quemado y el del azúcar refinada. Estos 3 venenos intoxican el torrente sanguíneo y debilitan el sistema inmunológico.

Ahora hablemos de la azúcar refinada de una soda. Una soda tiene aproximadamente 10 cucharadas de azúcar, de 30 a 55mg de cafeína, sabores y colores artificiales y endulzantes dañinos como la sacarina y el aspartamo (nutra sweet) que puede causar cáncer. La soda gasta las reservas de agua del cuerpo (deshidrata). Tomar soda conlleva a desnutrición, deshidratación y problemas de salud como inflamación de la próstata, osteoporosis, obesidad, problemas dentales (especialmente en los niños) y problemas del corazón.

Las papas fritas son altas en "trans fats" o sea aceites hidrogenados que aumentan el LDL (colesterol malo) y bajan el HDL (colesterol bueno), las papas fritas son altas en radicales libres -contaminación para el cuerpo- que intoxican la sangre y la acidifican. Uno de los químicos que se utiliza para hidrogenar los aceites (convertirlos de líquidos a sólidos), se llama "acrylamide" y todo lo hidrogenado tiene hasta 82mcgs por ración de este químico, el cual causa cáncer. Por ejemplo si una porción de galletas de chocolate son 3 galletas, cada vez que comes 3 galletas, estas llevando a tu sangre 82mcgs de acrylamide. Una papa frita, solo una, es peor y tiene más toxina que un cigarro. Chips, todo tipo de potato chips, tienen cantidades altas de "trans fats" (grasas saturadas escondidas o hidrogenadas).

Los camarones, la langosta, los ostiones y las almejas son altas en "trans fats", "acrylamide" y mercurio; estas substancias, además de ser carcinógenas están contaminadas con parásitos y virus resistentes al calor y al fuego. Cada bocado de estos mariscos, es como comer cuatro bocadillos de toxina (se cuadriplica la toxina en la sangre). Aunque parezca increíble, con pequeños cambios en la alimentación, como eliminar la soda, los chips, lo frito, lo refinado y el café, se logra un gran efecto positivo en la salud cardiovascular.

NIÑOS CON PROBLEMAS CARDIOVASCULARES

Es triste ver como las escuelas hacen negocio con la salud de los estudiantes al tener las maquinas que venden sodas, chips, dulces y todo tipo de golosina en los pasillos. Estos alimentos basura roban engría, intoxican, quitan el hambre y desatan todo tipo enfermedades graves como diabetes, obesidad y depresión entre tantos otros problemas infantiles de salud.

La mejor edad para prevenir enfermedades cardiovasculares, es durante la niñez y la adolescencia, especialmente si el historial familiar incluye obesidad y problemas cardiovasculares. Los niños a los que se les permite abusar de la comida chatarra como nieve, pizza, galletas de chocolate, cereales azucarados, sodas, chips, pastelitos, dulces y todo tipo de golosinas, son los más propensos a sufrir obesidad y enfermedades cardiovasculares a temprana edad. A esta edad, no es fácil controlar al 100 por ciento la alimentación, pero los papás deben tener reglas y permitir este tipo de bocadillos hasta que hayan comido, y únicamente los fines de semana o cada 2 semanas.

En vez de darle a tus hijos soda y galletas, dales fruta fresca, almendras y nueces.

En vez de desayunos altos en azúcar, opta por servirles cereales bajos en azúcar (8gm por ración) de bran o grano germinado (flourless) y avena (el mejor cereal de todos) con leche de soja sin azúcar o leche descremada con fruta fresca picada.

Prepárales un omelet de huevos o claras de huevo con vegetales como espinacas, champiñones y/o pimientos verdes, rojos o amarillos.

También pueden desayunar un licuado de leche de almendras con fruta fresca, hielo picado, avena fresca y un poco de azúcar stevia.

En vez de potatoe chips, compra y ten a la mano galletas de sésamo, nueces, semillas, almendras o media barita de apio con crema de almendra.

Prepara licuados de vegetales con fruta y hielo picado; estos son deliciosos y tus hijos ni cuenta se darán que están tomando vegetales.

Si les gusta la pizza, de vez en cuando pueden comerla pero sin carne y con harina de grano entero; de preferencia preparada con queso "mozzarella" (este es el menos procesado) y sobre la pizza agrega algo de vegetales como champiñones y pimientos o vegetales que a ellos les guste (tu misma prepara la pizza y pídeles que te ayuden). Lo mas importante de todo... pon el ejemplo a tus hijos y no acostumbres ni permitas "comer y ver televisión".

Se dice que a los niños no se les debe dar nada bajo en grasa, pero si el niño sufre de obesidad o si hay historial familiar de obesidad y problemas cardiovasculares, este niño corre el riesgo de sufrir el mismo tipo de problemas si no se vigila lo que come desde su infancia. No obligues a tus hijos a comer sano de la noche a la mañana. Si a los adultos se les dificulta, con mayor razón a los niños y adolescentes. Ten paciencia y edúcales a través de tu ejemplo. No pretendas que bajen de peso en un mes, lo que subieron en varios años. Motívalos a que se interesen por algún deporte y/o actividad física. Haz ejercicio con ellos para que lo vean de una forma mas divertida.

PLANTAS VS SISTEMA CARDIOVASCULAR

Las plantas que pueden ayudar en problemas cardiovasculares son además del **ajo** conocido como el rey de las plantas por sus propiedades curativas: **la raíz de ajengibre** (ginger root) que ayuda a mejorar la circulación de la sangre y el tónico "**hawthorn berries y la echinacea**", ambas mejoran la circulación; la planta echinacea es conocida también como el rey de los purificadores sanguíneos. Los nutrientes más importantes para personas con alta presión, colesterol, triglicéridos y demás problemas cardiovasculares son: fibra, ajo, pescado de mar (wild) y ácidos grasos como el omega 3 procedente del aceite de pescado y de la semilla de linaza.

Además de comer pescado de agua salada, se recomienda cocinar con ajo fresco para bajar la presión y el colesterol. La cebolla y el chile 'cayenne' para limpiar y adelgazar la sangre. El frijol de soya y los productos de soya como tofu y frijol fresco de soya para reducir el colesterol y mejorar la arterosclerosis (la soya es alta en proteína y baja en grasa pero no se debe abusar para no causar desbalances hormonales). El pavo bajo en sodio es excelente para personas con problemas cardiovasculares. Granos como el millet y buckwheat, semillas de girasol sin sal, papas, espárragos, manzana, plátanos, lecitina y aceite extra virgen de linaza o de olivo 'cold-press' ayudan a mejorar la mayoría de enfermedades cardiovasculares.

PULSACIONES NORMALES DEL CORAZÓN

En una persona saludable, las pulsaciones del corazón por minuto deben ser en los hombres de 50 a 65 y en las mujeres de 55 a 70. Una persona que no hace ejercicio tiene por lo general de 80 a 90 pulsaciones por minuto. Haciendo ejercicio constante se mejora cualquier problema cardiovascular. El ejercicio fortalece el corazón, mejora la circulación, reduce la presión y pulsaciones del corazón y aumenta los niveles de colesterol bueno en la sangre (HDL).

Las personas que comen mal, que tienen una vida sedentaria, que abusan del café durante el día para tener "supuestamente" energía y que por la tarde toman alcohol para relajarse, estas personas deben cambiar su estilo de vida lo antes posible... antes que sea demasiado tarde. Estas son algunas de las vitaminas que se pueden tomar con la aprobación del medico para mejorar cualquier problema cardiovascular.

Multivitaminas con Minerales
Vitamina A 5000-10,000 IUBeta-caroteno 15,000 a
25,000Vitamina D 800 IUVitamina E 400 IUVitamina K
150-300mcB-Complex de 50mg
Vitamina B-5 Pantothenic acid de 250-500mgCobalamina
(b12)1000mcBiotin 1000 mcg. Vitamina C con Bioflavonoides
3000mg
Zinc 30-60mgAceite de linaza o de olivo "cold press" extra virgen
1 cucharada pequeña en la ensalada 2 veces al diaOmega 3 (aceite
de pescado) de 2 capsulas al día con comida
Coenzima Q-10, 100mgL-Carnitine 500-1000mg (en ayunas)Ajo,
4 capsulas al día
Extracto de semilla de uva
Zábila Fresca antes de cada comida
Polycosanol (para el colesterol)
Lecitina Granulada, 1 cucharadita 3 veces al día con comida

Nota: Revisa los nutrientes de las multivitaminas para ver cuales
de la lista ya vienen en el frasco.

ESOFAGUITIS

La mayoría de personas que sufren de gastritis, por lo general sufren de varios problemas gastrointestinales como reflujo esofágico, ulceras o hernia hiatal sin saberlo. La hernia hiatal es básicamente el desgarramiento del tejido en el estomago o diafragma. El diafragma es el músculo delgado que separa el abdomen del pecho. Este desgarre permite que el ácido digestivo (clorhídrico) suba del estomago al esófago. Y precisamente la inflamación de las paredes del esófago -el tubo que acarrea comida de la boca al estomago- es lo que se conoce como esofaguitis. Si no se trata a tiempo, este se puede convertir en un problema crónico muy serio y causar ulceras y cicatrices en el esófago, conllevando a una enfermedad conocida como "Esófago de Barrett".

CAUSAS DE ESOFAGUITIS

La inflamación del esófago puede ser causada por alguna bacteria, virus, hongo, o enfermedad que ha deteriorado el sistema inmunológico, inclusive estrés crónico, mala alimentación y abuso de alimentos sintéticos sin valor nutritivo como cafeína, soda, azúcar refinada, harina blanca, trigo, nicotina, alcohol, sales curativas que se utilizan en carnes como salchichas, jamón y demás embutidos. Una de las bacterias que pueden causar esofaguitis es la candida. La candida es un tipo de hongo que causa precisamente el hongo vaginal. Se cree que cuando el sistema inmunológico esta vulnerable a causa del hongo vaginal o candida, aumenta el riesgo de sufrirse de esofaguitis. El otro virus que puede causar esta inflamación del esófago es el virus que causa Herpes. Esta infección viral puede infectar el esófago si se tiene el sistema inmunológico débil.

Otras Causas por lo que se puede inflamar e infectar el esófago:

- Reflujo Gastro esofágico
- Vomito
- Cirugía

- Aspirina y Anti-inflamatorios
- Abuso de substancias irritantes toxicas como alcohol, cigarro, drogas y cafeína
- Tomar Medicamentos sin suficiente agua
- Hernias
- Radiación
- Exceso de grasas "trans" (margarina, manteca, potatoes chips comida frita y repostería)

SINTOMAS DE ESOFAGUITIS

- Problemas y dolor para pasar comida y a veces hasta para tomar líquidos
- Dolor en el pecho por el exceso de acido
- Fuegos o herpes (ulceras) en los labios
- Nausea
- Vomito
- La sensación de tener algo estancado en la garganta
- Sensación que se sube la comida a la garganta

REFLUJO GASTRO ESOFAGICO

El reflujo gastro esofágico conocido también como "acid reflux" o reflujo gástrico, puede causar ardor en la boca del estomago, en el centro del pecho donde se unen las costillas y lastimar hasta las cuerdas vocales al grado que se puede perder la voz. Algunos de los síntomas del reflujo son: gas, nauseas, falta de aire para respirar, sabor acido y/o amargo en la boca o en la garganta. El reflujo puede convertirse en una condición crónica; y tanto el reflujo como la esofaguitis, pueden desatar el esófago de barrett. Cuando se sufre de esta condición, las células que cubren las paredes del esófago cambian y se pueden volver cancerigenas.

El estrés y la mala alimentación se cree que están relacionadas con el reflujo. Incluso genéticamente se puede nacer predispuesto a sufrir de estos problemas gastrointestinales. Cuando se sufre continuamente de estrés, el acido de las hormonas antiestrés dañan la válvula del esófago. Al igual que el exceso de alimentos irritantes, procesados y refinados destruyen el tejido de dicha válvula.

La gente que sufre de hernia hiatal por lo general, también sufre de acidez; esta, causada por ciertas enfermedades entre ellas de la vesícula, ciertos medicamentos, por mal pasarse, por abusar de alimentos picantes, irritantes, con demasiados condimentos, comida frita, alcohol, café, chocolate, jugos cítricos comerciales e incluso fruta cítrica.

SUGERENCIAS UTILES

- Acostarse de lado izquierdo ayuda a mantener el estomago por un lado y debajo del esófago, previniendo que el acido digestivo suba al esófago.
- Al primer síntoma de ardor en el pecho, garganta o tos seca, toma un vaso de 8oz de agua y una capsula de ajo o una cucharada de zábila fresca.
- Toma 2oz de jugo de papa con piel diluido en 2oz de agua antes de dormir o en un momento de dolor.
- Toma jugo de repollo crudo en ayunas y antes de cada comida. Si el repollo crudo te causa irritación, ardor o inflamación estomacal, primero hierve ½ repollo en 1 litro de agua antes de molerlo. El agua donde se hierve el repollo se toma como agua de uso.
- Divide en dos lo que solías comer para que comas porciones más pequeñas de comida pero con más frecuencia. 5 mini comidas al día son mas fáciles de digerir que 2 o 3.
- Asegúrate de no pasar mas de 4 horas con el estomago vacío.
- Come caldos, purés de vegetales, ensaladas con vegetales finamente picados o rallados, toma jugos de vegetales con el jugo de limón verde fresco, come fruta entera fresca y mastica bien.
- Sobre tus ensaladas, agrega una pizca de sal de mar, limón y aceite de oliva en lugar de aderezos comerciales, estos son altos en grasa saturada y grasas trans.
- Evita comer de prisa, de mal humor o bajo estrés.
- No tomes agua o líquidos mientras comes excepto cuando la digestión es demasiado lenta. Si esto ocurre: mientras comes toma sorbitos pequeños de la mezcla de

2oz de agua con una cucharadita de vinagre de manzana orgánico "Apple Cider Vinager".

- Evita jugos comerciales y fruta cítrica, bebidas carbonatadas, grasa saturada, menta, azúcar refinada, cebolla y jitomate, chile, vinagre, productos lácteos excepto yogurt natural, kéfir o yogurt de búlgaros. Evita chocolate, café, sodas, productos con cafeína, nicotina, especias secas, vinagre (excepto el de manzana) y no tomes suplementos digestivos que contengan HCl (hydrochloric acid).
- Cuidado con los antiácidos de la farmacia: muchos de estos medicamentos tienen cantidades excesivas de sodio, aluminio, calcio y magnesio. El uso continuo de estos antiácidos, puede causar desbalances peligrosos con el resto de minerales aumentando el riesgo de sufrir de hipertensión, alzhéimer, osteoporosis, tumores, agrandamiento de próstata, impotencia y grumos en los senos.
- Haz ejercicio para que reduzcas el estrés. Sal a caminar, a pasear en bicicleta y haz ejercicio aeróbico de bajo impacto. No corras ni levantes pesas hasta no sanar.
- Evita presión en el estomago.
- Toma de 10 a 12 vasos de agua durante el día. Cada que tomes agua que sea en raciones de entre 4 y 8oz cada hora o cada hora y media.

VITAMINAS

Bromelaína
Multivitaminas con Minerales
Vitamina C en forma de "sodium ascorbate" o "Buffered"
Complejo B de 50mg
Te de Raíz Ginger
Sleppery Elm
Golden Seal
Vitamina B-12 de 1000 a 2000mcg al día Acidophilus
Lactobacillus
Capsulas de Ajo 2oz de Jugo de Papa cruda antes de dormir Una cucharada de pulpa de sábila fresca antes de cada comida

DGL (Deglycyrrhizinated Licorice) no se debe tomar si se sufre de alta presión.

Infusión de manzanilla una semana si y una semana no (tomarla todos los días por largos periodos de tiempo, puede elevar la presión).

Glycine, este aminoácido ayuda a reparar tejido cuando se sufre de hernia hiatal. Se toman de 500 a1000mg antes del desayuno y antes del almuerzo con 8oz de agua. Se toma solo por 2 semanas o un mes.

Nota: Sigue las instrucciones de los frascos y no tomes dosis mas altas. Si tomas medicina convencional, toma vitaminas 2 horas antes o después de tus medicamentos.

ESTREÑIMIENTO

El estreñimiento, podría ser es el resultado de una mala alimentación y una digestión pobre causada por falta de fibra, por no tomar agua, por un estilo de vida sedentario en el que no se acostumbra el ejercicio físico, por exceso de hierro, por tensión nerviosa, o por intolerancia a ciertos alimentos. Aunque también podría ocurrir al tomar ciertos medicamentos o pastillas para el dolor.

¿CUANTAS VECES ES NORMAL EVACUAR?

Si tienes tres evacuaciones o menos en una semana, se puede decir que sufres de estreñimiento. Pero, así como puede ser normal que ciertas personas evacuen 2 o 3 veces al día, también puede ser normal que haya personas que solo evacuen cada 2 o 3 días. Todo depende de si quedas o no con la sensación incomoda de no haber eliminado toda la basura interna de los intestinos. Cuando se sufre de estreñimiento, el excremento por lo general es duro, seco y a veces es doloroso obrar. Si este problema se vuelve crónico, no solo tendrás consecuencias inmediatas como dolor y sangrado al evacuar, sino que con el tiempo podrías llegar a tener problemas más serios de salud como colitis y cáncer de colon.

LAXANTES VS CANCER DE COLON

Si duras 3, 4, 5 o mas días con indigestión y sin poder evacuar, o peor aun si duras hasta 2 semanas sin poder ir al baño, lo mas seguro es que necesites visitar a tu doctor, y por supuesto cambiar tus hábitos alimenticios y estilo de vida para prevenir cualquier problema grave que pueda causar algún tipo de cáncer. Si no tienes dolores de estomago intensos, sangrado al evacuar y fiebre, lo mas seguro es que comiendo saludablemente se corrija el problema. Si acostumbras tomar laxantes, lo primero que debes saber es que los laxantes te van a funcionar por un tiempo, después cuando los dejes de tomar, tu cuerpo se va a estreñir aun más, porque ya lo acostumbraste a no trabajar por si solo. Si usas laxantes diariamente por un año, se cree que esto pueda causar cáncer de colon y si ha habido cualquier tipo de cáncer en la familia, ese riesgo aumenta más. Algunos medicamentos no solo causan estreñimiento sino que lo empeoran, como las pastillas para la alta presión, los antidepresivos, antihistamínicos (para las alergias) y todo tipo de pastillas para calmar el dolor especialmente las prescritas como "vicodin".

Además de una buena alimentación, es necesario que tengas disciplina y entrenes a tus intestinos a obrar. ¡Si! aunque parezca gracioso es cierto. Cuando tienes deseos de ir al baño, pero por estar ocupado (a) prefieres esperar un rato mas, cuando finalmente vas al baño, tus intestinos ya se olvidaron de su necesidad natural. Esa necesidad se da normalmente después del desayuno, la comida o la cena. Por ejemplo, si te sientes más cómoda (o) ir al baño por la noche, entonces después de cenar, siéntate en el baño por algunos 10 minutos aunque no tengas deseos de ir. Con la práctica vas a acondicionar a tus intestinos a evacuar con más facilidad a cierta hora.

ALIMENTOS VENENO PARA EL INTESTINO

Evita las grasas saturadas, los alimentos fritos y exceso de carnes y productos lácteos, este tipo de alimento retrasan hasta por 20 horas la digestión y causan estancamiento y putrefacción, gases y toxinas en el intestino grueso. Recuerda que los censores del sistema nervioso están conectados a los intestinos; por ende, la tensión, el cansancio, el estrés y las preocupaciones, no solo afectan al sistema nervioso, sino también a los intestinos. Así que, toma unos minutos al día para relajarte, dedica tiempo a tu cuerpo, haz ejercicio, practica la meditación y la respiración profunda y ríe con más frecuencia; la risa estimula no solo el sistema inmunológico y nervioso, sino a los intestinos también.

HEMORROIDES

Las hemorroides son básicamente el resultado de un estreñimiento crónico por falta de fibra vegetal, quizás sean parcialmente hereditarias, podrían ser por falta de bacteria amigable, por estrés y por un estilo de vida sedentario. Cuando hay estreñimiento crónico y se trata de evacuar, la presión que se usa para forzar la eliminación de las heces fecales duras, rompe algunos capilares del colon causando sangrado y cicatrización. Esta cicatrización son básicamente las 'hemorroides' y pueden estar ahí sin causar problemas o pueden desaparecer con el tiempo una vez que se cura el estreñimiento.

Lo que se recomienda es llevar al pie de la letra las instrucciones de esta sección de estreñimiento. También puedes aplicar –si es el caso- directamente en las yagas (hemorroides) la siguiente mezcla: pulpa de sábila fresca, el polvito de una capsula de 'acidophilus' y el aceite de una vitamina "E".

ALIVIANDO EL ESTREÑIMIENTO CON FIBRA

La fibra ayuda a formar heces fecales suaves y voluminosas, y la fibra se encuentra en muchas verduras, frutas y granos. Empieza a comer fibra gradualmente en cantidades pequeñas para que tu organismo se acostumbre lentamente. Limita los alimentos que contienen poca o nada de fibra como helado, queso, carne, papitas fritas, hamburguesas, pizza y alimentos procesados como cereales y puré de papas, o alimentos congelados y prefabricados. Asegúrate de tomar 2 o 3 litros de agua cuando agregas fibra a tu alimentación, de otra forma, el estreñimiento puede empeorar.

NO ABUSAR DE UN SOLO TIPO DE FIBRA

Lo ideal es consumir: Solo 5g de fibra del mismo tipo de alimento. Por ejemplo, no es recomendable consumir 15g de fibra procedente de lentejas. Esto causa gases, dolor abdominal y estreñimiento. Es mejor consumir 5g de fibra procedente de lentejas, 4g de fibra procedente de ensalada y 4g de fibra procedente de vegetales a vapor o fruta. Esta combinación previene la indigestión y mejora el estreñimiento.

Todos los alimentos procedentes de las plantas como frutas, vegetales, granos, semillas y frijoles tienen fibra. Pero no toda la fibra es la misma. La fibra se puede dividir en dos tipos.

- Fibra soluble: Este tipo de fibra la encontramos en alimentos como chícharos, ejotes, hojuelas de bran y de avena, semillas de linaza, frutas como naranjas, manzanas y peras y en vegetales como zanahoria. Este tipo de fibra soluble, en el estomago se une a los "fatty acids" (grasas buenas) y prolonga el tiempo de digestión. Esto es bueno porque ayudan a regular los niveles de azúcar en la sangre y a eliminar el exceso de colesterol malo (LDL) de los alimentos.

- Fibra insoluble: este tipo de fibra la encontramos en alimentos de grano entero, cereales, arroz integral, frijoles, lentejas (también tiene fibra soluble), raíz vegetal, coliflor, ejotes y en la piel de la fruta. Este tipo de fibra insoluble ayuda a remover la toxina del colon, a mejorar o prevenir el movimiento intestinal irritable y proporciona balance en la acidez del intestino grueso. El acido en el intestino es vital para prevenir la proliferación de bacteria mala y disminuir los riesgos de cáncer de colon.

ALIMENTOS ALTOS EN FIBRA

FRUTA	CANTIDAD	FIBRA (gramos)
Manzana con piel	1 mediana	5.00
Platano	1 mediano	3.92
Blueberries	1 taza	4.18
Melones (varios)	1 taza	1.28
Toronja	½ mediana	6.12
Naranja	1 mediana	3.40
Durazno	1 mediano	2.00
Pera	1 mediana	5.08
Raspberries	1 taza	8.34
Fresas	1 taza	3.98

VEGETALES	CANTIDAD	FIBRA (gramos)
Aguacate (fruit)	1 mediana	5.00
Betabel cocido	1 mediano	3.92
Broccoli cocido	1 taza	4.18
Coles de Bruselas	1 taza	1.28
Repollo cocido	½ mediana	6.12
Zanahoria cruda	1 mediana	3.40

VEGETALES	CANTIDAD	FIBRA (gramos)
Zanahoria cocida	1 mediano	2.00
Coliflor cocido	1 mediana	5.08
Repollo crudo	1 taza	8.34
Collard greens, cocido	1 taza	3.98
Ejotes	1 taza	3.95
Apio	1 barita	1.02
Kale, cocido	1 taza	7.20
Chicharos, cocidos	1 taza	8.84
Pimientos	1 taza	2.62
Papa al horno con piel	1 mediana	4.80
Espinacas cocidas	1 taza	4.32
Calabaza fresca	1 taza	2.52
Papa dulce (camote)	1 taza	5.94
Swiss chard, cocido	1 taza	3.68
Jitomate	1 mediano	1.00
Calabasa amarilla	1 taza	5.74
Cereal Bran	1 taza	8.00
Pan grano entero	1 rebanada	2.00
Avena	1 taza	3.00
Arroz integral	1 taza	3.00

TOMA SUFICIENTES LÍQUIDOS

Los líquidos ayudan a que las heces fecales se mantengan suaves y facilitan su evacuación, por lo que es importante tomar suficiente líquido. Trata de no tomar líquidos con cafeína o alcohol. La cafeína y el alcohol tienden a deshidratar el cuerpo. Toma agua con limón, 30 minutos antes de cada comida. Toma agua con semilla de chía previamente remojadas por12 horas y preparada con limón, fruta fresca y un poco del endulzante "stevia". Toma Té "Rooibos" (Té Rojo) par mejorar la digestión y semillas mixtas molidas (linaza, girasol y pepita de calabaza). Estas semillas se compran enteras y se muelen en la licuadora en seco por separado y en partes iguales, luego se mezclan en un contenedor con tapadera. Si compras las semillas molidas, no sabes desde cuando las molieron y quizás sus aceites esenciales ya hayan desaparecido.

HAZ EJERCICIO: El hacer ejercicio ayuda a mantener el sistema metabólico encendido y ayuda a digerir mejor.**NO ABUSES DE LA MEDICINA PRESCRITA o de mostrador:** La mayoría de medicamentos causan estreñimiento o lo empeoran como: pastillas para la alta presión, antihistamínicos, pastillas para calmar el dolor con codeína, algunos antiácidos, pastillas de hierro, diuréticos (pastillas para eliminar el agua) y antidepresivos. Con esto no quiero decir que dejes de tomar tu medicina; solo quiero que analices tu alimentación y la modifiques. Aun tomando ciertos medicamentos, si comes sano, puedes prevenir el estreñimiento.

SUPLEMENTOS:

Multivitaminas con minerales, una con el desayuno y una con el almuerzo.Bromelaína, una capsula 2 o 3 veces al día entre comidas. Kyo Dophillus with Enzymes, una capsula después de cada comida. Hydrochloric acid también conocido como Betain (HCI), una capsula después de la comida y otra después de la cena (este suplemento se debe evitar si sufres de reflujo).Senna, Ojo: una capsula con la cena, si al siguiente día no se mejora la condición, tomar una capsula después del almuerzo y otra después de la cena. Si esto no mejora aun el estreñimiento, entonces toma una capsula después de cada comida. Pero empieza por una capsula por la noche o con la cena.

LICUADO PARA LIMPIAR EL INTESTINO GRUESO

En 8 o 10oz de agua, muele ¼ de taza de apio fresco, ¼ de taza de perejil y sin colar sírvelo en un vaso, agrégale el jugo de 2 limones verdes frescos y una cucharadita de aceite de olivo. Este licuado se puede tomar en ayunas por 14 días o antes del desayuno y antes de la cena por 7 o 14 días.

Después de esta limpieza, se puede tomar 2 veces a la semana en ayunas o antes de cenar. Es opcional seguirlo tomando de vez en cuando. No se recomienda tomarlo de por vida, porque es casi imposible hacerlo, por lo general el cuerpo se cansa de lo mismo. Puedes rotar los vegetales y agregar algo de fruta; así, si es posible tomar licuados con más frecuencia. Una forma súper sana de mantener un aparto digestivo en optimas condiciones y perder peso o mantenerse en su peso ideal.

```
     #520   02-13-2020 05:04PM
Ejemplar(es) prestado(s) a p14241018.

T=TULO: Las herramientas del cuerpo : cu
CODIGO de BARRA: 3190105598527192ccc
DUE DATE: 03-05-20


           Pickleweed Library
       San Rafael Public Library
```

Nota: Haz esto como si fuese un ritual para tu aparto digestivo. Asegúrate de consumir en cada una de tus comidas, algún vegetal crudo rallado y unas hojas de algún tipo de lechuga. Si puedes mas de 3 veces al día, mucho mejor.

ESTRES

NUTRICION ANTI ESTRÉS

El estrés, el causante principal de la mayoría de enfermedades. Se cree que el 70 u 80 por ciento de enfermedades están relacionadas con el estrés, y que 9 de cada 10 visitas al medico son por condiciones desatadas por estrés crónico. El estrés no se puede evitar, menos en un país tan avanzado come este (US), pero si se puede aprender a manejarlo y mantenerlo bajo control.

¿QUÉ ES ESTRÉS?

El estrés es una reacción normal de nuestro cuerpo causada por el ambiente exterior e interior; o sea, por lo que pensamos y sentimos. Es una reacción normal al peligro por nuestro mecanismo de defensa llamado "fight or flight", pelea o vuela. El estrés también lo causa el exceso de responsabilidades que aceptamos y que por falta de tiempo no cumplimos. El estrés moderado se puede utilizar como motivador para lograr mas metas y ser más productivos con nuestro tiempo, pero cuando hay estrés constantemente, es contraproducente.

Cuando te estresas, cuando te enojas, cuando te preocupas, o te asustas, estimulas la glándula pituitaria, y esta glándula produce o libera la hormona "ACTH" (adrenocorticotropic), la cual activa las glándulas adrenales encargadas de enfrentar el estrés. Cuando estas glándulas producen adrenalina, noradrenalina o catecolamina (hormonas anti estrés), el corazón se acelera y se eleva la presión sanguínea; esta sangre empieza a fluir por los tejidos y en el cerebro, disminuyendo la presión sanguínea del aparato digestivo. El hígado produce y libera mas glucosa y grasa para que tengamos mas energía en ese momento de peligro conocido como "o peleas o corres". ¿A quien no le ha sucedido que cuando alguien amenaza tu seguridad o la de tus hijos, le surge una energía increíble instantánea? Como la frase popular que dice: "me salio una energía hasta de donde no".

Pues esa energía, es precisamente la reacción del mecanismo de defensa.

El mecanismo de defensa del cuerpo, acelera el metabolismo, y si el estrés te llega alrededor de la hora de comer, cuando comes ya no tienes energía para digerir. Eso explica, porque cuando comes de mal humor o con mucho estrés sufres de indigestión. Y es que el cuerpo se gasta los nutrientes más rápido de lo debido en ese episodio de nuestra vida dramática, y ahora necesita más nutrientes para satisfacer el hambre del sistema metabólico que prendimos por un coraje, una preocupación o con un pensamiento de odio o resentimiento.

Según especialistas como el psicólogo Dr. Eduardo López Navarro, la mayoría de mujeres nos preocupamos por cosas que el 90% de ellas, nunca pasan. Entonces, ¿para que aumentar más el estrés del que ya tenemos?

Para mejorar tu estado anímico y quitarle algo de estrés a tu vida, aprende a respirar apropiadamente. Por la mañana, por la tarde y luego por la noche repite el mismo ejercicio de respiración profunda. Primero respira profundamente por la nariz y detén la respiración por 7 segundos, luego exhala lentamente contando 14 segundos. Esta oxigenación reduce el estrés increíblemente. Esta respiración se puede practicar mientras trabajas, conduces, cocinas etc.

CUESTIONARIO PARA MEDIR TUS NIVELES DE ESTRÉS

¿Tu nivel de energía ha disminuido últimamente?

¿Eres una persona competitiva en tu trabajo, en el deporte, o en tus relaciones con tus amistades o pareja?

¿Sientes que trabajas más que tus demás compañeros?

¿Te has dado cuenta que por lo general haces varias labores o tareas a la vez?

¿Te desesperas fácilmente si la gente o circunstancias te hacen esperar?

¿Te sientes culpable cada vez que intentas relajarte o descansar?

¿Te enojas o frustras fácilmente?

¿Necesitas que constantemente se te reconozcan tus esfuerzos y logros?

¿Estas inseguro (a) de tus metas?

¿Tienes problemas para dormir, y si duermes algo, no descansas y por la mañana despiertas con tu mente y pensamientos acelerados?

¿Se te hace difícil decirle 'no' a la gente?

¿Por lo general te encierras en tus problemas y escondes tus verdaderos sentimientos?

¿Siempre andas de prisa para llegar a algún lugar o para terminar algo?

¿Tienes situaciones estresantes en tu vida por tiempo prolongado?

¿Alguna persona cercana a ti ha muerto recientemente?

¿Estas pasando por un divorcio o se rompió tu relación de pareja?

¿Tuviste que dejar tu trabajo recientemente o te despidieron?

¿Estas cambiándote de vivienda?

¿Sientes que tienes baja auto estima y poca seguridad personal?

¿Comes para sentirte mejor emocionalmente aunque no tengas hambre?

RESULTADOS

Si respondiste si de 0 a 4 preguntas: El estrés afecta muy poco tu salud. ¡Felicidades! Sigue comiendo sano y haciendo ejercicio.

Si respondiste si de 5 a 10 preguntas: Tu estrés es algo moderado, pero podría estar afectando tu salud. Es tiempo de hacer un auto análisis de tu vida y ciertas modificaciones.

Si respondiste si a más de 11 preguntas: Lo más probable es que la mayoría o todos tus problemas de salud se deriven del estrés. Es tiempo no solo de hacer un auto análisis de tu vida sino muchas modificaciones en tu estilo de vida.

RECOMENDACIONES

EJERCICIO: Si respondiste si a mas de 5, especialmente a mas de 11 preguntas del cuestionario, es vital que empieces a hacer ejercicio apropiado inmediatamente. La falta de ejercicio o el ejercicio extremo, ambos son contraproducentes. Ejercicios como Yoga y Pilates junto con ejercicio cardiovascular y algo de meditación son cruciales para prevenir un ataque al corazón. El ejercicio ayuda a oxigenar las células del cuerpo, fortalece el sistema inmunológico, elimina exceso de toxina y basura interna del cuerpo y mejora el funcionamiento del sistema nervioso central.

ALIMENTACION: Comer nutritivamente es vital para enfrentar el estrés; la falta de vitaminas y minerales en la alimentación, no permite el enfoque en lo que piensas o haces. Por lo que se recomienda que lleves una alimentación balanceada en la que consumas alimentos altos en antioxidantes como frutas y verduras de todos los colores, especialmente vegetales crudos o semi crudos.

DIFERENTES TIPOS DE ESTRÉS

Estrés físico: demasiado ejercicio, trabajo físico pesado, y/o dar a luz.

Estrés químico: contaminación ambiental, la exposición a pesticidas y a químicos que encontramos en limpiadores, químicos en medicamentos, drogas de la calle, alcohol, cafeína y nicotina.

Estrés mental: demasiadas responsabilidades, falta de tiempo, perfeccionismo, ansiedad, preocupación, tristeza e irritabilidad.

Estrés nutricional: deficiencia en vitaminas y minerales, falta de carbohidratos complejos, excesos de proteína y grasas, deficiencia de proteína y reacción alérgica a ciertos alimentos.

Estrés traumático: infecciones, accidentes, fracturas, quemaduras, cirugías y temperaturas extremas.

Estrés psico-espiritual y emocional: relaciones amorosas, problemas financieros, presión en la escuela o en el trabajo, problemas familiares, metas en la vida, miedo a que la felicidad se termine, felicidad extrema causado por la euforia, resentimientos, depresión, ira, frustración y deseos de venganza.

FACTORES QUE NOS ESTRESAN DIARIAMENTE

Tú forma de ver e interpretar la vida

Estado financiero

Cambio de domicilioInfracciones de transito

Exámenes en la escuela, de manejo, de ciudadanía, etc.

Conocer a alguien que te gusto o que no

Educar a tus hijos

Exigencias de tu jefe y compañeros negativos

Retos en tu trabajo... que tienes que ser mejor

Perdida de trabajo

Retos emocionales de pareja

Miedo a la soledad

Cambios familiares, matrimonio, divorcio, separación

Retos de salud

Cambios inevitables en la vida: adolescencia, vejez, embarazo, menopausia y muerte de un ser querido.

DESHAZTE DEL ESTRÉS

El estrés no es el problema... el problema es que no sabemos enfrentarlo o manejarlo. Todo mundo conocemos a alguien de temperamento fuerte pero que se sabe controlar. ¿Quien no pasa por experiencias negativas y tristes en la vida? Es normal que nuestro mecanismo de defensa se active cuando estamos en peligro; desafortunadamente, la mayoría de nosotros acondicionamos nuestro cuerpo a pensar que todo lo que nos incomoda es una forma de peligro.

Como los problemas jamás van a desaparecer, es tiempo de aprender a manejarlos. Entonces, depende de nosotros que cambiemos el significado de las cosas para no activar el mecanismo de defensa innecesariamente; el cual, si se activa y libera hormonas anti estrés y no las utilizamos o no haces ejercicio, estas se almacenan en las áreas mas vulnerables del cuerpo. Algunos tenemos por genética más vulnerable el sistema nervioso, otros el sistema óseo y/o el sistema inmunológico entre otros. Hacer ejercicio, ayuda a eliminar los excesos de hormonas antiestrés a través del sudor así que, hay que hacer ejercicio y cambiar el significado a las cosas que no nos gustan.

TECNICAS "A LA NAVARRO"

Existe una técnica antiestrés que recomienda mi amigo y psicólogo Dr. Eduardo López Navarro, la cual funciona: cuando te empieces a frustrar y a desesperar porque las cosas no resultan como tu quisieras, tienes que interrumpir ese patrón o mal habito. En cuanto identifique el problema, interrumpe la emoción haciendo otra cosa, lo que sea, como contar números, mejor aun si estas frente a la persona con la que acostumbras pelear y con quien deseas dejar de hacerlo. Esa persona al ver tu reacción, lo más probable es que te pregunte que sucede o que se ría. Y eso es precisamente lo que deseas lograr, interrumpir la discusión y el patrón de comportamiento ante el estrés. Si no identificas el problema, no lo podrás corregir.

Si nos ponemos a analizar a las personas que nos estresan, ninguna, o por lo menos la mayoría de persona NO están buscando algo premeditadamente para afectarnos, cada quien esta ocupada en sus problemas y no tiene tiempo de pensar como hacerte enojar. Entonces, como dice el Dr. Navarro "no lo tomes personal". Quizás la persona es tan miserable en su vida que ni cuenta se da que te esta tratando mal o que te quiere arrastrar a su miseria sin darse cuenta.

Cualquier asociación que le demos a una situación en nuestro sistema nervioso, va a determinar nuestra reacción y comportamiento. Si tu sistema nervioso asocia el mal trato de una recepcionista con el maltrato de tu mama o con el de tu ex esposo o de tu suegra, tu mecanismo de defensa va a reaccionar como si estuvieras en peligro; esa sensación de peligro todos la expresamos de diferentes formas como enojo, depresión, aislamiento, violencia, burla, ironía, etc. Por eso algunos hombres son violentos y otros son abusados, porque también existe el abuso por parte de la mujer entre parejas. Muchas mujeres que abusan de sus parejas, abusan de ellos por miedo. Este tipo de mujeres, probablemente crecieron entre gritos, humillaciones y golpes. Ahora que, el miedo a ser nuevamente humilladas, manipuladas y lastimadas física o emocionalmente, activa el mecanismo de defensa. Y hay que recordar que este, se expresa en ocasiones con violencia, sumisión, depresión, manipulación, aislamiento, etc.

MÁS TERAPIAS PARA EL ESTRES

- Busca un pasatiempo: haz algo que te guste, ve a nadar, juega algún deporte, vete a caminar con tu mejor amigo (a), practica yoga y lee un buen libro. El Dr. Navarro tiene excelente literatura en su página www.lopeznavarro.com.

- Expresa tus sentimientos: callar lo que sientes aumenta el estrés y el dolor. Escribe todo lo que tengas en la mente en un diario, o si temes que alguien lea lo que escribes, después de escribir todo lo que piensas y sientes, destrúyelo.

- Duerme bien. Descansar te ayuda a deshacerte de la tensión y a cargarte de energía.

- Aprende ejercicios de relajación: estos reducen el estrés físico y mental. Practica hasta que logres, sentarte en silencio sin pensar nada negativo.

- Haz ejercicio: Este te da energía a través del oxigeno y en el sudor dejas la contaminación del cuerpo y el exceso de hormonas antiestrés.

- Esfuérzate por llevártela bien con tu pareja y familia: Pon todo de tu parte para que funcionen tus relaciones, si aun así no funcionan, aléjate de quienes te hagan mal.

- Selecciona mejor tus amistades: busca amigos que disfruten de cosas sanas como las que a ti te gustan.

- **Ama:** hacer el amor con tu pareja mejora la circulación de la sangre, fortalece el sistema inmunológico y eleva la 'serotonina' uno de los químicos naturales de bienestar del cerebro.

- Come saludablemente y a tus horas: nutre tu cuerpo, quiérelo, cuídalo, si tú no lo cuidas, nadie lo va a cuidar. Comer a tus horas, previene los choques de glucosa, baja energía física y mental, irritabilidad, hambre excesiva de noche y antojos por azucares.

- Tú si puedes cambiar. Es imposible cambiar a otros. Pero cuando tú cambias primero, obligas sin palabras a que otros cambien la forma en que reaccionan a tu nuevo comportamiento.

PLANTAS RELAJANTES

- Raíz de Valeriana

- Manzanilla Alemana

- Vervain

- Catnip

- Hops

- Te "Rooibos"

- Extracto de raíz de Licorice en su forma activa "DGL" tiene efecto anti inflamatorio.

- La raíz de Siberian Ginseng en té o capsula, también es una planta antiestrés. Esta raíz la pueden utilizar personas con alta presión (el Ginseng rojo pueden elevar la presión)

- Raíz Black Cohosh

- Te de Lupulin

- Lemon Balm

Nota: Estas plantas se pueden conseguir en forma de planta, en capsula o en extracto. Prueba una a la vez hasta que encuentres la que a ti te funcione mejor. Se pueden tomar hasta 3 diferentes plantas en diferentes horas del día.

Una de las mejores maneras de controlar el estrés, es a través de una buena alimentación. Los antioxidantes reducen los radicales libres que tanto estrés le causan a los órganos y le abren la puerta a las enfermedades. Frutas, vegetales, alimentos de grano entero, semillas nueces, pollo, pescado son altos en nutrientes y en antioxidantes. Algunos de los alimentos altos en antioxidantes son: Frambuesas, uvas, zanahoria, durazno, chabacano, cebolla, ajo, pimiento, espinacas, "brócoli", chícharos, jitomate crudo y cocido, repollo, aguacate y semillas.

SUPLEMENTOS:

Multivitaminas con minerales

Omega 3

CoQ-10

Extracto de semilla de uva

Vitamina C con Bioflavonoides

Vitamina B-5 200 a 500mg al día

Royal Jelly, ¼ de cucharadita 2 veces al día

Holly Basil

Nota: Lee y sigue las instrucciones de los frascos.

FATIGA CRÓNICA

El síndrome de fatiga crónica no es una enfermedad pero sus síntomas se confunden y son mal diagnosticados y confundidos con la influenza, infecciones, depresión o hipocondría (enfermedades imaginarias para llamar la atención de otros). Por eso, cuando vas al doctor no te encuentra nada aunque te sientas enferma. Este problema no es fácil detectar porque sus síntomas son similares a los de otras enfermedades que si no las padeces, los doctores creen que solo es estrés o depresión.

SÍNTOMAS DE FATIGA CRÓNICA

Los síntomas de la fatiga crónica son dolor muscular y de articulaciones, depresión, ansiedad, dificultad para concentrarse, baja presión, fiebres, irritabilidad (coraje), cambios repentinos de animo, perdida de apetito sexual, dolor y problemas intestinales, candidiasis, falta de apetito, problemas para dormir, piel amarilla, escalofríos nocturnos, congestión nasal, sensibilidad a la luz y al calor, problemas linfáticos y problemas de la garganta.

CAUSAS DE LA FATIGA CRÓNICA

- Exceso de basura interna o toxina en el cuerpo e hígado.
- Sistema inmunológico deficiente.
- Estrés por largos periodos de tiempo.
- Desbalances internos de algún o algunos órganos.

Como no se va a tener tanta toxina interna y desbalances con el estilo de vida estresante, rápido y sintético en este país. La mayoría de gente en USA come "casi plástico con sabor a comida". Este tipo de comida esta fabricada por las manos del hombres con altas cantidades de almidones, jarabes, grasas 'trans', sabores y colores artificiales y con ciertos aditivos que causan adicciones a estos alimentos "sintéticos".

Por otra parte, las carnes con las que alimentas a la familia, lo mas seguro es que están curadas con sales como nitritos y nitratos, las cuales pueden causar cáncer), también son carnes que proceden de animales a los que se trato con antibióticos y se les inyecto hormonas para hacerles crecer mas rápido en poco tiempo. Este tipo de hormonas termina en tu cuerpo, causando desbalances hormonales y haciéndote engordar como lo hizo con el animal de la carne que ahora comes.

Desafortunadamente, el estilo de "vida moderna" de este país donde se consumen cantidades descabelladas de alcohol, cafeína, nicotina, grasa, azúcar y drogas recreacionales, también es uno de los países lideres con mas enfermedades degenerativas y obesidad. El estrés a causa de la vida rápida de una persona y las justificación por las que no descansa ni duerme 8 horas diarias ni hace ejercicio regularmente, son algunos de los factores que aumentan el riesgo de sufrir de diabetes, obesidad y fatiga crónica.

COMO DESHACERSE DE LA FATIGA CRÓNICA

RECUERDA: "O cambias tu estilo de vida, o te mueres".

El hígado desintoxica el cuerpo mientras dormimos; pero, si cenas y luego te vas a dormir, especialmente si tu cena fue muy pesada, el aparto digestivo interrumpe el trabajo del hígado. Ahora que, entre mas toxina consumiste durante el día, más síntomas de desintoxicación vas a tener por la mañana.

SIETE PASOS PARA DESHACERTE DE LA FATIGA CRÓNICA

- Quiere y conoce más tu cuerpo; cuídalo, cambia tu estilo de vida.
- Cena a más tardar 3 horas antes de irte a dormir.
- Toma 2 o 3 litros de agua natural (el café, la soda y los jugos de fruta comerciales no son agua).
- Come ensaladas crudas antes de cada comida, y en lugar de aderezos comerciales altos en grasa saturada y químicos que

puden causar canceres, utiliza aceite de olivo, sal de mar y limón.

- Deshazte del estrés haciendo ejercicio o practicando algún deporte físico. El ejercicio provee oxigeno al cerebro y a las células del cuerpo, proporcionando con ello energía inmediata. El ejercicio mejora la circulación y destruye la grasa; y si hay buena circulación, el cuerpo elimina la toxina más fácilmente.
- Diviértete sanamente y limita todo lo que ensucie tu organismo y mente.
- Toma agua tibia con limón en cuanto te levantes, jugos de vegetales y raíces, vitaminas y minerales, algas marinas, te verde, te blanco, Acidophilus, Coenzima Q-10, lecitina granulada, germen de trigo, omega 3 y 8oz de agua con el jugo de 1 o 2 limones verdes grandes antes de cada comida.

Importante: Ten en mente que lo que no te nutre, te roba nutrientes; es decir, lo que no tiene vitaminas y minerales, te roba energía inmediatamente. La grasa saturada para ser digerida, gasta la glucosa del cerebro y este, se queda sin glucosa, y la glucosa es la fuente de energía principal del cerebro y del cuerpo. La fatiga crónica puede dañar las glándulas adrenales. Asegúrate de contestar el cuestionario de las glándulas adrenales para ver si el estrés es el causante de tu fatiga crónica. Cuando vayas al medico, pide que te hagan todos los análisis correspondientes para descartar ciertas condiciones de salud como el origen de tu fatiga crónica entre ellas anemia, hipotiroidismo, premenopausia, embarazo, cáncer, alergias, desnutrición etc.

FIBROMIALGIA

La Fibromialgia es entre los cientos diferentes tipos de artritis, uno de los 5 más comunes en este país. Este tipo de artritis afecta el sistema músculo esquelético y es fácilmente confundido con fatiga crónica; aunque el dolor muscular predomina en el caso de la fibromialgia. Anteriormente, la fibromialgia era llamada "fibromyositis". Esta condición tiene que ver con la inflamación de nervios y tendones, y la fibromialgia no causa inflamación. Aunque es más común que las mujeres sufran de fibromialgia, también los hombres la padecen.

La fibromialgia es una condición compleja y crónica que causa dolor profundo, especialmente en el cuello, nuca, espalda, hombros, parte baja de la espalda, parte superior del pecho, y en muchos casos hasta en las piernas, pero no causa inflamación. El dolor de la fibromialgia esta presente en los tejidos fibrosos, músculos, tendones, ligamentos y otras partes del cuerpo, y este dolor provoca un tipo de ardor punzante que aumenta por las mañanas y que causa dolor de cabeza crónico, insomnio, movimiento intestinal irritable, PMS, ansiedad, palpitaciones, ojos y boca seca, mareos y sensibilidad en la piel.

CAUSAS DE LA FIBROMIALGIA

La depresión esta ligada con la fibromialgia, y el estrés esta ligado con diferentes condiciones de salud como depresión, enfermedades del sistema nervioso, problemas cardiovasculares y desbalances adrenales. Se cree que es mas común entre personas con historial de depresión crónica, enfermedades cerebrales, abuso sexual, violencia doméstica, alcoholismo y por ciertas condiciones de salud como candidiasis, anemia, parásitos, hipoglucemia, hipotiroidismo, envenenamiento de la sangre con metales tóxicos como el mercurio del amalgaman (relleno dental). La diferencia entre la fibromialgia y el resto de enfermedades con síntomas similares son los diferentes 'puntos claves' donde el dolor muscular se siente con tan solo tocar. Estos puntos clave se encuentran: en el área del cuello donde se une a la cabeza, en la nuca, hombros, pecho, en medio de las rodillas, de los codos, en la cadera, en la vértebra del cuello inferior, en medio de la segunda costilla, en el hueso de la parte superior de las piernas, en los músculos de la espalda y en los músculos de los glúteos.

Otros problemas de salud relacionados con la fibromialgia: Alergias químicas, ambientales y alimenticias, mareos, fatiga severa, dolores crónicos de cabeza, movimiento intestinal irritable (diarrea o estreñimiento), dolor de quijadas, dolores y problemas menstruales, sensibilidad a la luz o ruido, reacción alérgica o intolerancia a productos lácteos, dolores musculares por la mañana o al caminar y problemas de la piel.

¿QUE EMPEORA LA FIBROMIALGIA?

Lo que empeora cualquier problema de salud, en este caso la fibromialgia, el estrés, la mala alimentación, falta de ejercicio, falta de descanso al dormir, tristeza, ansiedad, traumas, temperaturas extremas, humedad e infecciones. La fibromialgia es muy difícil de diagnosticar, ya que no existe ningún examen específico para hacerlo. Por eso es tan importante hacer todos los exámenes necesarios y descartar enfermedades con síntomas similares.

ALIMENTACION

La alimentación para las personas que sufren de fibromialgia es la misma que debe seguir cualquier persona con artritis. Ver la sección de nutrición en el capitulo de Artritis y Osteoartritis en este libro.   Cuando se sufre de fibromialgia, es común la mala absorción de vitaminas y minerales; por lo que, se recomiendan suplementos líquidos o en polvo.

SUPLEMENTOS:

Las siguientes vitaminas son recomendadas para personas mayores de 18 años de edad.

1Multivitamina con minerales después del desayuno y 1 después del almuerzo.
Acidophilus Lactobacilus (Kyo Dophilus) 1 capsula 3 veces al día entre comidas.Bone Strength "New Chapter", seguir indicaciones

del frasco. Bromelain, 1 capsula 3 veces al día entre comidas.Black Currant Seed Oil, seguir indicaciones del frasco.Vitamina C de 2,000 a 4,000mgs al día en dosis divididas.

Una cucharada de lecitina granulada y una de germen de trigo después de cada comida.5HTP (hydroxytryptophan), seguir las indicaciones del frasco, (hombres y mujeres tomando antidepresivos prescritos y mujeres embarazadas o lactando, no pueden tomar este suplemento.Vitamina B5, de 200 a 500 g al día.Chasteberry (vitex), segur indicaciones del frasco. Solo para mujeres con problemas menstruales.

Nota: Cualquier vitamina o suplemento se debe tomar 2 horas antes o después de cualquier medicina convencional.

GASES... ...FLATULENCIA

En la Primera Guerra Mundial se utilizo un tipo de gas toxico como arma destructiva y curiosamente, el gas del cuerpo también es utilizado de una forma similar. Así que no te asustes si tienes gases internos tratando de salir del cuerpo. Algo importante que debemos aprender sobre tu cuerpo es que tan solo por estar con vida, este produce gas. El gas lo inhalamos al respirar, al reír, al caminar, al correr, etc. por lo que también se debe eliminar, es normal.

¿Sabias que nuestras células desarman microorganismos peligrosos que entran al cuerpo precisamente con "gas"? En efecto, el gas se cree que es el factor principal por lo que las células del cuerpo pueden contralor las infecciones. Por ende, es normal tener gas y eliminarlo de diferentes formas. El cuerpo humano elimina gas entre 10 a 14 veces al día. Muchas veces no te das cuenta porque sucede cuando vas a orinar, o a través de un eructo. Eso si, estos gases deben ser inodoros. El gas esta compuesto por hidrogeno, nitrógeno y dióxido de carbono... y estas substancias son inodoras. ¡Eh ahí el problema, dirás! Bueno, si los gases de tu cuerpo tienen olor fétido (desagradable) entonces continúa leyendo.

CAUSAS DE LOS GASES FETIDOS

Primero pregúntate si sufres de algún problema gastrointestinal o cualquier enfermedad que requiera medicina. Quizás estas medicinas están causando la inflamación y los gases. Si vas al doctor, probablemente te pregunte si sufres de anemia o de algún problema endocrino causado por algún estimulante para perder peso; lo cual, te pudo haber dañado el metabolismo, el aparato digestivo o la glándula tiroides. O quizás simplemente te sugiera que no respires con la boca abierta y que no comas tantos huevos y frijoles; porque, desafortunadamente, a la 'flatulencia' los médicos no le dan tanta importancia ni suelen hacer tantos estudios para saber su origen. Aunque hay excepciones.

CULPA DEL PERRITO O DE LOS ALIMENTOS

Para que dejes de culpar a tu perrito o mascota la próxima vez que elimines un gas letal inesperado, tienes que conocer lo siguiente: Existe una gran cantidad de alimentos que por naturaleza y por su química no los podemos digerir. Por ejemplo: Una persona que nunca ha comido crucíferos crudos (repollo, coliflor, brócoli, etc.,) lo más probable es que su aparato digestivo no tenga las enzimas digestivas apropiadas para estos alimentos. Además de los crucíferos, la soja, los chícharos y la cebolla tienen un azúcar o azucares naturales llamadas "oligosacáridos". Este tipo de azúcar es súper grande, dispareja y sumamente difícil digerirla. Por eso se recomienda comer esto alimentos primero a vapor, luego semi a vapor hasta que el cuerpo forma las enzimas digestivas para metabolizar esta azúcar y entonces si, disfrutarlos crudos. O simplemente, mezcla unos trocitos de estos alimentos en tu ensalada, pero evita comerlos por si solos o en porciones grandes. Lo mismo ocurre con las porciones grandes de lenteja o alimentos altos en fibra, estos pueden inflamar el intestino y causar gases. Para comer esta legumbre sin riesgo alguno, no comas la lenteja sola, agrégale vegetales y disminuye el tamaño de la ración. El problema no es comer 10 o 15g de fibra, el problema es consumir esa cantidad de fibra procedente del mismo tipo de alimento.

También existe algo que ya muchos conocen sobre los frijoles, el huevo y ciertos alimentos que causan este mismo efecto. Estos alimentos son altos en Sulfuro también conocido como Azufre. El azufre es un elemento químico que se encuentra en regiones volcánicas y al oxidarse se forma el sulfuro. **Nota:** El sulfuro que encontramos en los alimentos **no es tóxico** para el cuerpo, pero si abusas de estos alimentos y no llevas una alimentación balanceada, el olor de los gases del cuerpo podría ser tóxico para tu pareja. Ya que el olor del azufre es similar al olor de un huevo podrido. El olor nauseabundo del azufre se produce por las bacterias malas del intestino grueso. Por eso, hay que mantener en balance la bacteria amigable del cuerpo, esta previene la formación de estos gases con mal olor.

Importante: El sulfuro no es malo, por el contrario es esencial par el cuerpo. No se debe eliminar de la alimentación, solo se debe balancear. La falta de sulfuro en el cuerpo, retrasa el crecimiento total del cuerpo. La queratina es alta en azufre, y es una de las proteínas principales para que crezca el cabello, las uñas, y los cuernos **en los animales únicamente.**

PRECAUCION: Alimentos altos en **sulfuro** o azufre: coles, espárragos, brócoli, coliflor, ajo, cebolla, pescado, queso, yema de huevo, legumbres (frijoles, chícharos, ejotes, lenteja, garbanzo, habas, etc.,) frutas como: peras, duraznos y manzanas, y cereales de trigo incluyendo el germen de trigo y cereales de grano entero excepto los de grano germinado.

TIPS:

- Hay que moderar el consumo de alimentos que producen gas.
- Hay que llevar una alimentación rotativa. No comer los mismos vegetales y frutas siempre. Si hoy comiste un vegetal que tiende a causar gas, espera 2 días en comer otro alimento similar, o cómelo en cantidades pequeñas con otros alimentos fáciles de digerir.
- Cuidado con la lactosa en el helado y los productos lácteos.
- Elimina los alimentos empacados que contienen margarinas, lactosa, y azúcar refinada incluyendo chicle de mascar regulares y/o sin azúcar y alimentos dietéticas.
- Toma 2 o 3 litros de agua al día.
- Evita tomar agua mientras comes. Toma agua antes o después de los alimentos.
- Come porciones más pequeñas. Es decir prepara mini comidas y como cada 2 o 3 horas. Pasar mas de 4 horas sin comida, inflama el intestino y causa gases.
- Evita sodas o bebidas deportivas, gaseosas y cerveza.
- Respira por la nariz y mantén la boca cerrada, especialmente mientras comes.
- Come mas despacio, disfruta tu comida.
- Si fumas, deja de fumar, esto empeora la flatulencia.
- Evita las golosinas, estas tienen cierta toxina y químicos que desarman los anticuerpos del aparato digestivo.
- Lávate bien la boca y usa hilo dental. Esto disminuye la cantidad de bacteria que entra al torrente sanguíneo.
- Aprende a conocer tu aparto digestivo. Préstale atención a su reacción después de cada comida o bocadillo, especialmente cuando comas algo con azufre. Llevar un diario de lo que

comiste y de la reacción de tu aparato digestivo, ayudara a lograr el objetivo.

• Ese alimento que te causo gas, evítalo por 2 semanas. Cada 3 días prueba otro alimento con azufre y anota los resultados.

SUPLEMENTOS:

1 capsula de acidophilus 2 o 3 veces al día entre comidas. Clorofila liquida, sigue las indicaciones del frasco.1 capsula de ajo 3 veces al día.
1 cucharada de zabila fresca con cada comida.
1 capsula de Bromelaína después de los alimentos.
8 oz de agua con el jugo de 2 limones verdes grandes 15 minutos antes de cada comida.

OPCIONAL:

1 cucharita de vinagre de manzana (apple cider vinager) en 2oz de agua después de cada comida.

1 tableta de 'Betain' (HCI) después de los alimentos. El "Betain" no se debe tomar si se sufre de gastritis o de algún tipo de acidez.

Algo 'tradicional' pero que también funciona: 2oz de agua, el jugo de 1 limón verde grande y 1/8 de cucharadita de bicarbonato de sodio.

Nota: De estas tres opciones, elige una, nunca tomes las 3 al mismo momento.

GASTRITIS

¿Que es gastritis? La gastritis es básicamente inflamación o irritación de las paredes del estomago. Esta condición puede aparecer de repente o gradualmente hasta convertirse en crónica.

SINTOMAS DE UNA GASTRITIS: En algunos casos, la gastritis no presenta síntomas, pero cuando los hay son diferentes en cada persona. Entre los síntomas mas comunes:

- Nausea o dolor estomacal recurrente

- Inflamación abdominal

- Dolor abdominal

- Vomito, vomito con sangre o tos con sangre seca como si fuera café molido

- Indigestión

- Ardor estomacal entre comidas o durante la noche

- Hipo

- Falta de apetito

- Heces fecales duras, oscuras y secas

CAUSAS: La gastritis puede ser causada por consumo excesivo de cafeína, problemas para digerir leche de vaca, alimentos fritos, chocolate, alimentos con demasiado picante y condimentos, cítricos, especialmente tomar jugo de naranja con el estomago vacío, comer demasiado rápido, muy de noche, mal pasarse, sobre peso, bebidas alcohólicas, vomito crónico, estrés y ciertas medicinas como aspirina entre otros anti inflamatorios.

La gastritis también puede ser causada por la bacteria "Helicobacter pylori" (H. Pylori). Esta bacteria que vive en la capa mucosa del estomago si no se trata puede desatar ulceras y hasta cáncer de estomago. Otra causa posible de sufrir de gastritis es por el tipo de anemia conocida como 'perniciosa', la cual que se sufre por falta de vitamina B12 o por no poder digerir o absorber esta vitamina.

MEJORANDO LA GASTRITIS CON NUTRICION: Además de ir al medico o visitar a un especialista (gastroenterólogo) para saber la causa de tu condiciona, mejorar tu estilo de vida, es sumamente vital para curar la gastritis. Si divides tus 3 comidas en 5 o 6 comidas mas pequeña al día, tu sistema digestivo podrá funcionar mejor, y el malestar disminuirá notablemente en 3 días, tiempo que se toma el estomago para revestirse.   **Disminuye** el uso de alimentos ácidos, como el jitomate en lata o cocido, el té y bebidas con cafeína, café, colas, sodas y todo tipo de bebidas carbonatadas, cerveza y cualquier tipo de bebida que contenga alcohol, jugo de toronja o naranja, frutas cítricas (excepto limón), chile, pimienta, ajo, cebolla y alimentos fritos e irritantes.

Aumenta el uso de vegetales frescos y frutas no acidas, toma jugos de vegetales y raíces como betabel con sus hojas verdes, apio con su raíz, perejil con su raíz y zanahoria (las hoja de la zanahoria son toxicas no se comen); diluye el jugo con un poco de agua y no tires la fibra que sale de los vegetales, agrega parte de esta fibra al vaso de jugo que vas a tomar. Si prefieres, en lugar de hacer jugo, invierte en una buena licuadora que pueda moler este tipo de raíces; así no tiras la fibra de los vegetales. A cada vaso de jugo o licuado, agrega el jugo de 1 limón verde fresco grande y 1 cucharadita pequeña de aceite de olivo.

Asegúrate que la mitad de tu plato tenga vegetales a vapor y ensalada cruda, una cuarta parte del plato un poco de arroz integral (½ taza) o una tortilla pequeña germinada, o una papa pequeña (no puedes comer pan, tortilla y papa al mismo tiempo), y en la otra cuarta parte del palto, agrega algo de proteína como frijol, garbanzo, habas, lentejas, pechuga de pollo, pavo o pescado. Consume cada que te sea posible alimentos germinados (sprouted) son excelente fuente de antioxidantes, vitaminas, minerales y fibra. Toma te de raíz jengibre "ginger", te rojo "rooibos" zabila fresca antes de los alimentos, y no tomes agua mientras comes. El agua se toma entre comidas, 8oz a la vez y entre 2 a 3 litros de agua al día máximo. Haz ejercicio para reducir los niveles de estrés y baja de peso si sufres de obesidad. Estos cambios alimenticios ayudaran a sanar antes de lo que te imaginas.

SUPLEMENTOS

Acidophilus, 1 capsula 2 o 3 veces al día entre comidas. Vitaminas y minerales, 1con desayuno, 1 con almuerzo.Omega 3, 1capusla después de la comida o cena.Zábila fresca (de la planta) 1 cucharada antes de cada comida.2 capsulas de ajo 1 hora después de la comida y cena. 8oz de licuado de ½ taza de repollo cocido y molido en 2 tazas de agua en ayunas.2oz de jugo de papa con piel 2 horas antes de dormir.Clorofila liquida, seguir indicaciones del frasco.

Nota: Si la gastritis es causada por anemia, tu doctor te aplicara inyecciones de Vitamina B12. Para prevenir que la anemia regrese, asegúrate de comer a tus horas y llevar una alimentación balanceada con todo tipo de vegetales, frutas, leguminosa (alta en hierro) y pescado (al cocinar pescado se le pone limón, se absorben mejor el hierros y la vitamina C).

GLÁNDULAS ADRENALES

Las adrenales, son dos glándulas que tenemos sobre los riñones para regular los niveles de agua del cuerpo. También se encargan de liberar cierto tipo de hormonas (adrenalina, noradrenalina y cortisol) para combatir el estrés. Estas son las hormonas del sistema de defensa; y lógicamente, entre mas usamos estas glándulas, mas problemas de salud aparecen, o si ya sufrimos de alguna enfermedad, esta empeora.

Los altos niveles de adrenalina y cortisol en la sangre, destruyen tejido, músculo y acidifican la sangre. Esta acidificación destruye las células del cuerpo, deteriora el sistema de defensa y es causante de la mayoría de problemas de salud. El estrés emocional, físico, financiero, alimenticio, el nerviosismo, la tristeza, depresión, irritabilidad, miedo y el resentimiento desgastan las Glándulas Adrenales.

CUESTIONARIO PARA SABER COMO FUNCIONA TU SISTEMA ADRENAL

1. ¿Tienes tendencia a cambiar drásticamente de estado emocional?
2. ¿Sufres constantemente de alergias, eczema o problemas de la piel?
3. ¿Sufres de baja presión o te mareas cuando te levantas de repente?
4. ¿Sientes que no tienes suficiente aire para respirar?
5. ¿Te falta energía por las mañanas y necesitas café o cigarro para empezar tu día?
6. ¿Te molesta la claridad de la luz?
7. ¿Sufres de boca seca y te falta saliva?
8. ¿Tus tobillos se hinchan especialmente de noche?

9. ¿Tienes antojos por alimentos salados como chips, carne salada, nueces, etc.?
10. ¿Repollo, frijoles, papas y con almidón o azúcar ¿te indigestan?
11. ¿Ni el ejercicio y una alimentación balanceada te ayudan a perder peso?

RESPUESTAS: Si respondiste si de 4 a 6 preguntas, lo más probable es que tus glándulas adrenales estén algo estresadas. Si respondiste si a más de 6 preguntas, quizás tus glándulas adrenales están exhaustas, causando o empeorando alguna de las siguientes condiciones:

ALERGIAS AMBIENTALES
ALERGIAS ALIMENTCICIAS ARTRITISBAJA
PRESIONCANDIDIASIS (hongos e infecciones por exceso de bacteria) DIABETESFATIGA CRÓNICAINSOMNIOMALA CIRCULACIÓNMANOS Y PIES FRIOSMAREOS
PERDIDA DE MÚSCULO
PROBLEMAS HORMONALESSISTEMA METABOLICO LENTO
OBESIDAD O SOBREPESO
HIPER & HIPOTIROIDISMO

RECOMENDACIONES:

Si el estrés es demasiado alto en tu vida y no sabes como controlarlo, es sumamente importante que visites al doctor y/o a un especialista (endocrinólogo) para que te hagan los exámenes correspondientes; así sabrás en que condición están tus adrenales y tu sistema hormonal. Cuando visites al doctor, pide que te examine las glándulas adrenales para conocer los niveles de sulfato de sodio 'sulphate'. Entre mas bajos están los niveles de sulfato, mas altos nivele de estrés padeces y menos funcionan tus glándulas adrenales; con ello, corres el riesgo de contraer osteoartritis.

- **Evita:** Los alimentos fritos y las cantidades grandes de proteína animal, grasa saturada (pastelitos, chips, helado) y alimentos procesados. Los alimentos procesados o 'modernos' tienen aditivos, químicos, colores y sabores artificiales y son muy altos en sodio, grasa y azúcar.

- **Toma** de 8 vasos de agua al día, 1 8oz de agua con el jugo de 3 limones antes del desayuno o antes de cada comida.
- **Alcaliniza tu organismo:** Limpia el torrente sanguíneo del exceso de acido con una alimentación saludable y balanceada, alta en vegetales verdes, fruta entera, algo de granos enteros de preferencia germinados, semillas, y la proteína animal en cantidades moderadas. Un de las mejores formas de alcalinizar la sangre es tomando agua con electrolitos, agua natural y clorofila liquida. La clorofila es lo verde de las plantas y vegetales. Esta clorofila se obtiene a través de los jugos de vegetales y de la clorofila liquida que venden en las tiendas de vitaminas.
- **Haz ejercicio:** El ejercicio aumenta los niveles de endorfinas, estas moléculas son las encargadas de darnos placer o sensación de bienestar, y cuando hacemos ejercicio, estimulamos las endorfinas, y automáticamente diminuye el estrés y la depresión.

Nota: Entre más contaminación hay en la ciudad donde vives, mas estrés y toxina le agregas a tu organismo. Por ende, tienes que desintoxicarte con frecuencia y "desintoxicar" tu casa; esto te dará más energía, porque una casa libre de toxina, te mantiene saludable, de otra manera te roba energía.

SUPLEMENTOS

Multivitaminas con minerales, una con el desayuno y otra con el almuerzo.De 200 a 500mg de vitamina B5

Royal Jelly (miel de abeja reina) 1/8 de cucharadita una o dos veces al día.

Clorofila liquida, seguir indicaciones del frasco.

CoQ 10, 100mg una o dos veces al día. 2000 o 3000mgs de vitamina C con bioflavonoides.

GOTA (ACIDO ÚRICO)

La gota es un tipo de artritis, entre cientos de ellos, uno de los 5 más comunes. Una de las causas principales de sufrir de gota es por el consumo excesivo de alimentos altos en purina y ácido úrico que acidifican la sangre y el tejido. El ácido úrico que aparece al metabolizar la carne roja y demás alimentos altos en purina, debe pasar por los filtros de los riñones, pero si estos no funcionan bien, o si hay una sobre carga de 'basura' procedente de alimentos y bebidas toxicas, los riñones no pueden filtrar tanto acido y toxina a la vez, especialmente si no se toma suficiente agua natural. Este exceso de ácido se convierte en piedras renales y eleva los niveles de ácido úrico. La gota, es la enfermedad conocida como "la enfermedad de Felipe II" (Rey de España 1556-1598 hijo de Carlos I y de Isabel de Portugal), este rey comía únicamente 'carne roja'.

El dolor causado por el acido úrico, se dice que es el dolor más severo e intolerante de todos los tipos de artritis. Muchas personas lo describen como si en la sangre corrieran partículas de vidrio que cortan a su paso las paredes de las arterias y del tejido; y es que, acido úrico se endurece y lastima articulaciones, tobillos, rodillas, las muñecas de las manos, dedos y codos.

ALIMENTOS ALTOS EN PURINA

El exceso de acido úrico en el cuerpo se reduce dejando de comer alimentos altos en 'purina'. La purina es una base nitrogenada o un compuesto orgánico heterocíclico. En otras palabras, la purina es un compuesto químico natural parte del tejido humano que también encontramos en muchos alimentos.

Alimentos altos en Purina: Todo tipo de proteína, cerveza, alcohol, sardina, pescado, mariscos enlatados, levadura, órganos de género animal, legumbres secas como frijol, habas, garbanzo, etc., excepto granos germinados.

215

Evita ayunar, extractos de carne, como consomé, salsas cremosas y ciertos vegetales como champiñones, espinacas, espárragos, coliflor, carne roja, harinas refinadas, trigo, proteína animal, grasas saturadas, cereales (excepto avena natural), órganos de genero animal, cantidades grandes de liquido a la vez, porciones grandes de comida, todo tipo de evita bebidas alcohólicas y si sufres de obesidad, es vital que empieces a comer sano, a tomar agua y a hacer ejercicio.

Modera el consumo de quesos bajos en grasa, pollo, pescado de agua salada "wild" (evita pescado de criadero), y modera el uso de granos como millet, buckwhet y quínoa, porque aunque estos sean granos enteros, tienen purina -pero si tu enfermedad esta muy avanzada y el medico te los prohíbe, evítalos. Moderar el consumo de estos alimentos, no significa eliminarlos por completo de tu alimentación, sino comerlos en porciones pequeñas una o dos veces a la semana, pero no eliminarlos.

Aumenta el uso de agua destilada y agua filtrada, jugo de betabel con sus hojas verdes, zanahoria, perejil y apio (incluye sus raíces), consume suficientes vegetales verdes, morados y anaranjados en tus ensaladas, incluye tofu, aceite de olivo extra virgen "cold press", almendras, pepitas de calabaza, semillas de linaza y frutas obscuras como uvas, ciruelas moradas, granadas y berries, estas reducen la inflamación y el acido úrico. Come ensaladas con lechuga de hoja verde, zanahoria y betabel rallado, manzana, limón y aceite de olivo extra virgen orgánico.

SUPLEMENTOS

Los siguientes suplementos son recomendados para personas mayores de 18 años de edad.

Multivitaminas y minerales, 1 con el desayuno y 1 con el almuerzo. Vitamina E, 400UI.Vitamina B-5, de 200 a 500mg.Clorofila liquida, seguir indicaciones del frasco. Clorofila liquida, seguir las indicaciones del frasco. Omega 3, 1000mg al día (con la aprobación del médico).Kyo Dophilus with Enzymes, una capsula despúes de cada comida. Vitamina C, 2,000 a 4000mg. Extracto de semilla de Uva, seguir indicaciones del frasco.

HEPATITIS

La Hepatitis es un término general para describir la infección o inflamación del hígado. Los síntomas: perdida de apetito, nausea, vomito, fatiga extrema, ojos y piel amarillentos y síntomas como de la influenza, entre ellos dolor de cuerpo, fiebre, orina obscura, inflamación y dolor fuerte en el hígado. La inflamación puede ser causada por alguna enfermedad auto inmune, por infecciones bacterianas y por un sin numero de virus que infectan y atacan directamente el tejido del hígado, como toxinas químicas procedentes del alcohol, el uso de anestesias frecuentes y el tomar ciertos medicamentos por largos periodos de tiempo.

Las Infecciones Virales del hígado como la hepatitis A, B, C y D, destruyen directamente el tejido del hígado además que lo inflaman. Por ejemplo la hepatitis tipo A aparece por ingerir o tomar agua o alimentos contaminados con basura fecal. La hepatitis tipo B, se contra a través de fluidos del cuerpo como saliva o semen. Y la hepatitis tipo C, se contrae a través de sangre contaminada.

La hepaitis tipo "A" tanto puede tener síntomas leves como no tener ninguno. Esta enfermedad se puede curar por si sola, porque esta relacionada con el sistema digestivo, el cual se reviste cada tres días; por lo que, es necesario tomar medidas de higiene para combatirla y prevenir que regrese.

En cambio la Hepatitis "B", es una enfermedad más seria en la que el virus o la bacteria de la infección puede durar años activa o volverse permanente, dañando el hígado. Este tipo de hepatitis es transmitida a través de un virus encontrado en la sangre, saliva, lágrimas y semen. El alcohol empeora la enfermedad; con su uso o abuso constante, la hepatitis se vuelve crónica destruyendo las células del hígado, y con los años llega la cirrosis. La cirrosis se dice que no se puede curar; sin embargo, el funcionamiento del hígado mejora si se deja de tomar alcohol a tiempo.

Si con el tiempo el hígado dejara de funcionar, existe la posibilidad de transplante de hígado. Aunque la garantía del éxito de transplantes de órganos como el hígado y los riñones sea mínima, existen nuevos tratamientos y medicinas que ayudarían a vivir una vida normal. La hepatitis también se empeora con el exceso de proteína animal (excepto la de pescado) y productos lácteos, alimentos fritos, harinas blancas, azucares refinados y por falta de fibra.

LA NUTRICION PUEDE AYUDAR

Aumenta el uso de vegetales, frutas naturales, antioxidantes (nueces, almendras y todo tipo de semillas), disminuye el uso de productos lácteos, y come pescado (wild) 2 o 3 veces por semana. Descarta de tu alimentación las carnes rojas, utiliza sábila natural por lo menos una vez al día antes de comer, y toma un suplemento de vitaminas y minerales para obtener los minerales de la carne roja que debes dejar de comer.

La vitamina C, mejora el sistema inmunológico del organismo, pero se debe tomar en cantidades muy grandes: algunos especialistas recomiendan de 40 a 100 gramos al día. Mínimo se recomienda 1000mgs 4 veces al día. La vitamina C en cápsula es más recomendable, especialmente la que tiene bioflavonoides y que dice "Buffered". Esta formula se recomienda a personas que sufren de problemas gastrointestinales y que necesitan extra vitamina C en forma de suplemento.

- Cuando se sufre de Hepatitis, el cuerpo pierde la habilidad de absorber la vitamina B-12, por lo que se recomienda tomar 1000mcg de B-12 además de una de complejo B (B-complex) de 100mg en tableta o cápsula.
- El Ácido Fólico ayuda a reducir el número de días de hospitalización de una hepatitis viral si se toma junto con la vitamina B-12, esto ayuda a la pronta recuperación y desinflamación del hígado. Se recomienda tomar 5mgs de Acido fólico 2 o 3 veces al día por 10 días. Después se reduce la dosis y se toman 5mgs diariamente.
- Otra de las deficiencias que se han encontrado en personas con los diferentes tipos de hepatitis es la vitamina E, lo cual debilita al sistema inmunológico y las células rojas.

Se recomienda tomar de 400 a 800 unidades de vitamina E, cuando se controla la Hepatitis, solo se debe continuar con 400 unidades.

- La Lecitina ayuda a curar el daño al hígado por la hepatitis, especialmente recomendada para personas con Hepatitis Crónica, la cual causa inflamación al hígado después de una infección en el hígado a causa de la hepatitis B y C. Se recomienda tomar 3 gramos de lecitina granulado al día.

EVITAR:

Personas con hepatitis de tipo A, B, C o D deben, evitar el alcohol en todas sus formas. Los alimentos dulces, se deben evitar especialmente cuando se sufre de hepatitis B y C o hepatitis crónica, ya que los azucares inflaman más el hígado y debilitan el sistema inmunológico. La fruta es lo único dulce que pueden consumir pero también en medida, 2 o 3 frutas pequeñas al día.

PRECAUCION:

LA Vitamina A en forma de suplemento en dosis muy altas puede inflamar el hígado; desafortunadamente, cuando el hígado esta dañado a causa del uso del alcohol, tu cuerpo llega a estar deficiente de vitamina A. Por lo que se recomienda que consumas alimentos altos en vitamina A. **Nota:** Las siguientes plantas también pueden ayudar a aliviar los síntomas de la hepatitis:Raíz de "Licorice", esta planta se considera antiviral. Personas con alta presión deben evitarla, de otra manera se recomienda tomarla por lapsos de 7 días. "Burdock" y "Dandelion" ayudan a limpiar el hígado y el torrente sanguíneo. "Milk Thistle" contiene "Silymarin", lo que ayuda a sanar y reparar el tejido del hígado.Extracto de Te verde, Cápsulas de Red Clover, (clavo rojo) cápsulas de Yellow Dock, y Goldenseal (algas marinas).

Atención: Estas plantas las debes usar una a una y ver como te sientes en un termino de 3 días. Asegúrate de consultar con tu medico antes de tomar suplementos. Una vez aprobado por tu medico, si tomas medicina de la que sea, esta se debe tomar 2 horas antes o después de tus vitaminas o suplementos.

HOMBRES EN ANDROPAUSIA

Lo primero que debes conocer sobre la andropausia, es que si eres hombre, probablemente sufras cambios hormonales con síntomas físicos, mentales y emocionales antes y durante el cambio de vida. Así como la mujer sufre de menopausia, los hombres sufren de menopausia masculina conocida como Andropausia.

Hoy día es mas común escuchar esta palabra que hace 10 años, lo cual hace la diferencia y ayuda al hombre a tomar control de sus hormonas en lugar de aceptar los síntomas de andropausia en silencio o con ciertos comportamientos raros y descabellados como engañar a su mujer con una de 25 o comprarse con los ahorros de toda una vida un carro deportivo ultimo modelo.

Algunos de los ajustes hormonales a los que se someten los hombres a cierta edad causan síntomas como fatiga, falta de energía, depresión, bajo interés en la intimidad con su pareja, disfunciones sexuales, perdida de densidad ósea, libritas de mas y la perdida de cabello.

La andropausia o 'menopausia masculina' se considera "la pubertad en reversa" y afecta al sistema hormonal, la vida personal, emocional, social, sexual y espiritual. Afecta en todas las áreas de la vida del hombre.

CAUSA DE LA ANDROPAUSIA

¿Que causa la andropausia? Esta nueva etapa de vida del hombre se caracteriza por la perdida de testosterona. La hormona que hace hombre al hombre. En la mayoría de casos, los niveles de testosterona bajan alrededor de los 55 años de edad, pero en este país (USA) por el estilo de vida sedentario y por la obesidad masculina, los niveles de testosterona empiezan a bajar a los 40 años de edad o antes.

La perdida de testosterona o la producción de esta hormona sexual masculina disminuye en muchos casos en hombres de 35 años de edad, sobre todo en hombres que fuman, toman alcohol regularmente, que sufren de sobre peso o de obesidad o que tienen problemas con el hígado.

SÍNTOMAS: Si sufres de algunos de los siguientes síntomas, quizás estas empezando a producir testosterona mucho mas lento que en el pasado o ya estás en plena andropausia. Enojo constante o mal humor inexplicable, fatiga, depresión, bajo libido, problemas de erección, obesidad, insomnio, dolor esqueleto muscular, altos niveles de colesterol, problemas digestivos, mala memoria y/o problemas para concentrarse.

La razón por la que muchos hombres no sufren tanto los síntomas de la andropausia, es porque a diferencia de las mujeres, no se les da el bajón de testosterona como ocurre con el estrógeno en mujeres con menopausia, o simplemente estos síntomas de andropausia los atribuyen al estrés y los sufren sin saber su origen. Muchos hombres sufren en silencio los síntoma de la andropausia; otros, descargan sus emociones extremas negativas con su pareja, hijos, familiares y amigos.

Un hombre puede ser diagnosticado con depresión y recetarle antidepresivos, cuando el problema en realidad su depresión es un síntoma de la andropausia por los bajos niveles de testosterona. Si tu pareja te acusa de indiferencia y de no sentirse atractiva como antes porque ya no la buscas como antes en la intimidad, quizás estas pasando por la andropausia.

Así como hay plantas y vitaminas para tratar la menopausia, también las hay para tratar la andropausia. Pero antes de decirte que comer y que evitar tienes que conocer sobre los "pros" y "cons" de la testosterona sintética.

PROBLEMAS CON LA TESTOSTERONA SINTETICA

Todo hombre debe lograr regular los niveles totales de testosterona dentro de lo mínimo deberían ser entre 300 a 400 (ng/dl) nanogramas por decilitro -medidas de testosterona en unidades convencionales. Hombres en sus 40 años de edad deberían tener alrededor de 500 nanogramas.

La testosterona sintética puede causar osteoporosis sobre todo si el hombre ya sufre de baja densidad ósea (problemas de los huesos). Esta testosterona sintética, aumenta el riesgo de encoger el cuerpo en general y hacerlo mas pequeño, y por si fuera poco, medicinas como viagra para impotencia, no funcionan.

Según ciertos médicos urólogos, la testosterona sintética (testoserone replacemet therapy) no es un tratamiento benigno. Cualquier hombre que este considerando este tipo de terapia hormonal con testosterona sintética, ya sea en inyección, tabletas, parches, crema o gel, primero deben revisar los niveles de PSA (Prostate-Specific Antigen), este examen de sangre identifica los riesgos de cáncer de próstata. Otros riesgos asociados con el uso de testosterona sintética: sufrir un derrame, intoxicar y dañar el hígado, reducir o dejar de producir esperma y que los senos crezcan.

NIVELES DE TESTOSTERONA NORMALES DE ACUERDO A LA EDAD

- Entre edades de 25 o menos (cuando más altos niveles de testosterona se tiene) 692ng/dl.
- Entre edades de 25 a 29, 669.
- Entre edades de 35 a 39, 597.
- Entre edades de 40 a 44, 597.
- Entre edades de 45 a 49, 546.
- Entre edades de 50 a 54, 544.
- Entre edades de 55 a 59, 552

LO QUE BAJA LA TESTOSTERONA

La toronja, una fruta tan sana que provee vitaminas, minerales y fibra al cualquier persona, puede bajar los niveles de testosterona en hombres que sufren de andropausia. La toronja puede convertir la testosterona en estrógeno.

El alcohol y el exceso de cafeína son algunos de los enemigos principales de la testosterona. En vez de tomar alcohol, toma agua, jugo de apio, perejil, betabel y zanahoria, te verde, te rojo y haz ejercicio. El alcohol es convertido por la enzima "aromatase" en grasa, reduciendo la producción de testosterona y aumentando la producción de estrógeno. Los niveles altos de estrógeno en el cuerpo de un hombre pueden elevar los riesgos que crezcan los senos como senos de mujer, la voz les puede cambiar de varonil a femenina y sus emociones se ven afectadas, al grado que tienen menos tolerancia al estrés emocional.

La carne roja y la comida frita también se deben moderar. El exceso de grasa saturada, no solo baja la energía física y mental, sino que se convierte en grasa corporal en cuestión de 4 horas, esta grasa corporal puede causar obesidad, y la obesidad eleva los niveles de estrógeno (hormona femenina) en los hombres.

Un estilo de vida sedentario y tóxico puede empeorar cualquier síntoma de andropausia desde la falta de ejercicio y agua hasta el abuso de alimentos y bebidas toxica. Por eso es sumamente importante durante este cambio de vida, poner en balance el cuerpo y si hay sobre peso, empezar un programa de ejercicio y nutrición para lograr un peso sano. Si se sufre de alta presión y colesterol, hay que regularlos con ejercicio y nutrición. Es una suerte contar con los beneficios del ejercicio y la nutrición para disminuir los síntomas de ala andropausia.

COMER SANO NO ES TAN DIFICIL COMO MUCHOS PIENSAN

Si una alimentación sana mantiene el balance hormonal de cualquier hombre y con ello, disminuyen los riesgos de sufrir los síntomas de la andropausia, no será difícil hacer cambios alimenticios; claro, siempre y cuando de verdad quieras mantener tu virilidad.

Se recomienda una alimentación alta en vegetales, legumbre, frutas, pollo, salmón, pavo, arroz integral, pan y tortillas de grano 100% entero, cereales de bran y yogurt natural sin grasa, sin faltar semillas, nueces, aceite de oliva sobre las ensaladas, aceite de aguacate para cocinar, pepita de calabaza, jitomate crudo y cocido (evitar el de lata), chile, ajo, cebolla, perejil, brócoli a vapor, coliflor, repollo y colecitas. También se deben incluir 2 o 3 litros de agua al día y ejercicio 3 o 4 veces a la semana. Todos estos alimentos se consideran anticancerígenos y ayudan a mantener el sistema hormonal en balance y la próstata sana; y si hay inflamación, estos alimentos también ayudan a desinflamar la próstata y a disminuir los riesgos de cáncer de próstata.

SUPLEMENTOS Y PLANTAS PARA LA ANDROPAUSIA

Los hombres deben tomar de 70 a 90mg de zinc (no exceder 100mg al día). Revisa tus multi vitaminas para saber cuanto zinc contienen.

Vitamina C con Bioflavonoides, de 2,000 a 3,000mg al día en dosis divididas.

Acidophilus/Lactobacillus, 1 capsula 2 veces al día entre comidas ayuda a mantener la flora intestinal en balance, reduce alergias alimenticias, previene gases y dolor abdominal y mejora la digestión en general.

Multivitaminas con minerales, 1 con el desayuno y 1 con el almuerzo.

Coenzyme Q10, 100mg al día junto con 1000mg de Omega 3, después del almuerzo.

La raíz "Ginkgo Biloba", el te blanco y te verde o el extracto de te verde, y la raíz "Siberian Ginseng" se pueden tomar cuando hay mucha fatiga.

La planta "Muira Puama", el aminoácido L-Arginine, la raíz de la planta "Damiana" en forma de te o en forma de extracto, pueden ayudar a incrementar el libido (apetito sexual), prueba un suplemento a la vez.

Sarsaparilla root o en español raíz de Zarzaparrilla, ayuda con problemas de reumatismo, inflamaciones, dolor, desintoxicación de órganos y del tracto urinario, inflamación de próstata, desbalances hormonales en ambos hombre y mujeres, resequedad en la piel de los órganos sexuales y falta de apetito sexual en la menopausia y andropausia.

Vitex, Agnus Castus o Chasteberry, diferentes nombres pero es el mismo suplemento procedente de las hojas, flores, semillas y berries (bayas) de esta planta que se utilizan para tratar ansiedad y problemas hormonales femeninos y masculinos; en hombres, eleva los niveles de testosterona y en mujeres el estrógeno. Se utiliza en Alemania para los quistes de ovarios, fibromas uterinos, infertilidad, menopausia, andropausia y problemas hormonales de ambos sexos.

Multi-aminoácidos (ayudan con problemas de próstata y a que fluya sin dificultad la orina). Se debe tomar 2 o 3 litros de agua durante el día para ver mejor resultados.

Saw Palmetto (procede de la fruta serenoa) y "Pygeum Africanum" (arbol), ayudan a desinflamar la próstata y a prevenir la calvicie (si es causada por la andropausia), una buena formula debe incluir aceite de pepitas de calabaza, la planta 'neetle', vitamina E, lecitina y algunos aminoácidos).

Complejo B de alta potencia, especialmente vitamina B5, B6, B3, aceite de linaza, capsulas de ajo y ginkgo biloba, ayudan con la impotencia y reducen el estrés.

Complejo B de alta potencia, especialmente vitamina B6, B12, acido fólico (germen de trigo es alto en acido fólico), Vitamina E, L-Arginine y L-Carnitine. Ayudan con infertilidad, cuando no es genética.

Nota: Es sumamente importante, no abusar de vitaminas o suplementos ni tomar dosis no recomendadas en los frascos. En la mayoría de casos, con tan solo hacer cambios alimenticios, reducir el exceso de alimentos y bebidas toxicas, tomar más agua y hacer ejercicio, es más que suficiente para poner en balance el cuerpo. Si tomas vitaminas y suplementos, no tomes más de 3 juntos y espera 3 o 4 horas para volver a tomar más suplementos. Se deben tomar 2 horas antes o después de cualquier medicina y se debe informar al medico, especialmente si se esta bajo tratamiento medico.

IMPOTENCIA Y DISFUNCIONES SEXUALES

Una buena alimentación puede ayudar con cualquier problema sexual masculino y femenino. Lo que empeora la impotencia y cualquier disfunción sexual son los excesos: el exceso de alcohol, grasas saturadas, carne roja, café, grasas hidrogenadas, azúcares y carbohidratos refinados, obesidad y delgadez extrema; porque, todos los alimentos chatarra que no te nutren, te intoxican. La mayoría de los problemas y disfunciones sexuales son causados por el estrés, exceso de trabajo, mala circulación, desbalances hormonales, pastillas anticonceptivas, tratamientos hormonales, uso excesivo de alcohol y de drogas (prescritas o callejeras), desgaste de energía física, obligaciones familiares y falta de ejercicio.

Otras causas que afectan la energía sexual son los problemas genéticos, ciertas enfermedades degenerativas, experiencias o traumas vividos en la niñez, actitud o carácter personal, ansiedad, infelicidad y depresión; cualquier problema emocional o psicológico, genético o desarrollado, afectan los órganos sexuales.

IMPOTENCIA

Como la nutrición es la base de una buena salud, lo primero que debe hacer cualquier persona, especialmente un hombre con problemas sexuales como la impotencia y la eyaculación precoz, es preguntarse si se esta alimentando saludablemente, si toma suficiente agua, y si esta ayudando a su organismo con vitaminas. El abusar del alcohol, café, medicamentos o drogas, destruye los niveles de esperma y testosterona del sistema hormonal testicular del hombre. Por lo que, disminuye el oxigeno en el torrente sanguíneo y disminuye la circulación de la sangre y sin una buena circulación, el músculo masculino no tiene la energía suficiente para funcionar.

La alimentación a seguir es la misma que se utiliza para prevenir el cáncer de próstata y curar la infertilidad. Esta es una alimentación alta en Vitamina A, D, E, C, ácidos grasos y antioxidantes. La falta de Vitamina A y D debilita el sistema inmunológico, lo cual quiere decir que están bajo los antioxidantes y que hay demasiadas toxinas; toxinas que destruyen el esperma. Por otra parte, el cigarro aumenta la toxina en el cuerpo y obstruye la circulación de la sangre… disminuyendo el oxigene en las células rojas, y las células sin oxigeno se oxidan y mueren.

VITALIDAD SEXUAL VS. RESENTIMIENTO SUBCONSCIENTE

En el planeta tierra, el ser humano, somos la única especie que utilizamos el sexo por placer. Todos los animales, utilizan el sexo únicamente para procrear. Sin embargo, hoy en día, hay mas personas interesadas en compartir no solo sexo con su pareja sino amor, tiempo y conocimiento... buscan la forma de crecer individualmente pero juntos en pareja, por eso es que hay tantas parejas que se apoyan mutuamente en los cambios que saben que tienen que hacer tarde o temprano en sus vidas. Cuando solamente uno de los dos quiere comer saludablemente, el estrés empeora y la relación también.

El estrés le quita el apetito sexual a la mayoría de personas, especialmente el estrés emocional. Si no estas pasando por un momento estresante en tu vida y aun así sufres de impotencia, debes preguntarte como es tu alimentación, y cuanto apoyo tienes de tu pareja hacia las cosas que tú necesitas.

El Dr. Eduardo López Navarro, el psicólogo de cabecera de mi show radial, nos ha enseñado que el ser humano, captamos el mensaje indirecto de la pareja diciendo "tu no eres importante para mi, lo que a ti te pase, a mi no me importa, hay tu arréglatelas como puedas, si quieres bajar de peso o cambiar tu alimentación es tu asunto". Entonces, cada quien por su lado... y ¿que sucede en la noche? Que, aunque ninguno de los dos este molesto... el subconsciente sí lo está, y se pregunta ¿yo por qué te voy a complacer a ti, si tu no me complaces a mi? Entonces, hay que comunicar a la pareja lo importante que es para ti su apoyo en tu deseo de cambiar de estilo de vida alimenticio para mejorar la relación intima sexual de ambos.

INAPETITO SEXUAL E IMPOTENCIA

El enfoque de este capitulo es poner en balance los órganos principales del cuerpo para que puedan funcionar, en este caso sexualmente. Cualquier órgano saludable tiene un funcionamiento normal. Para que funcione nuestro cuerpo como debe en el área sexual, se necesitan tener no solo los órganos saludables, sino que el sistema endocrino produzca las hormonas necesarias.

- Funcionamiento bajo de la gandula pituitaria: Cuando la mamá de todas las glándulas falla, disminuye el funcionamiento de los órganos sexuales, causando los famosos síntomas de la menopausia en las mujeres y la andropausia e impotencia en los hombres.
- Debilidad en las glándulas adrenales: Cuando estas glándulas están exhaustas por tanto estrés, reducen el deseo y la fortaleza sexual y aumentan la sensibilidad al estrés.
- Problemas con la glándula tiroides: Este desbalance apaga el metabolismo, el deseo sexual y la vitalidad, o sea que no hay ni deseo ni energía.
- Problemas testiculares: Estos problemas disminuye la producción de esperma y apetito sexual en hombres.
- Desbalances de estrógeno y progesterona: Estos ocasionan problemas menstruales, síntomas premenstruales, e in-apetito sexual en mujeres.

La mujer necesita sentirse amada y tener energía física para sentir deseo sexual… el hombre necesita buena circulación en la sangre, energía física y buen funcionamiento hormonal. Uno de los obstáculos principales para mantener en el deseo sexual en balance es el aburrimiento. Si al aburrimiento le agregamos las discusiones, los malos entendidos, el estrés y la mala alimentación ¿quien desea sexo? La psicología dice que hay que usar la creatividad en las relaciones íntimas para que dure el deseo, y la nutrición dice que no hay razón para que con la edad, el apetito y la energía sexual terminen.

Es cierto que con los años disminuyen los niveles hormonales, sin embargo, no disminuyen lo suficiente como para que dejen de funcionar los órganos reproductivos o para que se extinga por completo el deseo sexual. Tampoco se debe esperar en la intimidad, la energía de alguien de 20 o 30 años, o el fuego y la locura del inicio de la relación; pero mientras no haya mala circulación en la sangre, estrés físico y emocional, obesidad y problemas cardiovasculares, no hay por que no disfrutar de las relaciones intimas de pareja.

ALIMENTACIÓN

Una alimentación balanceada baja en grasa y alta en fibra procedente de frutas y vegetales, es un buen inicio para tener vitalidad física y sexual.

- El exceso de proteína animal como la dieta Atkins puede disminuir la vitalidad sexual.
- El colesterol es un precursor de varias hormonas sexuales y si esta fuera de control, lógicamente no hay funcionamiento sexual.
- Hacer ejercicio es sumamente importante para reducir el estrés, tener mas energía y oxigenar la sangre; si hay oxígeno, hay circulación.
- El ejercicio excesivo, especialmente en la mujer, puede reducir la fertilidad y afectar el sistema hormonal, y con ello aparecen los problemas menstruales y la falta de apetito sexual.
- Alimentos de mar por lo general el salmón, el pescado blanco, los ostiones, y las almejas mejoran el funcionamiento del cerebro y el apetito sexual. No es que sean afrodisíacas como se cree, pero por la proteína y las altas cantidades de zinc que tienen, proveen energía y mejoran la circulación de la sangre rápidamente.
- Las algas marinas también se recomiendan para el apetito y energía sexual.
- La raíz de apio mejora la circulación de la sangre.

SUPLEMENTOS PARA HOMBRES Y MUJERES:

Existen varios suplementos que mejoran cualquier problema sexual en ambos sexos pero no es necesario tomarlos todos a la vez. Empieza por tomar tus vitaminas, la vitamina B5 y la CoQ10. Luego agregas uno o dos suplementos más si lo crees necesario.

Clorofila liquida, seguir las indicaciones del frasco. Royal

Jelly, (miel de abeja reina) 1/8 de cucharadita 2 veces al día. Multivitaminas con minerales, 1 capsula con el desayuno y 1 con el almuerzo.5HTP (este suplemento no se debe tomar si estas tomando algún antidepresivo prescrito y en mujeres no se debe tomar si se esta embarazada o lactando). Vitamina E, 400IU tomada con 50mg de Zinc. Vitamina C de 2000 a 4000mg.Amino ácido L'Arginine 3,000mg en dosis divididas entre comidas. Complejo B, 50mgs con el almuerzo.Coenzima Q-10, 100mg al día.Extracto de semilla de uva, seguir las indicaciones del frasco. Vitamina B-5, 500mg; esta vitamina reduce el estrés y ayuda a fortalecer la glándula pituitaria, y con ello mejora los niveles de testosterona en los hombres y da energía y apetito sexual a hombres y mujeres. Te o extracto de "Chasteberry" (vitex), seguir las indicaciones del frasco.

Opcional pero recomendable tomar:

Lactobacillus, 1 capsula 2 veces al día entre comidas. Fortalece el sistema inmunológico.Bromelain, 1 capsula 2 veces al día entre comidas. Enzimas anti inflamatorias.
Lecitina Granulada y Germen de trigo, una cucharadita de cada uno después de cada comida.

Nota: Si estas embarazada o lactando, consulta con tu médico.

PLANTAS:

- Plantas como la raíz de Ginseng, es utilizada para vitalidad sexual masculina.
- Dong Quai, y Fo-Ti Tieng son usadas por la medina china para vitalidad sexual, en Te o capsulas.
- Las Hojas de Damiana, tienen su reputación histórica, y se dice que son estimulantes y afrodisíacas, en Te o capsulas.
- El Saw Palmetto, ayuda a desinflamar la próstata y mejora el apetito sexual del hombre.
- La raíz de Licorice tiene propiedades estro-génicas femeninas, por lo que le abre el apetito sexual a la mujer, inclusive se cree que cura la infertilidad.
- La raíz de Zarzaparrilla contiene químicos naturales que estimulan la síntesis de las hormonas sexuales, y es utilizada

por hombres y mujeres para mejorar disfunciones sexuales hormonales.

IMPORTANTE: Lo que puede ayudar a mejorar tu condición es aumentar el uso de vegetales crudos o semi crudos, frutas frescas orgánicas, jugos frescos de vegetales y raíces como betabel, apio, perejil, zanahoria, turnips, parsnips, rutabags, etc., nueces, semillas de girasol, de sésamo y especialmente pepitas de calabaza y todo tipo de "alfalfa sprouts" y "bean sprouts" (frijol nacido o germinado). Comiendo sano, tomando agua y haciendo ejercicio, quizás no necesites gastar en tantas vitaminas y suplementos.

RECUERDA: Lo que empeora la infertilidad, la impotencia y la falta de apetito sexual es el alcohol, ciertos medicamentos, los alimentos enlatados, la comida frita y sin nutrientes, el exceso de carnes rojas, los aceites hidrogenados (margarina, repostería, helado, papas fritas, chips etc.), café, cigarro, soda, azucares y drogas.

INFERTILIDAD

EN HOMBRES Y MUJERES: Las causas mas comunes por lo que se puede sufrir de infertilidad son por infecciones venéreas, niveles anormales de testosterona y esperma, por consumo excesivo de alcohol, drogas, antibióticos, depresión, estrés, exceso de trabajo, obesidad y especialmente por una mala alimentación. Para saber si se es estéril o no, se debe tener relaciones intimas por lo menos un año.

EN HOMBRES: La causa principal de la infertilidad en hombres es por la cantidad anormal de esperma y testosterona. La mayoría de problemas de infertilidad pueden ser curables con una alimentación balanceada y algunos cambios en el estilo de vida, por ejemplo disminuyendo el consumo de alcohol, cigarro, café, sodas y alimentos fritos y refinados. Este tipo de estimulantes, contamina el organismo y los órganos reproductivos son muy susceptibles a los radicales libres que aumentan los niveles de toxinas en el cuerpo y la sangre.

EN MUJERES: Una de las causas más comunes por la que una mujer NO puede salir embarazada, es por una ovulación anormal o por la liberación irregular de las células reproductivas de los ovarios. Por lo regular, una célula reproductiva (un huevo) es liberada cada mes; esto ocurre aproximadamente a mediados del periodo menstrual. Si alguna de estas hormonas no está funcionando bien, la ovulación se vuelve irregular, o quizá ni siquiera suceda.

Otras causas también muy comunes por lo que una mujer sufre temporal o permanentemente de esterilidad, es por la obstrucción de los tubos de Falopio (tubos que conectan el útero con los ovarios), por endometriosis, baja progesterona, problemas cervicales o por la edad. La fertilidad de la mujer alcanza su máximo potencial, a la edad de los 18 y 19 años. A los 25, aunque con algunas variantes mínimas, aun esta en una edad fértil. A los 35 empieza a decaer, mientras que las parejas de 49 años de edad y mayores, en su gran mayoría son totalmente estériles. Otras razones por lo que algunas mujeres no pueden embarazarse aun estando bien "aparentemente" de salud, son la obesidad, la depresión y el estrés en sus diferentes formas incluyendo los pensamientos compulsivos por querer salir embarazada.

EN HOMBRES Y MUJERES: Según la ciencia medica, existen otros factores que interfieren con la fertilidad. Las transmisiones e infecciones venéreas pueden causar mucho daño a los órganos reproductivos tanto del hombre como de la mujer. El uso de pastillas anticonceptivas y aparatos intrauterinos, podrían ocasionan esterilidad temporal o permanente.

Una persona obesa (hombre o mujer), por lo general sufre de desbalances hormonales y acidificación; lo cual, causa esterilidad temporal. Además, entre mas acido hay en la sangre, mas difícil perder grasa, ya que la grasa la mantiene el cuerpo para proteger al tejido del exceso de ácido. La depresión por otra parte, esta ligada con los pensamientos compulsivos, y ambos problemas conllevan a la esterilidad temporal. O sea que, cuando te la pasas angustiado (a), pensando compulsivamente y preguntándote una y otra vez ¿cuando voy a ser padre o madre? ¿Qué pasa con mi cuerpo? Cuando esto sucede, la química del cuerpo cambia y acidifica tu sistema hormonal, causando más desbalances y menos posibilidades de ser madre o padre.Cuando no te alimentas saludablemente, el cuerpo sufre de desbalances químicos y hormonales, que no te permiten ovular normalmente (en mujeres) o producir esperma de alta calidad (en hombres). Entonces, aliméntate bien, toma 2 litros de agua, haz algo de ejercicio, toma 10 o 15 minutos de tu tiempo diariamente solo para relajarte. Alimente tu mente con ideas positivas y disfruta lo que tienes, en lugar de que te estreses por lo que aun no llega.

NUTRICIÓN PRE-CONCEPTIVA

PARA MUJERES: Si las pastillas anticonceptivas las has estado tomando por bastante tiempo, existe la posibilidad que el cuerpo este deficiente de zinc y magnesio, mientras que las vitaminas B, C, E, y el hierro en la sangre hayan aumentado a mas de su nivel regular. Entonces, todas estas deficiencias y descontroles vitamínicos deben ser controlados antes de que puedas embarazarte. Por lo menos, va a tomar 3 meses en acondicionar tu cuerpo para embarazarte y concebir un bebe saludable.

PARA HOMBRES Y MUJERES: Para prevenir los riesgos de que el bebe nazca enfermo o anormal, usa moderadamente la carne roja, baja de peso si sufres de obesidad, aliméntate bien si estas desnutrido (a), evita el alcohol, té, café, sodas, alimentos enlatados, hidrogenados y desintoxícate con jugos de vegetales, ensaladas de vegetales crudos y en vez de aderezos comerciales utiliza aceite de olivo, sal de mar y limón.

Aumenta el uso de alimentos antioxidantes como las frutas, verduras y semillas mixtas molidas de sésamo, girasol, linaza y calabaza (compra las semillas enteras y muélelas en seco por separado en partes iguales). Agrega avena y trigo germinado en tus ensaladas, come sopas de lenteja, habas, garbanzo, frijol etc., rota la proteína animal como pescado, pollo, salmón, y disminuye los productos lácteos o reemplázalos por leche de almendras y soya, yogurt de búlgaros, yogurt natural, kéfir y tofu. Cualquier tipo de semilla se debe consumir para mejores resultados, 2 cucharadas cafeteras tres veces al día, de preferencia previamente molidas. Se toman con agua, jugo, en las malteadas, sobre la ensalada o en la sopa.

SUPLEMENTOS

Hombres y Mujeres= **HyM**Hombres= **H**Mujeres= **M**

Multivitaminas con minerales 1 con el desayuno y 1 con el almuerzo. HyM Acidophilus, 1 capsula 2 veces al día entre comidas. HyM Chasteberry (vitex), seguir las indicaciones del frasco. MBlack Currant Seed Oil, seguir indicaciones del frasco. HyMOmega 3, 1 capsula después de la cada comida y la cena. HyM Bone Strenght de New Chapter, seguir indicaciones del frasco HyM Vitamina C, 3,000-4,000mg al día en dosis divididas. HyMSelenio de 200 a 400mcg al día (revisa los microgramos de selenio de tus multivitaminas, y no tomes más de 400mcg), en cuanto te embaraces, reduce el selenio a 40mcg al día. M Vitamina E, 400IU. HyM

IMPORTANTE:

- Las mujeres deben evitar las duchas femeninas.
- Las mujeres y los hombres deben evitar el consumo de alcohol, café, sodas, alimentos con aditivos o químicos, cigarro y mantenerse lejos de quienes fumen.

- De preferencia consume alimentos orgánicos (estos no tienen químicos, pesticidas ni hormonas).
- Evitar lubricantes artificiales, estos evitan que el esperma llegue al área cervical.
- Desintoxica tu organismo de metales y substancias toxicas. En las tiendas de nutrición
- Evita el consumo de trigo, productos lácteos, comida frita, y el exceso de carnes rojas.

INSOMNIO

El insomnio es la incapacidad crónica de no poder dormir, se dice ser una condición del sistema nervioso. Para que el sistema nervioso pueda funcionar apropiadamente, es necesario alimentarse sano para que la producción de neurotransmisores no sea ni baja ni excesiva. De lo contrario, se corre el riesgo de sufrir desbalances químicos y hormonales, los cuales conducen a la depresión. El insomnio también puede ser causado por estrés, por alguna enfermedad del sistema nervioso, problemas hormonales, metabólicos, depresión, diabetes, hipoglucemia, problemas del corazón, enfermedades renales, consumo excesivo de cafeína y azucares, o por falta de magnesio, de calcio, de vitaminas B, antioxidantes, por comer en exceso, por abuso de tranquilizantes, uso excesivo de bebidas con cafeína, alcohol, chocolate, refrescos, exceso de sodio, por cenar antes de ir a la cama y por altos niveles de metales tóxicos en la sangre ingeridos a través de la comida, bebidas y del aire que se respira.

TIPS NUTRICIONALES

Aumenta el uso de antioxidantes procedentes de las frutas y verduras, come vegetales semi crudos. Si se sufres de hipotiroidismo, los vegetales conocidos como crucíferos (brócoli, coliflor, repollo y colecitas) deben cocinarse o estar a temperatura ambiente. Pon en tus ensaladas y sopas el germen de trigo, aumenta el uso de semillas y nueces mixtas previamente molidas, especialmente las semillas de sésamo, girasol, linaza y calabaza, o utiliza el aceite de sésamo, oliva, o linaza en tus ensaladas, toma yogurt natural o de búlgaros diariamente, y toma infusión de manzanilla, pasiflora, valeriana, te rojo (Rooibosh) y pulpa de sábila.

Nota: La manzanilla no se debe tomar por plazos de más de una semana a la vez, especialmente si sufres de alta presión. E v i t a los alimentos procesados, enlatados, fritos, hidrogenados (margarina y repostería), te, café, chocolate, azucares refinados, harinas blancas, trigo, sal de mesa, alcohol, cigarro, comer en exceso y alimentos sobre cocinados.

VITAMINAS PARA EL INSOMNIO

Vitamina C, 500-1000mgBone Strength (algas marinas)

Magnesio, 350-500mg Plantas relajantes: valeriana, manzanilla, Vervain, Catnip, Hops.

Toma solo la vitamina C, las algas marinas y el magnesio. Si eso no te funciona, toma una o dos capsulas de alguna de las plantas relajantes, aumentando de dosis cada tres días hasta que te de sueño. El te rojo "Rooibosh" y el extracto de raíz de Licorice en su forma activa DGL tienen efecto anti inflamatorio. La raíz de Ginseng en te o capsula, también es una planta anti estrés. El Northern Ginseng, es uno de los mejores. Estos los pueden utilizar personas con alta presión (el Ginseng de raíz roja puede elevar la presión). La manzanilla alemana, la raíz black cohosh root, lupulin y el lemon balm, son otras plantas que puedes comprar en capsulas y probar una por una por tres días cada planta para encontrar cual te funciona mejor para el insomnio.

INFUSIÓN DE MANZANILLA

Lo primero que debes saber sobre la manzanilla, es que ésta, no funciona si la tomas en su famosa y moderna forma de "Te refinado". Las verdaderas propiedades de la manzanilla las vas a encontrar en la planta y en sus flores pero en forma de infusión. La manzanilla no es buena solo para el insomnio, sino que tiene componentes especiales con una acción hormonal que la hace útil para los síntomas premenstruales, de menopausia, dolores de senos, ansiedad y tensión nerviosa.

INFUSIÓN. Pon bastante manzanilla (lo que abarques con en el puño de tu mano) en 1/2 litro de agua hasta que hierva, tápala y déjala reposar por 1 o 2 horas para que se concentre. Puedes calentarla o simplemente tomarla en frío. No le pongas azúcar ni miel (el azúcar interfiere con las propiedades de la manzanilla y empeora el insomnio).

SUPLEMENTOS PARA EL INSOMNIO

Nota: La dosis de estos suplementos es para personas adultas (hombres y mujeres) mayores de 18 años de edad. Para adolescentes de 13 a 17 años, la dosis es de ¾ partes. Para niños de 7 a 12 años de edad, ½ dosis de adulto. Para niños menores de 6 años, ¼ parte de dosis de adulto. Asegúrate de Consultar a tu medico antes tomar o dar a tus hijos cualquier suplemento.

- Multivitaminas con minerales, una con el desayuno y una con el almuerzo.
- Vitamina C, 500-1000mg al día.
- Vitamina E, 400IU después del almuerzo.
- Omega 3, 1 capsula de 1000mg 1 o 2 veces al día con comida.
- "5HTP" (Hydroxy L tryptophan), este suplemento (aminoácido) se toma únicamente si el insomnio es crónico o causado por depresión. No tomarlo si se esta embarazada, lactando o tomando algún otro antidepresivo prescrito.
- Lecitina granulada, una cucharada después de cada comida.
- Germen de Trigo, una cucharada después de cada comida.
- Holy Basil, seguir indicaciones del frasco.
- Bone Strength de "New Chapter", seguir indicaciones del frasco.

IMPORTANTE: Las dos substancias más importantes que debes **evitar** para mejorar el insomnio son el AZÚCAR y el ALCOHOL. Estos dos, desgastan la serotonina y demás químicos del cerebro, causando desbalances químicos y hormonales que interrumpen los sistemas nervioso y hormonal, y con ello el sueño.

1. Evita descongestionantes nasales o medicamentos para la gripe, este tipo de drogas que mareas, quitan el sueño e interrumpen el reloj biológico.
2. Evita B-complex muy tarde, estas vitaminas dan energía, si las tomas en la tarde, por lo general quitan el sueño.
3. No comas antes de dormir, que tu ultima comida sea 3 horas antes de ir a la cama y si comes algún bocadillo, asegúrate que sea de proteína, los bocadillos de carbohidratos quitan el sueño.
4. No te vayas a la cama sin sueño, a leer o ver televisión.
5. Acostumbra ir a la cama a la misma hora.
6. No duermas durante el día aunque tengas sueño.
7. No planees o pienses sobre tareas al irte a la cama. Durante

el día, planea tus tareas y anota tus pendientes para que no te quiten el sueño.

8. Haz ejercicio durante la mañana o tarde, el ejercicio ayuda a eliminar la toxina, reduce el estrés, mantiene en balance los niveles de hormonas cerebrales, da energía y oxigena el cerebro; habiendo suficiente oxigeno en el cerebro tu sistema nervioso funciona mejor.

9. Tomar Melatonina en dosis de 5mgs una hora antes de dormir es increíblemente bueno para el insomnio temporal. Si sufres de algún síntoma o malestar por la mañana, reduce la dosis por mitad. **Advertencia:** Utilizar constantemente la melatonina, puede evitar la producción natural del cuerpo de esta hormona.

10. La mejor hora para dormir es a las 11:00pm, ya que de 11pm a 2am, es cuando el organismo lleva a cabo toda la reparación y regeneración del cuerpo. No importa en que parte del mundo vives, tu reloj biológico funciona de acuerdo a la luz solar del área donde radicas. Si trabajas de noche y duermes de día, tarde o temprano vas a sentir los efectos negativos de tener tu reloj biológico fuera de tiempo. Y si a ello le agregamos que no cuidas tu alimentación y estilo de vida es sedentario, la degeneración del cuerpo puede llegar mas temprano que tarde.

LARINGITIS

Sufrir de Laringitis es sufrir de inflamación e irritación de la laringe provocada por la tos o algún problema de las vías respiratorias. **Síntomas principales:** disfonía (voz ronca o perdida del timbre de voz), odifonía, (perdida del timbre de voz y del oído) tos, y perdida total de la voz.

Las causas principales de una laringitis además de ser parte de un trastorno del sistema nervioso central son: infecciones, abuso de las cuerdas vocales, irritación por acido gástrico (reflujo gastroesofágico), inhalación de humo de cigarrillo, rinosinusitis (inflamación de las membranas mucosas de la nariz, de los senos paranasales y/o del hueso primario) antibióticos, alergias, alcohol y exceso de comida irritante.

También existe la laringopatía premenstrual. Esta condición no irrita la laringe, pero los tejidos de esta, se ven afectados por los cambios hormonales premenstruales, causando a la laringe un edema (inflamación) inusual que cambia la vibración normal de la voz.

SUGERENCIAS

Aumenta el uso de semillas y nueces molidas, especialmente las pepitas de calabaza; incluye en tu alimentación el tofu, y los frijoles. Asegúrate de tomar bastante agua embotellada destilada y jugos naturales de vegetales con algo de fruta. Trata de tomar todo lo líquido entre comidas, antes o después de comer, y evita tomar agua mientras comes.

Disminuye las carnes rojas, huevo, y productos lácteos.

Evita el café, te, chocolate, trigo, carbohidratos refinados, azúcar, sal refinada, alimentos enlatados y agua de la llave.

Toma multivitaminas que contengan vitamina B-12 y B-6, Vitamina

A, y minerales como magnesio, calcio, zinc, y selenio; toma vitamina C, clorofila liquida, aceite de pescado (omega 3), 25,000 Unidades al día de Vitamina "A" en forma de Betacaroteno por 1 semana, luego baja la dosis a 10,000 unidades.

Una vez que mejore tu condición, continuar cuidando tu alimentación, haciendo ejercicio y tomando 2 litros de agua. Si el estrés continua, practica yoga, meditación y prueba el "Holy Basil". Además de los cambios alimenticios, se recomienda que descanses la voz, que tomes hasta 3 litros de agua al día y que tomes electrolitos (minerales que hidratan).

Opcional pero muy efectiva la inhalación de vapores. Hierve en ½ litro de agua, 3 o 4 cucharadas de romero fresco o seco; una vez que empieza a hervir, agrega 5 gotitas de aceite de eucalipto (el aceite no se toma) y acerca la cara, tapa la cabeza con una toalla e inhala por 5 o 10 minutos el vapor. El Romero y el aceite de eucalipto son antivirales y anti inflamatorios.

LUPUS

El lupus, es uno de los 5 tipos de artritis más comunes en este país que afecta las articulaciones, los músculos y la piel, y puede dañar todos los órganos. Este problema es conocido como una enfermedad auto inmune por el auto ataque del sistema inmunológico a su propio tejido. Existen 3 tipos de lupus, "**Systemic Lupus Erythematosus**", "**Discoid lupus**" y "**Drug-Induced Lupus**". El lupus afecta tanto a hombres como a mujeres. Por cada hombre con lupus, existen 10 mujeres que lo padecen.

CAUSAS DEL LUPUS

Para la ciencia medica, el origen del lupus aun es desconocido. Sin embargo, por ser un problema auto inmune, la mala alimentación y los desbalances internos corporales empeoran esta condición. Es cierto que la genética juega un papel muy importante en el desarrollo no solo de lupus, sino de cualquier enfermedad. Por lo que, si se nace con cierto gen deforme, y si desde joven se expone a un ambiente alto en contaminación ambiental, o si se desarrollan malos hábitos alimenticios y se vive una vida sedentaria, cualquier enfermedad genética se va a desarrollar prematuramente.

Otra teoría sobre el origen del lupus son los desbalances hormonales durante la pubertad. Se cree que mujeres que toman píldoras anticonceptivas, pueden sufrir de desbalances hormonales con el estrógeno y la progesterona, aumentando los riesgos de desarrollar lupus, especialmente en mujeres genéticamente predispuestas.

SÍNTOMAS DEL LUPUS

El lupus puede afectar cualquier parte del cuerpo y mostrar síntomas como fatiga, perdida de peso inexplicable, fiebre sin infección, inflamación en las articulaciones, artritis en manos, muñecas, codos, rodillas y pies, dolor y rigidez por las mañanas, infecciones en la piel, enrojecimiento y erupción en la piel de las mejillas y nariz (en forma de mariposa), anemia hemolítica, psicosis, caída de cabello, e hipersensibilidad a los rayos ultravioletas. Cuando el lupus afecta el corazón y los pulmones, ocasiona insuficiencia cardiorrespiratoria (falta de aire para respirar) y la capa de revestimiento del corazón y pulmones se inflama, causando pericarditis y pleuritis; estos dos problemas causan síntomas similares entre ellos dolor en el tórax y fiebre.

El lupus puede dañar los riñones, causando inflamación (nefritis), lo cual impide la eliminación adecuada de la basura interna de la sangre. A causa de esto, el cuerpo no metaboliza ni retiene la proteína. La eliminación de la proteína sin haber sido metabolizada, provoca hinchazón de cara y piernas.

Si el lupus inflama el cerebro y afecta el sistema nervioso central puede causar síntomas como dolor de cabeza, depresión, hiperactividad y/o emociones extremas. Muchas veces la depresión no es causada por el lupus, sino por no saber de donde viene la enfermedad, y esta termina afectando muchos otros órganos.

NUTRICION PARA LUPUS

Alimentos y bebidas que se deben evitar:

- Carne roja,
- carbohidratos refinados (harinas blancas y azúcar refinada),
- alcohol,
- café y bebidas con cafeína,
- mariscos (excepto pescado blanco y salmón de agua salada),
- especias irritantes,
- comida frita,
- margarina,
- palomitas de maíz,
- chips,
- repostería,
- fruta cítrica (se debe mezclar con otras frutas no acidas y modera su consumo),
- alimentos de procedencia animal y cacahuates contienen "ácido araquidónico", si se consume en cantidades excesivas, puede empeorar el lupus,

- frijoles y champiñones (hongos) contienen "hidracinas", substancia ácida que empeora los síntomas,
- carnes frías y embutidos como salchichas contienen nitritos y nitratos, estos conservantes se cree que pueden causar lupus, empeorar sus síntomas y hasta causar ciertos tipos de canceres,
- alfalfa de ningún tipo,
- berenjena, pimientos verdes, fresas jitomate y papas blancas contienen "solanine" un químico natural que causa inflamación y dolor en personas con lupus,
- semillas de girasol y aceite de maíz pueden desatar episodios de lupus,
- plantas como andrographis, echinacea, ajo y ginseng se deben tomar solo con la aprobación del medico, ya que pueden aumentar la autoinmunidad,
- suplementos de hierro se deben evitar, este puede destruir tejido de las articulaciones, causar inflamación y dolor,
- no alimentos con colores y sabores artificiales (si es posible todo orgánico),
- sodio, la sal de mesa se debe evitar y utilizar hierbas para sazonar y cantidades mínimas de sal de mar, el sodio causa inflamación, dolor y empeora el lupus.
- **Nota:** evitar todo tipo de nicotina y drogas recreacionales.

Alimentos y bebidas que se deben consumir:

- jugos de hojas verdes de betabel, espinacas, perejil, calabacita verde, kale, pepino, lechuga de hoja verde, hojas de dandelion, zanahoria, manzana, melones, "collard greens" y "wheat grass"
- fruta y vegetales (altos en antioxidantes)
- huevos orgánicos (moderadamente)
- requesón bajo en grasa (moderadamente)
- claras de huevo
- yogurt natural bajo en grasa y bajo en azúcar
- lentejas, garbanzo, ejotes, chícharos (rotarlos y comerlos en porciones pequeñas)
- arroz integral, millet, maíz y buckwheat (moderadamente)

- te verde, blanco y rojo
- agua filtrada o agua de manantial (Spring water)
- agua con limón ates de cada comida

Nota: Las ensaladas y los vegetales a vapor, deben ser lo principal en la alimentación acompañados con porciones pequeñas de pechuga de pollo, pescado, leguminosa y porciones pequeñas de pan o tortilla.

SUPLEMENTOS

Los siguientes suplementos se recomiendan para personas mayores de 18 años de edad. Asegúrate de consultar con tu medico antes de iniciar cualquier programa. Cualquier vitamina o suplemento se debe tomar temporalmente y se debe tomar 2 horas antes o después de cualquier medicina.

Multivitaminas y minerales, una con el desayuno, y una con el almuerzo.Multi Aminoacid complex, 1 capsula 1 hora después del almuerzo.

L-Cysteine 500mg antes del desayuno y almuerzo.L-Methionine 500mg antes del desayuno y almuerzo.L-Lysine 500mg antes del desayuno y almuerzo.

Estos aminoácidos se deben tomar juntos con una capsula de vitamina B-6 de 100mg.

Omega 3, 1000mg 2 veces al día con comida.N-Acetyl glucosamine, seguir indicaciones del frasco.Silica, seguir indicaciones del frasco.Acidophilus, una capsula tres veces al día entre comidas.Vitamina C, de 2000 a 4000mg al día en dosis divididas.

Nota: Si estas embarazada o lactando, consulta con tu medico.

MENOPAUSIA

En la menopausia suceden desequilibrios psicológicos y bioquímicos (biológicos y químicos) a causa del cambio hormonal que sucede cuando la menstruación termina alrededor de los 50 años de edad. Muchos de los síntomas físicos y emocionales de la menopausia son causados por la fluctuación de niveles hormonales mientras el cuerpo se adapta a estos cambios, los cuales pueden durar de 2 a 5 años. Algunos de los síntomas físicos y emocionales de la menopausia son: dolores de huesos y musculares, síntomas premenstruales, cansancio, dolores de cabeza, inflamación intestinal y de ovarios, insomnio, dolor de senos, aumento de peso, dolor de espalda, pies muy fríos o muy calientes, nauseas, alergias a ciertos alimentos, caída de pelo, palpitaciones, y osteoporosis. No todos estos síntomas se sufren a la vez, ni todas las mujeres los padecen tampoco.

Otros síntomas de este cambio de vida son: depresión, ansiedad, agitación, llantos inexplicables, confusión, irritabilidad, emociones irracionales, falta de energía, problemas de concentración y falta de memoria. Los 'hot flashes' o calores duran aproximadamente 3 minutos y medio. En estos minutos, aumenta la temperatura de la piel, el corazón se acelera y palpita mucho mas rápido; por eso, se sufre de mareos, sudor en la frente, en la nariz y en el pecho. Estos cambios de temperatura solo duran unos minutos. Ahora que, personas que tienen tiempo cuidando su alimentación, tomando suficiente agua, haciendo ejercicio y tomando vitaminas, también van a sufrir de estos desbalances hormonales, pero en vez de sentirse quemar por 3.5 minutos, estos hot flashes duran menos tiempo. Cualquier síntoma durante la menopausia, se disminuye al cuidar la alimentación.

HORMONAS

Existen diferentes tipos de hormonas, unas se encargan del aparato digestivo, metabolismo, estrés y otras se encargan del cerebro y del sistema etc. Pero en si, las hormonas son diferentes tipos de sustancia que circulan por las venas en la sangre y viajan hasta llegar a su destino. Todas las hormonas tienen niveles de cantidad y cuando al cuerpo le faltan o le sobran, aparecen los síntomas de malestar. Por eso, en la menopausia lo más importante es conocer el cambio hormonal que surge a causa de las dos hormonas principales que se ven afectadas por el cambio de vida. El estrógeno y la progesterona, son dos hormonas producidas por los ovarios y son las causantes de todo el sufrimiento de las mujeres durante la menopausia. Pero ¿Cómo funcionan los ovarios?

OVARIOS

Es impresionante el trabajo que efectúan los ovarios en el cuerpo de una mujer. No existe ningún órgano humano como los ovarios. Por eso, debes hacer todo lo humanamente posible, para evitar que te los remuevan. Ningún órgano, ni masculino ni femenino tiene un ciclo en el que su tamaño cambia cada día repetitivamente, y no solo cada mes, sino hasta que los ovarios viven o la mujer muere. Los ovarios, con el paso de los años se van reduciendo y lógicamente dejan de ovular, esto ocurre cuando llega la menopausia. Pero, no porque dejan de ovular quiere decir que ya no sirven para nada. Por el contrario, en el centro de los ovarios, hay unas células activas, muy saludables, que producen dos tipos de andrógenos. Los andrógenos son un tipo de hormona masculina, androstenediona y testosterona.

CAMBIOS FISICOS Y EMOCIONALES

El exceso de estos andrógenos, durante la menopausia, causa sobrepeso, bello facial, voz ronca y se aumenta el riesgo de desarrollar diabetes, y la deficiencia de estas hormonas ocurre en mujeres sin ovarios y durante la menopausia causando perdida de apetito sexual, piel seca y fatiga entre otros síntomas.

Otro de los cambios en el cuerpo de una mujer cuando llega la menopausia es el peso. A partir de esta edad, el sistema metabólico se vuelve más lento a causa que los ovarios ya no producen estrógeno. Cuando esto sucede, las células grasas empiezan a producir otro tipo de estrógeno, más débil que el que producen los ovarios, pero que con la ayuda del hígado y de las células, este estrógeno se madura y se hace fuerte, disminuyendo los síntomas y malestares. Pero si el hígado esta congestionado, este estrógeno nunca madura ni se fortalece y como resultado, vienen los síntomas de la menopausia. Por eso es tan importante comer sanamente y mantener el hígado y riñones funcionando apropiadamente.

La menopausia o el cambio de vida, no ocurre necesariamente a los 50 años de edad. Este cambio hormonal puede ocurrir a los 43 años, y en algunos casos, aunque parezca imposible, puede ocurrir a los 20 años de edad, especialmente en mujeres con madres que hayan sufrido menopausia prematura.

La palabra menopausia o cambio de vida, es precisamente eso, un cambio de vida; nuevos hábitos. Alrededor de los 43, los ovarios empiezan a disminuir el trabajo que siempre hicieron. Cuando llega ese momento de enfrentar la menopausia, ya casi no hay ovulación, aunque se conservan algunos huevecillos. Desde el primer periodo menstrual de una mujer en su adolescencia, toma 7 años para que esté totalmente fértil, y toma otros 7 años para el proceso inversivo en la premenopausia. Y aunque después de los 43, se deja de ovular, en la mayoría de mujeres, la inflamación de los ovarios continua por aproximadamente otros 7 años.

En otras palabras, alrededor de los 40, en la mayoría de mujeres, los periodos menstruales empiezan a ser irregulares y menos fluyentes. A esta edad, los ovarios reducen un 75% el nivel de estrógeno en la sangre. Este cambio es un 'shock' para el cuerpo, por eso tantos síntomas aparecen al mismo tiempo. Y es que, el cuerpo en su desesperación por reaccionar a este cambio drástico, tiene tantos estragos.

TERAPIA DE REEMPLAZO HORMONAL

Antes de tomar cualquier terapia de reemplazo hormonal sintético (H.R.T. Hormone Replacement Therapy) debes conocer que los esteroides y las hormonas sexuales de estos tratamientos, elevan los niveles de cobre, bajan los niveles de zinc, interfieren con el funcionamiento del hígado, desajustan el metabolismo de nutrientes e interrumpen el balance y armonía de la flora intestinal. Esto puede significar que las mujeres que toman estrógeno sintético durante la menopausia, pueden llegar a sufrir de síntomas mucho más intensos al dejar estos tratamientos después de la menopausia. Pero ¿que es exactamente la terapia de reemplazamiento hormonal? Esta terapia es un tratamiento que retraza la menopausia, solo la retraza. Cuando hables con tu doctor, haz preguntas, infórmate.

Este reemplazo hormonal sintético aunque puede calmar los síntomas de menopausia en algunas mujeres y disminuir los riesgos de enfermedades del corazón, también es cierto que aumenta el riesgo de cáncer endometrial (cáncer en las paredes del útero). A causa de esto, se empezó a combinar el tajamiento no solo con estrógeno sino con progesterona; y en efecto se reducen los riesgos de cáncer endometrial pero pone en riesgo el corazón y los huesos, aumentando el riesgo de desarrollar osteoporosis. La progesterona sintética esta relacionada con venas varicosas, trombosis y otras condiciones. Los tratamientos de estrógeno pueden mejorar los calores y resequedad vaginal, pero causan sobre peso, irritabilidad, depresión e inflamación abdominal. Entonces, tu eliges que síntomas soportas mas y que enfermedades quieres prevenir.

Lo bueno que hay platas, raíces, aceites, semillas y vitaminas que mejoran cada uno de los síntomas, pero tienes que tener disciplina. Para muchas mujeres es mas fácil tomar lo convencional y sintético por no planear lo que van a comer y por no hacer ejercicio. Todo tiene un precio, tu decides cual precio estas dispuesta a pagar.

Nota: mujeres que sufren de endometriosis no deben tomar tratamientos hormonales sintéticos ni **abusar** de los fitoestrógenos (soya, tofu, miso, fennel, apio, perejil, rhubarb o aceite de linaza. Mujeres con problemas del hígado, tampoco ven demasiado resultado con los tratamientos hormonales sintéticos, pero en ambos casos, la nutrición hipoalergénica les puede ayudar.

METABOLISMO

¿Que es el metabolismo y cuales son sus funciones? El metabolismo es el proceso de utilizar nutrientes para mantener al cuerpo con vida, para proporcionar energía, reparar daños celulares y formar nuevas células. El metabolismo se divide en dos: Catabolismo, que significa el oxidar nutrientes para proporcionar energía y Anabolismo que significa la formación de nuevas células. Este proceso de formar nuevas células es conocido como biosíntesis.

Es muy sencillo visualizar el trabajo del metabolismo. Después de comer, los nutrientes de los alimentos (aminoácidos de la proteína, grasa y azucares de carbohidratos) absorbidos por el estomago se transportan al hígado. Algunos se quedan ahí, otros circulan por el torrente sanguíneo pero al final, su trabajo es el mismo, dar energía y reparar células.

Las reacciones químicas de nuestro cuerpo requieren del metabolismo y de nutrientes específicos de diferentes vitaminas y minerales. Todo este proceso de la oxidación de carbohidratos, grasas y aminoácidos es vital para formar eso que llamamos vida. Y la calidad de vida y energía, dependen del metabolismo y de si el combustible que le pones al cuerpo es de calidad o "chatarra".

El catabolismo y anabolismo trabajan juntos para que el metabolismo funcione apropiadamente, pero cuando la velocidad de uno es mas que la del otro, esto causa desbalances metabólicos que afectan la salud y el peso del cuerpo. El sobrepeso es un mensaje del cuerpo diciendo que el metabolismo esta fuera de balance. La energía del cuerpo de cada persona varía por cuestiones genéticas, niveles de actividad y estado de salud entre otros. El metabolismo puede ser lento, neutral o rápido desde el momento que nacemos. Pero el estilo de vida de una persona, se puede alterarlo.

CUESTINONARIO PARA MEDIR TU METABOLISMO:

1. ¿Tienes menos energía que antes o que el resto de tus familiares o amistades?
2. ¿Crees que tienes más frío de lo normal?
3. ¿Tienes frío por las mañanas y por las noches?
4. Comes poquito y aun así ¿estas subiendo de peso?
5. ¿Te haz sometido recientemente a algún tratamiento con pastillas para perder peso?
6. ¿Estas en una dieta demasiado rigurosa baja en calorías y carbohidratos?
7. ¿Has estado en una dieta estricta por los últimos 6 meses?
8. ¿Tienes músculos muy débiles y poco definidos?
9. ¿Tu cabello esta demasiado delgado?
10. ¿Tus tobillos se hinchan especialmente de noche?

Si respondiste si de 1 a 3 preguntas, tu sistema metabólico esta normal; con una alimentación balanceada podrías mejorar cualquiera de los 3 síntomas actuales, y más importante aun, podrías prevenir problemas de salud serios. Afortunadamente, te puedes dar el lujo de comer esporádicamente algún postre o antojo aunque este sea no sea muy sano, pero tendrás que consumirlo en cantidades moderadas.

Si respondiste si a 4 o 5 peguntas, es una indicación que tu metabolismo esta lento; pero, en 3 o 4 semanas aproximadamente con una alimentación balanceada, se puede normalizar. Eso si, tu alimentación debe ser baja en azucares y carbohidratos refinados para prevenir los altibajos de glucosa en la sangre y aumentar tu índice metabólico.

Si respondiste si a 6 o mas preguntas, tu sistema metabólico esta demasiado lento; esto significa que probablemente estas viviendo de las reservas del cuerpo. Si has estado tratando perder peso y hoy comes y mañana no, subes 3 libras de peso y bajas 1, o si bajas 5 libras y subes 2, lo mas seguro es que esta activado el mecanismo de sobrevivencia de hambre, con ello reduces o pierdes músculo y formas nuevas células grasas para continuar con el almacenamiento de grasa; esta grasa la guarda el cuerpo para una nueva emergencia de 'inanición', porque el cuerpo cree que lo quieres matar de hambre.

¿POR QUE ES TAN DIFICIL PARA MUCHOS DEFINIR LOS MUSCULOS?

La grasa necesita poca energía metabólica para hacer su trabajo, el músculo no. Si tu sistema metabólico esta inactivo, se apaga, y si esta apagado, tu cuerpo prefiere almacenar grasa para sobrevivir que músculo porque la grasa, repito, necesita menos energía para hacer su trabajo que el músculo. Por eso es que las personas con un sistema metabólico lento, no pueden hacer crecer los músculos, especialmente si no comen suficiente proteína de calidad. ¿Qué es lo que prende o apaga el metabolismo? La calidad y cantidad de los alimentos (combustible) que comes determina si prendes o apagas el metabolismo. Tomar agua con limón en cuanto te levantas, desayunar algo ligero pero nutritivo para romper el ayuno, comer cada 3 o 4 horas cantidades moderadas de comida viva (no procesada o refinada) y hacer algo de ejercicio diariamente o por lo menos 3 veces por semana, mantiene prendido el metabolismo como una maquina 'quema grasa'.

¿QUE TIPO DE METABOLISMO TIENES?

¿Crees tener metabolismo de Proteína, Mixto o de Carbohidratos? La respuesta depende del tipo de sistema nervioso que tengas.

- Si tu sistema nervioso Simpático (Simpathetic) es el que domina, esto significa que produce oxidantes lentamente; por lo que, tu cuerpo necesita una alimentación más alta en carbohidratos con algo de proteína.
- Si tu sistema Nervioso Parasimpático (Parasimpathetic) es el que domina, la producción de oxidantes es rápida; entonces, necesitas una dieta mas alta en proteína. Esto no quiere decir que debas evitar los carbohidratos, sino que aprendas a elegirlos.
- Si estas dos divisiones del sistema nervioso se invierten, esto significa que necesita una alimentación mixta.

Nota: La oxidación de alimentos significa la descomposición de estos. Una vez que los alimentos entran al intestino delgado, deben pasar por el proceso de descomposición para que los nutrientes puedan ser absorbidos por el cuerpo.

SISTEMA NERVIOSO

El lado izquierdo del cerebro o mecanismo de defensa conocido como "pelea o vuela" (fight or flight) es conocido como 'El Sistema Nervioso Simpático' (Simpathetic). Este dilata las pupilas, inhibe (impide) la producción de saliva y jugos gástricos, acelera el corazón, agranda los pulmones, convierte el glicógeno en glucosa a través del hígado, estimula la producción de adrenalina, noradrenalina y cortisol a través de las glándulas adrenales, y no permite la contracción de la vejiga; todos estos cambios ocurren porque el cuerpo cree que esta en peligro.

El lado derecho del cerebro conocido como 'El Sistema Nervioso Parasimpático' (parasimpathetic), estimula la producción de saliva, disminuye los latidos del corazón, presiona el sistema bronquial de los pulmones, estimula la secreción de jugos gástricos, libera bilis del hígado y contrae la vejiga; estos cambios ocurren, una vez que el cuerpo cree que pasó el peligro.

SISTEMA METABOLICO DE PROTEINA: El sistema metabólico de proteína se reconoce por el hambre constante, los antojos por grasa y en ocasiones antojos por alimentos salados. Las personas con metabolismo de proteína, no pueden llevar dietas bajas en calorías, y si no consumen proteína de calidad en la cantidad adecuada, tienden a sufrir de fatiga, ansiedad y nerviosismo, y la energía que muestran, es superficial porque en el fondo sufren de fatiga.

SISTEMA METABOLICO DE CARBOHIDRATOS: El sistema metabólico de carbohidratos puede causar perdida de apetito, alta tolerancia a los azucares, sobrepeso (aun sin comer mucho) y casi siempre la persona sufre de adicción a la cafeína; esto ocurre cuando el metabolismo esta fuera de balance por consumir la mayor parte del tiempo carbohidratos refinados o cantidades grandes de proteína.

SISTEMA METABOLICO MIXTO: El sistema metabólico mixto aunque es considerado normal, causa antojos por azucares y almidones, se tiene un poco de problema para controlar el peso y por lo general la personas sufre de fatiga, ansiedad y nerviosismo, especialmente si no lleva una alimentación balanceada y de calidad.

¿QUE TIPO DE METABOLISMO TIENES?

Existen varias formas de conocer que tipo de metabolismo tienes. Uno de los métodos mas sencillos y efectivos es haciendo una prueba pequeña por 3 días con el desayuno.

- El primer día, desayuna únicamente carbohidratos: avena cocida en agua y agrega algo de fruta como ½ taza de blue berries y fresas. Si una hora después de haber desayunado sientes ansiedad, tienes antojos y/o hambre, tu metabolismo no es de carbohidratos; pero si te sientes bien por 2 o 3 horas, lo mas probable es que tu metabolismo sea de carbohidratos.
- El segundo día, desayuna únicamente proteína: 2 huevos cocidos o guisados con una cucharadita de aceite de semilla de uva, 2 tiras de tocino de pavo y 8oz de leche de soya sin azúcar. Si una hora después de haber desayunado sientes ansiedad, antojos por azucares o como que algo te falto, tu metabolismo no es de proteína; pero si te sientes con mucha energía, sin ansiedad y satisfecho (a) por 2 o 3 horas, lo mas probablemente es que tu metabolismo sea de proteína.
- El tercer día, desayuna carbohidratos con proteína: 1 huevo cocido o guisado con ½ taza de espinacas y una cucharadita de aceite de semilla de uva, 1 rebanada de pan de grano entero, 8oz de leche de soya sin azúcar y ½ naranja. Si una hora después de haber desayunado te sientes con ansiedad y tienes hambre de nuevo, tu metabolismo no es mixto; pero si te sientes con mucha energía, sin ansiedad sin antojos por 2 o 3 horas, lo mas probable es que tu metabolismo sea mixto.

No porque tengas metabolismo de proteína, significa que vas a comer únicamente proteína. Comer solamente proteína, se recomienda para descubrir el tipo de metabolismo que se tiene. Una vez que sabes que tipo de metabolismo tienes, debes asegurarte que eso que tu cuerpo necesita, no falte en ninguna comida principal. Por ejemplo, para un metabolismo de proteína, se recomienda acompañar la proteína (pollo, pescado, leguminosa, queso, leche, carne) con vegetales y ensalada. El pan, las tortilla y los almidones son opcionales para este tipo de metabolismo, especialmente si no los puedes digerir muy bien al comerlos juntos.

Para un metabolismo mixto, se recomienda comer un poquito de todo; llevar una alimentación balanceada es sumamente importante. Por ejemplo, ensalada, vegetales, una porción pequeña de proteína y algo de almidones como pan, tortillas, pasta o papa.

Para un metabolismo de carbohidratos, se recomienda comer carbohidratos de calidad sin dejar de comer proteína. Por ejemplo, un plato con pasta integral, vegetales, ensalada, semillas y nueces, tiene carbohidratos de calidad y proteína vegetal, pero predominan los carbohidratos. También se puede tener una comida completa al comer arroz integral con frijoles, ensalada y vegetales, o 4oz de pollo o pescado con vegetales, ensalada y arroz integral. Si una personas con metabolismo de carbohidratos, come únicamente carbohidratos refinados y ningún tipo de proteína de calidad, va a sufrir de desnutrición y sobrepeso porque no le esta dando a su metabolismo el combustible apropiado. Los carbohidratos refinados no son combustible de calidad y no prenden el metabolismo.

Si tu metabolismo es de proteína, puedes comer poquito de todo, pero que no te falta la proteína en la cantidad correcta. Si tu metabolismo es de carbohidratos, puedes comer poquito de todo, pero que no te falten los carbohidratos de calidad (evita lo refinado). Si tu metabolismo es mixto, que no te falte un poquito de todo en cada comida. Las mujeres necesitamos entre 50 a 70 gramos de proteína al día, y los hombres entre 80 a 100 gramos, independientemente del tipo de metabolismo que se tenga. La proteína es vital para reparar las células del cuerpo y los carbohidratos para dar energía inmediata.

OTRAS PRUEBAS PARA CONFIRMAR EL TIPO DE METABOLISMO

De acuerdo a la Profesora de Salud Alternativa del colegio de la ciudad de Nueva York, Felicia Drury Climent, una simple prueba con niacina y/o vitamina C, ayudan a determinar y confirmar que tipo de metabolismo tienes.

- Toma 50mgs de Niacina en ayunas. Si dentro de media hora, tu piel se vuelve roja, se siente sumamente caliente y te da bastante comezón, tu sistema metabólico es de Proteína.
- Si tu cuerpo se siente tibio y te vez con mejor color en la piel de la cara, tu sistema metabólico es mixto.
- Si no tienes ninguna reacción, tu metabolismo es de

carbohidratos.

Si prefieres hacer la prueba únicamente con la vitamina C, o si deseas reconfirmar la primera prueba, adelante; solo tienes que tomar 8000mgs de vitamina C en dosis divididas durante el día por 3 días continuos. Si te deprimes, te da diarrea, te sientes muy cansado (a) e irritable, o si eres mujer y también experimentas irritación vaginal, definitivamente tu sistema metabólico es de proteína. Si no sientes ningún cambio en absoluto, tu metabolismo es mixto. Pero si sientes muy bien, con más energía y duermes mejor, quiere significa que tu metabolismo es de carbohidratos.

NUTRICION PARA UN METABOLISMO DE PROTEINA

Algo muy importante sobre el metabolismo de proteína es que este esta en constante uso. Aunque los músculos y otros tejidos contienen proteína almacenada, esta se puede perder. Cuando hay insuficiencia de aminoácidos a través de la alimentación, inmediatamente la proteína del músculo, el cuerpo la utiliza para reemplazar la llamada "amino acid pool" o reserva de aminoácidos del cuerpo. Esta reserva la utiliza el cuerpo para proveer energía y fortalecer el sistema inmunológico cuando hay mucho estrés. Por eso es que, se pierde músculo durante épocas de estrés, con enfermedades serias, cuando se hace ejercicio excesivo y cuando no hay buena alimentación.

Si tu sistema metabólico es de proteína, debes limitar de 500 a 2000mg el consumo de vitamina C, el vino tinto tomarlo con moderación o no tomarlo en lo absoluto y el vinagre usarlo esporádicamente para no acelerar más el metabolismo. Acelerar el metabolismo cuando ya es rápido, es peligroso porque los alimentos, pasan por los intestinos demasiado rápido, sin darle la oportunidad al cuerpo de absorber sus vitaminas y minerales.

Debes aumentar el consumo de alimentos altos en calcio y minerales y moderar (no eliminar sino disminuir) el consumo de granos y frutas cítricas. Limita el consumo de Vitamina B1, B2, B3, y B6; toma solo 50mg al día. Aumenta el consumo de chícharos, ejotes, coliflor, pescado, pechuga de pollo y pavo, frijoles, lentejas, papa dulce (camote) y todo tipo de raíces excepto la papa blanca.

No porque tu sistema metabólico sea de proteína, vas a abusar y comer todo tipo de proteína animal con grasa saturada o cantidades excesivas de huevos, leche y queso. Por el contrario, tienes que vigilar la calidad de la proteína que consumes, para evitar problemas con los riñones, hígado, corazón y huesos.

NUTRICION PARA UN METABOLISMO DE CARBOHIDRATOS

Aunque los carbohidratos son el combustible principal del cuerpo, también es importante conocer la desventaja de abusar de los carbohidratos refinados como pan blanco, tortillas de harina, pastas refinadas, papas y repostería. Este tipo de carbohidratos crean la producción de insulina, la cual promueve el almacenamiento de grasa. Por eso es vital enfocarse en los carbohidratos complejos como frutas, vegetales y granos enteros, incluyendo los granos germinados.

Debes evitar suplementos de calcio y consumir vegetales verdes y algas marinas para obtener los minerales necesarios para el sistema óseo. Algunos de los nutrientes mas importantes para personas con metabolismo de carbohidratos son alimentos altos en potasio, vitamina C y complejo B y Acido Fólico, como granos enteros y/o germinados, vegetales de hoja verde, fruta, brócoli, papas, plátanos, cebolla, elote fresco (no maíz refinado), zanahoria, frijol negro, frijol lima, espinacas, jitomates, coliflor, naranjas, manzanas, toronja, espárragos, berenjena, apio, etc.

Debes aumentar el consumo de proteína vegetal y moderar (no eliminar) el consumo de proteína animal. La proteína vegetal se encuentra en una combinación de granos enteros (Millet, Buckwheat) con leguminosa (lenteja, garbanzo, frijol), semillas (arroz integral, linaza, pepitas de calabaza) y nueces.

METABOLISMO MIXTO

Este tipo de metabolismo es uno de los mejores cuando lo respetas y aprendes a conocer tu cuerpo. Con este tipo de metabolismo todo lo puedes consumir con moderación. Puedes comer todo tipo de carnes, proteína vegetal, todo tipo de granos, todo tipo de vegetales, todo tipo de semillas etc. El secreto de mantener un metabolismo mixto en balance, es por medio de evitar los extremos. No puedes comer ni pura proteína, ni puros carbohidratos, sino un poquito de todo, con moderación y en porciones adecuadas. También debes elegir de cada uno de los diferentes grupos alimenticios, los mas sanos y evitar lo mas posible harinas refinadas, grasas saturadas, azucares refinados, químicos, estimulantes, sabores artificiales etc.

IMPORTANTE: No importa que tipo de metabolismo tengas, ni siquiera importa si le das el combustible adecuado, si este combustible (comida) no es de calidad, tu metabolismo se va a apagar o a súper acelerar, y ningún extremo es sano. En cualquier caso, subirás de peso hasta sufrir de obesidad o bajaras de peso mas de lo deseado. Pero si la mala alimentación no causa ningún impacto en tu peso, no quiere decir que todo esté bien; desafortunadamente, la falta de nutrientes tarde o temprano van a interrumpir el trabajo adecuado de los órganos.

RESISTENCIA METABOLICA

La nutrición es lo único junto con ejercicio y un estilo de vida saludable que te puede ayudar a bajar de peso permanentemente, de por vida. Desafortunadamente, hay personas que comen sano y hacen ejercicio, y aun así no bajan de peso. ¿A que se debe este problema? Existe algo que se llama **resistencia metabólica**, esta condición metabólica tiene que ver con exceso de hormonas antiestrés en la sangre, exceso de químicos procedentes de drogas prescritas y no prescritas, por enfermedades como hipotiroidismo, candidiasis o por exceso de insulina en la sangre y altos triglicéridos.

Cuando se pasa por demasiado estrés físico (trabajo o enfermedades) o emocional (problemas familiares o personales), se interrumpe el índice metabólico. Entonces, para restaurar el metabolismo, hay 2 cosas importantes que se pueden hacer. Numero Uno: Practicar yoga o meditación y hacer ejercicio constante (no de vez en cuando) para disminuir los niveles de estrés. Numero Dos: Dejar de estresar el aparato digestivo, el hígado y los riñones con alimentos tóxicos sin valor nutritivo.

LIPOLISIS ¿PELIGROSA O SEGURA?

Antes de analizar el significado de la lipólisis, tienes que recordar que el trabajo de la insulina del páncreas es metabolizar los azucares procedentes de los carbohidratos. El cuerpo solo utiliza ciertas cantidades de glucosa (azúcar) a la vez, los sobrantes son convertidos y almacenados en forma de grasa, esto es para evitar darle una sobre dosis de glucosa (azúcar) al cerebro; lo cual podría dañarlo permanentemente o causar la muerte.

La Lipólisis es básicamente, forzar al cuerpo a cambiar la fuente de combustible para quemar grasa. En un cuerpo saludable, los ácidos grasos son convertidos fácilmente de grasa a combustible (energía). En cambio, en una persona obesa, esto no sucede por los **constantes** altos niveles de insulina en la sangre. Entre mas insulina hay en la sangre (por los excesos de azucares y carbohidratos refinados), el cuerpo no tiene necesidad de utilizar la grasa como energía ¿por qué no? Porque la energía la obtiene del azúcar.

Entonces para que el cuerpo use la grasa almacenada como fuente de energía, tienes que bajar los niveles de insulina de la sangre haciendo ejercicio, reduciendo los carbohidratos refinados y aumentando el consumo de carbohidratos complejos como fruta, vegetales y moderadamente alimentos de granos enteros y de granos germinados. Este tipo de carbohidratos, gracias a su fibra, vitaminas y minerales, ayudan a proporcionar glucosa (azúcar) al cuerpo poco a poco y con ello se previenen los choques de energía, se evita el hambre excesiva constantemente, el estomago se llena con menos comida, se previenes el estreñimiento y todo esto es vital para perder peso.

SE PUEDE LOGRAR LA LIPÓLISIS SIN ARRIESGAR LA SALUD

La lipólisis es sumamente peligrosa si se logra dejando de comer carbohidratos como lo sugieren las dietas altas en proteína. Si todo el tiempo tu cuerpo esta en lipólisis, corres el riesgo de una Cetoacidosis. La Cetosis (ketosis) es la presencia anormal de cetonas. Las cetonas son el desecho que elimina el cuerpo al quemar grasa descompuesta.

Se debe tener claro que el combustible normal y principal del cuerpo es la glucosa (azúcar), la cual encontramos en los carbohidratos. En esta sección recomiendo eliminar totalmente los carbohidratos, pero los carbohidratos refinados mas no dejar los carbohidratos procedentes de los vegetales y la fruta (estos solo se deben comer en porciones adecuadas); al fina y al cabo, el ser humano es omnívoro. Si dejas de comer carbohidratos sanos como vegetales, fruta, arroz integral y avena, es cierto que el cuerpo va a quemar grasa, pero esta grasa por falta de insulina, se descompone;

sin embargo, el cuerpo la usa por no tener otra opción, pero al utilizar grasa descompuesta, aparecen las substancias toxicas (cetonas) que causan "cetoacidosis".

El exceso de cetonas le da a la persona un aliento enfermizo parecido al olor de la acetona, mal aliento, mal olor corporal, olor desagradable en la orina, olor fétido de las heces fecales, nauseas, vomito, dolor abdominal severo y confusión; si no se trata inmediatamente, puede causar coma y muerte. Ahora que, no porque los carbohidratos complejos son sanos, se deben servir en porciones grandes, porque este tipo de carbohidratos sanos, también tienen calorías… y el exceso de calorías, te hacen subir de peso.

NO CREAS TODO LO QUE TE DIGAN

Cuidado cuando alguien te diga que hagas algo en contra de la naturaleza del cuerpo. Recuerda que todo es teoría, y tu debes aceptar la teoría que para ti tenga mas sentido. Es verdad que ciertos alimentos deben evitarse cuando se sufre de alguna condición médica, pero no se puede eliminar todo un grupo alimenticio vital para el cuerpo. Muchas personas dicen que lo puedes hacer temporalmente pero la nutrición sugiere no obligar al cuerpo a hacer algo que no podrá tolerar de por vida, porque los daños pueden ser irreversibles. Para que el cuerpo funcione apropiadamente, necesitamos una alimentación balanceada. ¿Y que balance encontramos al evitar alimentos que son el combustible principal del cuerpo como los carbohidratos de procedencia vegetal.

Tu cuerpo puede utilizar la grasa como fuente de energía, tan solo regulando los niveles de insulina en la sangre. Los niveles de insulina en la sangre se regulan evitando comer carbohidratos refinados como si nunca más vas a comerlos. Por ejemplo: Un poquito de arroz integral, ensalada, vegetales a vapor y ½ pechuga de pollo asado, se considera una comida balanceada, la cual por no ser a base de carbohidratos refinados, garantiza los niveles normales de insulina, con ello, tu metabolismo quema grasa las 24 horas del día, especialmente si haces ejercicio periódicamente.

Lo ideal es cuidar la Homeostasis del cuerpo; esta se encarga del ambiente interno para mantenerlo estable, en balance, en equilibrio a través del mecanismo de regulación. "Homeo", significa similar y "Stasis", significa postura.

COMO ESTIMULAR EL METABOLIMSO SIN RIESGOS

Así como no puedes prender fugo sin cerillos ni mantenerlo sin el combustible apropiado, exacto ocurre con el metabolismo. Como los carbohidratos son el combustible principal del cuerpo, podrías llegar a creer que comer solo carbohidratos mantendrá el metabolismo prendido y tu perderás todo el peso extra, pues no. Para metabolizar carbohidratos eficazmente, el cuerpo necesita diferentes tipos de enzimas no solo digestivas sino las que transportan, las que convierten y las que eliminan además de diferentes tipos de vitaminas y minerales como complejo B, ácido fólico y biotina, y la mejor fuente de estos nutrientes los encontramos en alimentos frescos, vivos como vegetales crudos, frutas, germen de trigo, semillas, nueces, arroz integral, algunos granos enteros y los diferentes tipos de proteína.

Los minerales como calcio, hierro, magnesio, cromo y zinc los encontramos en granos enteros, semillas y nueces; estos, son vitales para producción de energía dentro de las células. Con tan solo comer una porción pequeña de proteína en cada alimento, el metabolismo se acelera hasta un 30%. A este proceso se le conoce como "el efecto termógeno de la comida". Por eso es tan importante comer balanceadamente, poquito de todo... que la comida principal en tu día, sea a base de alimentos completos y nutritivos; y lo que no sea muy sano, de vez en cuando inteligentemente y con moderación.

TIPO DE METABOLISMO SEGUN TU TIPO DE SANGRE

Personas de sangre **tipo O**, donadores universales, pueden donar sangre a cualquier persona pero no pueden recibir sangre que no sea O positivo.

Personas de sangre **tipo AB**, pueden recibir sangre de cualquier persona pero solo pueden donar a los de su propio tipo de sangre.

Personas con sangre **tipo A**, pueden recibir sangre de su mismo tipo y del grupo O pero no de los tipos B y AB, aunque si pueden donar a los de su mismo tipo y a los de tipo AB.

Personas de sangre **tipo B**, pueden recibir sangre de su mismo tipo y del grupo O pero no de los tipos A y AB, aunque pueden donar a los de su mismo tipo y a los de tipo AB.

Pero ¿qué alimentación es la apropiada para cada tipo de sangre? Las necesidades alimenticias de cada persona están relacionadas con las necesidades del sistema nervioso central por ejemplo:

- Personas de sangre **tipo O**, tienen metabolismo de proteína y se consideran platicadoras, con un sistema inmunológico fuerte, con tendencia a sufrir de una tiroides lenta, muestran algunos problemas para adaptarse a condiciones nuevas ambientales y nutricionales, su aparato digestivo es muy eficiente al grado que digieren perfectamente todo tipo de proteína; por lo general necesitan ejercicio intenso para mejorar cualquier problema de salud emocional y/o físico.
- Personas de sangre **tipo A**, tienen metabolismo de carbohidratos y son personas que se adaptan fácilmente a una nueva alimentación y estilo de vida. Su sistema inmunológico es frágil y su aparato digestivo vulnerable.
- Personas de sangre **tipo B**, tienen metabolismo mixto y son personas con buen equilibrio mental y físico. Su sistema inmunológico es eficaz al igual que su aparato digestivo. Por lo general, son personas que se adaptan fácilmente a cualquier tipo de alimentación y estilo de vida.
- Personas de sangre **tipo AB**, tienen metabolismo mixto con mas tendencia a carbohidratos. Son personas que pueden ser exigentes y duras o tolerantes y equilibradas. Su sistema inmunológico es algo vulnerable y su aparato digestivo delicado; pero aun así, se adaptan fácilmente a una nueva alimentación y estilo de vida.

ALIMENTACION VS TIPO DE SANGRE

Personas de sangre Tipo O. Metabolismo de Proteína:

- Necesitan carnes magras, aves, pescados y mariscos, pero siempre acompañados de verduras y frutas.
- Deben evitar la carne de cerdo, embutidos y carnes procesadas o ahumadas.
- Deben limitar el consumo de productos lácteos, quesos añejos,

huevos, cereales de trigo o maíz, berenjena, papas blancas, frijol, lentejas y crucíferas excepto brócoli.

- Abusar de alimentos no apropiados para este tipo de sangre, puede causar sobrepeso.
- Comer alimentos adecuados para este tipo de sangre, puede ayudar a perder peso.
- El mejor tipo de ejercicio físico: el ejercicio intenso regular.

Personas de sangre Tipo A. Metabolismo de Carbohidratos:

- Necesitan bastantes vegetales y proteína vegetal procedente de leguminosa como lenteja, garbanzo, frijol, soya, semillas, habas, frutas, verduras y cereales y de ser posible, alimentos orgánicos.
- Deben evitar lo más posible carne roja, trigo y productos lácteos.
- Deben limitar el consumo de pescado y mariscos.
- Para perder peso deben reducir el consumo de carnes, lácteos, habas y trigo y aumentar el consumo frutas como piña, verduras, aceite de oliva y productos de soya.
- El mejor tipo de ejercicio físico: actividades moderadas o relajantes como yoga, Tai-Chi, bicicleta, natación y caminata.

Personas de sangre Tipo B. Metabolismo Mixto:

1. Necesitan una alimentación más equilibrada. De todos los tipos de sangre, este es el que mejor tolera los productos lácteos y huevos.
2. Deben evitar los excesos y elegir lo mejor de los reinos animal y vegetal como carnes magras, pescado, productos lácteos, verduras, frutas y vegetales de hoja verde.
3. Deben limitar alimentos como pollo, cerdo, embutidos, mariscos, semillas, frutos secos, cereales (excepto avena) trigo y maíz.
4. Para perder peso deben evitar alimentos que no van con este tipo de sangre como trigo, maíz, lentejas y cacahuates y aumentar el uso de vegetales de hoja verde, carne de res magra,

hígado, huevos y productos lácteos.

5. El mejor tipo de ejercicio físico: bicicleta, natación yoga y tenis, pero también se pueden practicar ejercicios de alto impacto siempre y cuando se respeten los períodos de calentamiento, enfriamiento y duración.

Personas de sangre tipo AB. Metabolismo mixto con tendencia a metabolismo de carbohidratos:

- Necesitan una alimentación medianamente variada. La mayoría de los alimentos indicados y contraindicados para los grupos A y B son aplicables también para este tipo de sangre. Se recomienda utilizar aceite de oliva en lugar de cualquier otro aceite vegetal sobre las ensaladas o sobre la comida una vez cocinada (este aceite no se debe quemar). Se pueden digerir sin ningún problema frutas como ciruelas, uvas, piña y frutas del bosque (fresas, frambuesas, arándonos, moras, grosella) y verduras como el jitomate.

- Deben evitar el consumo de carne roja, carnes ahumadas, embutidos, pastas, alubias, trigo, pimienta y vinagre.

- Deben limitar o consumir moderadamente productos lácteos bajos en grasa, frutos secos, cereales y mariscos.

- Para perder peso deben evitar o moderar el consumo de carne roja, maíz, trigo, frijoles y semillas y aumentar el consumo de verduras, fruta fresca, pescado, piña y tofu.

- El mejor tipo de ejercicio físico: actividades físicas relajantes que exijan sólo un esfuerzo moderado, como caminata, yoga y "Tai Chi" (movimientos de artes marciales que ayudan a sanar a través de técnicas de estiramiento y respiración que mejoran la circulación y el equilibrio del cuerpo).

MOVIMIENTO INTESTINAL IRRITABLE

Hablar del intestino irritable es hablar de indigestión nerviosa, síndrome de colon irritable y neurosis intestinal entre otros términos. Una de las causas principalmente por lo que esta condición empeora, es por estrés emocional. Este problema intestinal, no necesariamente tiene que ver con la inflamación del intestino grueso como ocurre con la enfermedad conocida como "Crohn's disease" o con colitis ulcerativa. La enfermedad del Crohn afecta el intestino a lo largo y ancho de las paredes del intestino grueso y en ocasiones también el intestino delgado y todo el aparato digestivo. En el caso de la colitis ulcerativa, esta afecta la pared del intestino grueso -los ultimas 6 pies del tracto intestinal.

SÍNTOMAS DEL INTESTINO IRRITABLE

El síndrome del intestino irritable o el movimiento intestinal irritable puede causar: síntomas combinados como dolor abdominal, la sensación de que no se termino de evacuar, heces fecales pequeñas y delgadas que parecen 'lapicitos' (por los espasmos del intestino) y episodios de diarrea con episodios de estreñimiento.

CAUSAS DEL INTESTINO IRRITABLE

Algunas de las causas por lo que se desarrolla esta condición además de estrés emocional crónico, es por falta de fibra vegetal, por el uso y abuso de laxantes, enfermedades psico-alimenticias como anorexia y bulimia, por falta de agua y de nutriente, por exceso de mucosidad y toxina y por la fermentación que causan los alimentos estancados, sin digerir en los intestinos.

Según la medicina convencional, el intestino irritable podría ser causado por la falta de flexibilidad de los músculos del intestino y por su baja tolerancia al estiramiento y movimiento del intestino, aunque no tenga ningún problema en si, en la estructura intestinal. Esta condición podría ser genética y aparecer a cualquier

267

edad, aunque es más común entre adolescentes y mujeres de todas las edades. Por cada hombre con movimiento intestinal irritable, 2 mujeres la padecen.

Otras causas del intestino irritable podrían ser enfermedades como: diabetes, cáncer de colon, mala absorción, alergias e intolerancia a ciertos alimentos, candidiasis, pancreatitis, parásitos, ulceras, gastritis, problemas de vesícula y artritis entre muchas otras condiciones de salud. Se cree que hay más de 80 enfermedades que pueden causar movimiento intestinal irritable. Por eso es importante ir al medico y pedir exámenes para identificar que tipo de problema intestinal se padece, porque aunque la mayoría de problemas gastrointestinales causan síntomas y malestares similares, los tratamientos son diferentes. Y en cuestión de nutrición, siempre es bueno hacer un auto análisis del estilo de vida, alimentación y como se esta manejando el estrés. Si tu alimentación no es sana y tu estilo de vida es sedentario, es vital hacer cambios inmediatamente.

SUGERENCIAS

Come a tus horas 3 mini comidas y 2 bocadillos. Por ejemplo: 8am desayuno, 10am bocadillo, 12pm ½ almuerzo, 2pm ½ almuerzo, 4pm bocadillo, 6pm ½ cena y 7 u 8pm bocadillo) 10 u 11pm ya puedes irte a dormir. El último bocadillo debe ser de proteína y no carbohidratos, puede ser 1/3 de taza de yogurt natural o 'kéfir' con 9 almendras.

La ultima comida o bocadillo que se puede comer es 2 o 3 horas antes de dormir, depende el tipo de alimento o bocadillo.

Evita la grasa saturada como mantequilla, margarina, queso, leche de vaca, repostería, chips y muy especialmente, comida frita.

Evita los crucíferos crudos, estos alimentos causan gas: brócoli, coliflor, repollo y colecitas. Estos se cocinan por unos minutos únicamente.

Remoja toda la noche los frijoles, lávalos bien y cámbiales el agua antes de cocinarlos.

Limpia tu cuerpo de alimentos que causan alergia: trigo, cacahuates, chocolate, camarones, mariscos, ostiones y cítricos (la fruta cítrica se puede comer en porciones pequeñas junto con otras frutas no cítricas).

Haz ejercicio, este ayuda a oxigenar las células del cuerpo y a elevar los químicos de bienestar del cerebro, reduciendo el estrés emocional que quizás, este sea la causa de tu problema.

No comas con estrés, este causa espasmos intestinales y empeora el movimiento intestinal irritable.

Toma 2 o 3 litros de agua, 8oz a la vez (aunque tomes 1 litro de agua en un minuto, tu cuerpo solo utiliza 8oz en 60 o 90 minutos, el resto lo eliminan los riñones y de paso se llevan ciertos minerales, y en vez de hidratarte, te deshidratas).

Aumenta la fibra vegetal (fruta entera, vegetales a vapor y vegetales crudos en ensalada) y disminuye los almidones y cereales.

Evita la fibra sintética, esta podría irritar más la capa protectora de la pared de los intestinos.

No comas ni pura proteína (pollo, pescado, carne) ni puros carbohidratos (vegetales, fruta, arroz integral), combínalos. Un poquito de todo con algo de aceites esenciales (aceite de olivo).

Consume alfalfa germinada, esta al igual que los crucíferos, es alta en vitamina K, esta vitamina ayuda a reparar la flora intestinal.

Toma sábila fresca, de planta no de frasco, basta una cucharada antes de cada comida para sentir alivio.

Evita el café y bebidas con cafeína incluyendo ciertos tipos de te, bebidas energéticas, bebidas alcohólicas y cigarrillo.

Toma te sin cafeína como te rojo (rooibos), te verde y te blanco descafeinados, manzanilla, te de raíz fresca de jengibre "ginger" y te de "marshmalow root".

Nota: La manzanilla es excelente pero se debe tomar por cortos periodos de tiempo, una semana a la vez, dejándola de tomarla por varios días (5 o 7), esto ayuda a evitar que se eleve la presión.

SUPLEMENTOS:

Consulta con tu medico antes de tomar suplementos.

Holy Basil, seguir indicaciones del frasco. Ayuda a reducir el estrés emocional.

Omega 3, 1 capsula después del almuerzo o cena. Estos aceites ayudan a lubricar las paredes del intestino.

Acidophilus, 1 capsula 2 veces al día entre comidas. Ayuda a reparar la flora intestinal, reduce alergias alimenticias, previene inflamación y gases y ayuda a reemplazar la bacteria amigable que se pierde por el estrés o por tomar medicamentos.

Semillas de linaza molidas en seco, 1 cucharadas pequeñas 2 veces al día en jugo de vegetales, sobre la ensalada o en 8oz de agua.

Sábila fresca (de planta) 1 cucharada antes de cada comida.

Vitaminas y Minerales, 1 con el desayuno y 1 con el almuerzo.Una cucharada pequeña de vinagre de manzana diluido en 2oz de agua después de la comida y cena.

Vitamina B-5 de 200 a 500mg al día. Ayuda a reducir el estrés y de paso da energía, fortalece las uñas, el cabello y mejora cualquier condición de la piel.

Quercetin (quercetina) seguir instrucciones el frasco. Este suplemento ayuda a fortalecer el sistema inmunológico y reduce las alergias alimenticias.

MUJERES EMBARAZADAS

NUTRICION PRENTAL

La nutrición durante el embarazo es uno de los aspectos más importantes en la creación de una nueva vida. La clave del embarazo no es comer de más, sino comer mejor. En este estado, las mujeres necesitan más de todo: mas vitaminas, mas minerales, un poco mas de proteína y un poco más de calorías (excepto cuando se tiene sobrepeso o se sufre de obesidad. Embarazarse sin preparar el cuerpo o embarazarse estando enferma, no solo es peligroso para el bebe sino para la mujer.

Planear un embarazo quiere decir, limpiar el cuerpo, desintoxicarlo y nutrirlo. Si fumas, tienes que dejar de hacerlo, si tomas café, soda o alcohol, tienes que eliminarlos totalmente de tu estilo de vida especialmente el alcohol y la nicotina; y si no haces ejercicio, tienes que buscar tiempo para hacerlo.

Cuando se está embarazada, las células del útero y el tejido del embrión se desarrollan y dividen con más rapidez, y en medio de esa división de células, las células acumulan nutrientes, especialmente aminoácidos y zinc. Por eso, estos dos nutrientes, las vitaminas de complejo B, la vitamina C, el calcio y el magnesio son algunos de los nutrientes más importantes durante el embarazo.

¿CUNTAS CALORIAS SE NECESITAN DURANTE EL EMBARAZO?

Se necesitan alrededor de 75,000 calorías para formar un bebe, aproximadamente 300 o 400 calorías extras al día en mujeres que están en su peso normal. Una mujer embarazada necesita casi el doble de proteína de la usual. Una mujer embarazada requiere entre 70 a 80 gramos de proteína al día, 20 gramos más de lo normal. Durante el embarazo no es recomendable una dieta vegetariana. La proteína es necesaria para que crezca el tejido del feto.

- **La proteína** es necesaria para que crezca el tejido del feto. La proteína la encontramos en: carne, pollo, pescado, huevos, productos lácteos, productos de soya, almendras, nueces, semillas y leguminosa (ejotes, garbanzo, lenteja, chícharos, habas frijoles etc.).
- **El calcio** en la alimentación es vital y se necesita para formar huesos y dientes, y para ayudar en el funcionamiento del corazón y del sistema nerviosos del bebe. Alimentos altos en calcio: pescado orgánico, productos lácteos descremados como yogurt o kéfir y requesón, frijol, arroz integral, millet, buckwheat, couscous, nueces, semillas, vegetales de hojas verdes y vegetales de mar.
- **El hierro** es otro nutriente vital para formar las células del feto. Alimentos altos en hierro: carne de res, cordero, huevos, pollo, salmón, algas, molaza, millet, pasas, champiñones (hongos), espinacas, nueces, semillas y leguminosa.
- **El zinc** es primordial en una mujer embarazada, este se encarga de formar el sistema inmunológico del feto. El zinc se encuentra en los mismos alimentos altos en hierro.
- **El Acido Fólico** es otro súper nutriente esencial para formar diferentes tipos de células entre ellas las células rojas, para formar el sistema nervioso del feto y reducir los riesgos de defectos de nacimiento. Alimentos altos en acido fólico: germen de trigo, cereales integrales, alimentos de grano entero y grano germinado, espinacas, espárragos, frijol, lenteja, yema de huevo y semillas de girasol.
- **La vitamina C** en forma de suplemento no se debe tomar en cantidades muy altas, las dosis recomendadas son de 50 a 100mgs 3 veces al día; esta dosis ayudan al cuerpo a utilizar apropiadamente los minerales y la vitamina A. Alimentos altos en vitamina C: limón, fruta cítrica, chiles jalapeños frescos, jitomate, mango, papaya, duraznos, pimientos rojos, amarillos y anaranjados tienen el doble de vitamina C que el pimiento verde, jícama, brócoli y papas. Todos los vegetales y frutas anaranjados, amarillos, rojos, morados y verdes son altos en vitamina C, antioxidantes y minerales.

NAUSEAS

Las nauseas son comunes en la mayoría de mujeres embarazadas, especialmente los primeros meses. Aunque en algunos casos, se cree que es el hombre quien sufre de estas nauseas. Este problema ocurre por la actividad billar del hígado. Por las noches, el hígado trabaja para limpiar el organismo de las toxinas del cuerpo. Entre mas alimentos tóxicos se consumen durante el día, mas síntomas de intoxicación se presentan por la mañana al día siguiente, entre estos síntomas: nauseas, vomito, fatiga e irritabilidad.

Alimentos altos en toxina: grasas saturadas procedentes de repostería, papas fritas, comida frita, ciertos tipos de helado, margarina, mantequilla, golosinas, exceso de carne roja, productos lácteos enteros, alimentos procesados y enlatados, alcohol, nicotina, cafeína y sodas o bebidas carbonatadas. Además de las vitaminas prenatales, se puede tomar vitamina B-6 de 25 a 50mg 3 veces al día, para prevenir las nauseas.

El Te de hoja de "Raspberry" y el Té "Peppermint" excelentes para las nauseas, pero especialmente el Te de raíz fresca de jengibre "ginger root". Entre mas saludable sea cada uno de los alimentos que come una mujer embarazada, menos síntomas de intoxicación tendrá por las mañanas. **Nota:** Alimentos cítricos, suplementos de hierro y leche de vaca, empeoran las nauseas, así que hay que comerlos moderadamente. Aumenta el uso de yogurt natural o kéfir bajos en grasa, y come 5 mini comidas al día.

EL PESO DE UNA MUJER EMBARAZADA

Otro de los cambios grandes en el cuerpo de una mujer embarazada es el aumento de peso. Hace años, los médicos decían que una mujer embarazada debería subir entre 15 a 20 libras de peso. Hoy día, algunos médicos dicen que las mujeres embarazadas delgadas pueden subir de 20 a 25 libras; pero si sufren de obesidad, solo deben aumentar 12 libras. Desafortunadamente, en estados unidos, la mayoría de mujeres embarazadas, aun sufriendo de obesidad suben entre 30 a 40 libras. El peso aproximado sano que debería subir una mujer embarazada serian de 3 a 4 libras durante el primer trimestre, de 7 a 10 libras el segundo trimestre, y de 10 a 13 libras el tercer trimestre. Lo que puede ayudar a mantener un peso sano durante y después del embarazo, es la nutrición, el ejercicio y un estilo de vida sano.

ANTOJOS

Durante el embarazo, los antojos aumentan, desafortunadamente entre mas crece el feto, mas pequeño se hace el estomago y menos comida le cabe. Entonces, debes comer menos pero con más frecuencia. Por ejemplo, si se te antoja algo dulce, tomate un licuado de leche descremada o leche de soya sin azúcar con yogurt natural, ¼ de taza de fruta fresca o congelada, 2 dátiles, 4 almendras, 2 cucharadas de avena natural, 1 cucharada pequeña de germen de trigo y ½ plátano o ½ manzana. Pero si se te antoja algo salado, entonces come fruta fresca con un poco de sal de mar y limón. Y para aquellas mujeres a las que se les antoja lo picante, el chile cayenne en polvo sobre esta fruta picada es ideal, sano e incluso ayuda a mejorar la circulación y fortalecer el sistema inmunológico.

Por años se le ha dicho a las mujeres embarazadas que no consuma sal, pero ahora se sugiere que la utilicen moderadamente. Los antojos que algunas mujeres embarazadas tienen por alimentos salados, posiblemente son porque su cuerpo necesita este mineral. Alimentos con sodio: betabel, carnes rojas, queso, huevos y mariscos. Los alimentos salados como pepinos en vinagre, chips y los "pretzels" deben evitarse, estos están súper cargados de sal refinada, y consumir cantidades excesivas de sal causa retención de líquidos, alta presión, y otros problemas tanto para el feto como para la mujer.

THE BABY SHAKE

Licua: ½ manzana, ½ plátano, ½ taza de yogurt natural, 1 huevo crudo (el huevo crudo 2 veces a la semana), ½ taza de leche descremada (o leche de soya), ½ cucharadita de melaza (blackstrap molasses) o 2 dátiles, 4 almendras, 1 cucharadita de germen de trigo y ½ cucharadita de miel de abeja cruda o miel de "manuka" (opcional).

Nota: La melaza, también conocida como miel de caña, tiene valor nutritivo por su alto contenido de minerales como hierro, cobre, potasio, calcio, magnesio, fósforo y zinc a diferencia del azúcar de caña refinada. 1 cucharada contiene 43 calorías procedentes de los carbohidratos del azúcar. Personas con diabetes deben evitarla o consultar con su medico.

PRE PARTO Y CESAREA

En los días finales del embarazo, para que los dolores de parto sean menores se recomienda tomar calcio y magnesio procedente de algas y alimentos altos en calcio diariamente. Y si pasas por cesárea, toma vitamina A (5-10,000 Unidades) Vitamina C (500-1000mg) y Zinc (20-50mgs). Toma estos suplementos 2 semanas antes y un mes después de la operación.

TOMA AGUA para evitar el estreñimiento, el cual es muy común durante el embarazo. El agua limpia el cuerpo de una forma natural y ayuda a eliminar diferentes tipos de toxina, previene la deshidratación y que la piel se marchite. La mitad de tu peso en libras, es el total de onzas de agua que debes tomar. Por ejemplo si pesas 140 libras, la mitad de 140 es 70. Entonces debes tomar 70 onza de agua al día. Y en los días calidos de verano, hay que tomar 2 vasos extras de 8 onzas de agua. Asegúrate de no tomar más de 3 litros de agua al día, el exceso de agua, puede causar inflamación cerebral y hasta la muerte.

HAZ EJERCICIO y mantente activa durante el embarazo. Es importante hacer ejercicio no solo para mejorar la circulación, sino para prevenir estreñimiento, varices y la flacidez corporal (perdida de músculo) después del parto. Los mejores ejercicios durante el embarazo: caminar 30 minutos de 4 o 5 veces a la semana y/o caminar dentro de una piscina. Cualquier ejercicio debe estar aprobado por tu doctor, especialmente si tu embarazo es de alto riesgo. También puedes tomar clases de yoga y ejercicios especiales para mujeres embarazadas con entrenadores certificados especializados en ejercicio para mujeres embarazadas.

Nota: Evita ejercicios de alto impacto como brincar cuerda, subir escaleras a paso rápido y/o aeróbicos.

EVITA TODO TIPO DE DROGAS, las medicinas sin receta medica, el cigarrillo de primera, segunda y tercera mano, las bebidas alcohólicas y cualquier estimulante recreacional, podrían intoxicarte al grado de interferir con el crecimiento y desarrollo del feto, aumentando el riesgo no solo de defectos de nacimiento en el bebe, si no de quitarle la vida antes de nacer o durante el parto. Cuando se esta embarazada, es importante informar al medico sobre cualquier medicina que se este tomando, incluyendo medicina sin receta medica. Estas parecen ser inofensivas, pero en una mujer embarazada, pueden tener una reacción peligrosa.

IMPORTANTE: Las mujeres embarazadas no deben comer hígado de ningún tipo ni ningún otro órgano de género animal, para evitar una sobredosis de hierro; la cual, previene la absorción del zinc y daña el sistema inmunológico del feto.

MUJERES LACTANDO

Cuando una mujer está alimentando a su bebé con leche materna, no solo debe alimentarse mejor que cuando estaba embarazada, sino debe evitar ciertos alimentos y aumentar el uso de otros. La leche materna contiene altos niveles de vitamina E, D y minerales como selenio y cromo que ayudan a fortalecer el sistema inmunológico del bebe, el cual tarda varios meses para que se desarrolle completamente. Además de las vitaminas y minerales de la leche materna, el bebe también recibe un anticuerpo especial que solo esta leche tiene. Si estas alimentando a tu bebé con leche materna, necesitas mejorar tu alimentación y a la vez tomar más vitaminas que antes, especialmente minerales, vitaminas de complejo B, Omega 3 y ácido fólico.

ALIMENTOS QUE SE DEBEN EVITAR DURANTE LA LACTANCIA

Es importante recordar que un bebé recién nacido, por no tener su sistema inmunológico completo, es más vulnerable a las sustancias tóxicas de los alimentos que recibe a través de cualquier tipo de leche -incluyendo la leche materna. Por eso se recomienda a las mamas que dan pecho, que eviten la leche de vaca, y si no son alérgicas a la soya, que la reemplacen por este tipo de leche.

Otros alimentos que una mujer lactando debe evitar comer son el trigo, los mariscos, el exceso de cítricos, chocolate, cafeína, cacahuates, queso (excepto requesón bajo en grasa) y yogurt comercial. El yogurt natural orgánico bajo en grasa y el kéfir, son excelente fuente de probióticos (bacteria amigable), los cuales ayudan a mantener una flora intestinal en balance.

277

ALIMENTACION ROTATIVA PARA MUJERES LACATNADO

La fibra es vital en la alimentación de una mujer que está lactando. Entre mas fibra vegetal se consuma, mejor digestión y absorción de nutrientes se logra. La fibra sintética (de frasco) se debe evitar y la fibra procedente de cereales, pan y pastas se debe consumir con moderación. La fibra ayuda a tener movimientos intestinales regulares, ayuda a eliminar el exceso de colesterol del intestino, reduce los antojos por azucares, satisface el apetito con menos comida y ayuda a prevenir los choques de energía.

Los aceites esenciales de las nueces, semillas, aguacate y aceites de olivo y de semilla de uva, son vitales en la alimentación de una mujer lactando porque estos ácidos grasos son esenciales para el corazón, el cerebro y la piel del bebe.

Una alimentación balanceada con proteína de calidad, carbohidratos complejos, aceites sanos, agua y oxigeno (del ejercicio) son sumamente importantes durante la lactancia. A continuación algunas sugerencias alimenticias para mujeres lactando:

- El pan, los cereales y las pastas se deben elegir integrales o de granos germinados, estos tienen más nutrientes y no causan choques de glucosa.
- La avena natural se puede consumir 2 o 3 veces a la semana.
- Los huevos se pueden comer 2 o 3 veces a la semana.
- Las claras de huevo se pueden consumir 3 o 4 veces a la semana.
- El arroz integral se puede consumir 2 o 3 veces a la semana.
- Las pastas integrales se pueden consumir 2 o 3 veces a la semana.
- Las papas moradas y las papas dulces (camotes) se pueden consumir 2 o 3 veces a la semana.
- Los granos como millet y buckwheat se pueden consumir 2 veces a la semana.
- Las lentejas, los garbanzos, el frijol y las habas se pueden consumir 3 o 4 veces a la semana.
- Los crucíferos (brócoli, coliflor, repollo, colecitas) se

recomienda comerlos 3 o 4 veces a la semana y cocinarlos por unos cuantos minutos; crudos, pueden causar inflamación a personas que no están acostumbradas a comerlos o que no tienen ciertas encimas para digerirlos.

- Las frutas, los vegetales, las nueces y las semillas, se deben consumir todos los días.
- La carne roja se debe consumir únicamente 1 vez a la semana.
- El pollo, especialmente la pechuga de pollo se puede consumir 3 o 4 veces a la semana.
- El pescado, especialmente el salmón de agua salada (wild) se debe consumir 2 o 3 veces a la semana.

Como notaras en las previas sugerencias, la mayoría de alimentos se recomiendan consumir 2 o 3 veces por semana; en otras palabras, se recomienda rotarlos. La alimentación rotativa es una de las mejores para aprovechar los nutrientes de tantos alimentos sanos que tenemos disponibles y a la vez, para disfrutar de la variedad de sabores y evitar el aburrimiento.

SI NO PUEDES ALIMENTAR A TU BEBE CON LECHE MATERNA

Cuando se expone a los bebes a temprana edad a alimentos alergénicos a través de la leche materna, aumentan los riesgos que el bebé en su temprana adolescencia sufra de alta presión, colesterol, obesidad, problemas circulatorios, enfermedades del corazón y de un sistema inmunológico deficiente. Si no puedes alimentar a tu bebé por lo menos por 4 o 6 meses con leche materna, la sugerencia es que rotes las formulas. Por 4 días aliméntalo con formula de leche de vaca, luego por otros 4 días con formula de leche de soya, y por ultimo 4 días con formula de leche de cabra, especialmente si algún miembro de la familia, en particular la mama, el papa o algún hermano (a) sufre de reacción alérgica a ciertos alimentos.

Recuerda que la leche **no** materna contiene metales tóxicos perjudiciales como el plomo. Este metal es uno de los causantes de la hiperactividad infantil; una enfermedad del cerebro. En cambio, la leche materna transmite al bebé anticuerpos que fortalecen su sistema inmunológico, previniéndole de enfermedades graves de los intestinos y del aparato digestivo.

COLICOS Y ECZEMA

Los cólicos y problemas gastrointestinales en un bebé, son ocasionados por lo general por intolerancia a la leche de vaca que la mama consume, ya sea que la haya tomado durante el embarazo, que la esté tomando mientras está lactando, o quizá el bebé no esta tomando leche materna.

Los problemas de eczema en la piel de un recién nacido, las infecciones recurrentes de oídos, problemas para dormir y los cólicos que lo mantiene llorando, por lo general son causados por la alimentación de la mama y curados a través de una buena alimentación.

Nota: Algunas de las vitaminas que se pueden tomar durante la lactancia: Omega 3, Multivitaminas con minerales y Acidophilus. Antes de tomar cualquier otra vitamina o suplemento, se recomienda consultar con un medico.

MÚLTIPLE ESCLEROSIS

La esclerosis múltiple es una enfermedad degenerativa del sistema nervioso central, incluyendo el cerebro, el nervio óptico y la espina dorsal. Esta enfermedad esta relacionada con un problema auto inmune, en el que las células del sistema de defensa no reconocen sus propias células y las atacan. La esclerosis múltiple ataca la capa de recubrimiento llamada mielina, esta capa de recubrimiento es de donde salen las fibras nerviosas que llegan al cerebro. A causa de este ataque, el tejido se inflama, se daña, cicatriza y endurece. La palabra esclerosis significa endurecimiento del tejido. Por lo que, los impulsos eléctricos que deben viajar por las fibras nerviosas, a causa de la inflamación y del endurecimiento de las células, no pueden. Esto causa los primeros síntomas de la múltiple esclerosis.

SÍNTOMAS DE MULTIPLE ESCLEROSIS

Algunos de los síntomas iniciales de la esclerosis múltiple son fatiga extrema, depresión, perdida de memoria, ansiedad, visión borrosa y/o doble, entumecimiento de las manos y pies, mala coordinación, perdida de balance, dolor muscular, problemas de la vejiga e intestinales. A causa de estos primeros síntomas y no por la enfermedad, se desatan otros síntomas más serios como perdida de hueso, desgaste muscular, parálisis, disfunciones sexuales, infecciones urinarias y problemas respiratorios.

La múltiple esclerosis puede tardar años en desarrollarse y es más común en mujeres que en hombres. Sus síntomas llegan y desaparecen, vuelven a llegar y a desaparecer, pero cada vez que regresan, vuelven con síntomas más fuertes. Por lo general, esta enfermedad se desarrolla lentamente, pero en algunos casos, deshabilita completamente a quien la padece.

ORIGEN DE LA MÚLTIPLE ESCLEROSIS

Esta enfermedad degenerativa, es una condición autoinmune;

por lo que, personas que tienen un organismo fuera de balance, corren mas el riesgo de padecerla. ¿Qué causa desbalance interno? La respuesta es muy sencilla, el estrés, la falta de ejercicio, la mala absorción de nutrientes, la mala alimentación, el exceso de toxina y el abuso de alimentos procesados, con químicos peligrosos y aditivos que te convierten en esclavo a estos alimentos. Si tu organismo esta fuera de balance, es sumamente fácil que extraños y peligrosos organismos entren a tu cuerpo causando enfermedades degenerativas. En otras palabras, si no alimentas o nutres a los soldados (sistema de defensa) de tu cuerpo, estos no podrán defenderte de los virus, bacteria, germen o agente cancerigeno.

ESTILO DE VIDA VS MULTIPLE ESCLEROSIS

Según la medicina convencional, esta enfermedad en parte es hereditaria y en parte es causado por un virus aun no identificado. Sin embargo, si usamos nuestro sentido común, estaremos de acuerdo con la teoría de la nutrición. A causa de la intolerancia a ciertos alimentos que causan reacción alérgica como productos lácteos, gluten, mariscos, huevos, chocolate, cacahuate etc., el sistema inmunológico se debilita. Tantos alimentos sintéticos con químicos, sabores, colores artificiales y aditivos son los causantes de estas reacciones alérgicas.

LECHE PASTEURIZADA Y HOMOGENIZADA... ...
VENENO PURO

Sabias que, para pasteurizar la leche, esta se hierve bajo temperaturas sumamente altas de aproximadamente 220 grados por 30 minutos. El calor a altas temperaturas por tiempo prolongado, es cierto que destruye las bacterias de la leche, pero también destruye las enzimas digestivas naturales. Por otra parte, la homogenización de la leche es peligrosa para tus arterias. La homogenización es básicamente mezclar la leche a una velocidad extrema para que la crema y lo liquido de la leche se mezclen y no se descomponga tan fácilmente. Desafortunadamente, este proceso forma un tipo de 'clusters' o grumos, los cuales causan que los conductos del sistema digestivo se bloqueen e impidan la digestión no solo de productos lácteos sino de muchos otros alimentos; además, estos grumos también arañan e irritan las arterias –este daño puede ser irreversible.

El gluten, es una proteína que encontramos en todas las harinas refinadas y de grano entero. Por ejemplo, la harina blanca refinada es básicamente gluten sin fibra, y la harina de trigo, gluten con fibra. El gluten se encuentra en la parte interior del grano o trigo. Esta proteína que parece engrudo, es similar al pegamento, por lo que se pega en las paredes de los intestinos y causa inflamación y reacción alérgica a la mayoría de quienes la consumen. El gluten causa más reacción alérgica y problemas digestivos a personas con problemas de salud existentes, a personas mayores de 30 años y a niños con autismo.

Los pesticidas, químicos industriales, metales tóxicos, toxinas y todo lo fabricado por el hombre, desatan y empeora la múltiple esclerosis. Por ejemplo, si una manzana esta genéticamente modificada, ya no es natural, es mas –ya no es manzana.

El exceso de Azúcar refinada ataca el sistema inmunológico y alimenta la candida (bacteria mala del aparato digestivo). La candidiasis es otro de los problemas de salud que empeoran la múltiple esclerosis. El azúcar refinada, daña el sistema nerviosos central, destruye los huesos, previene la absorción de nutrientes y roba energía.

El mercurio y los metales tóxicos también entran en esta misma categoría y empeoran cualquier enfermedad; estos metales tóxicos no dejan funcionar apropiadamente a las células del cuerpo. El mercurio de los rellenos molares "amalgama" que utilizan los dentistas, es absorbido por el cuerpo, y este es súper tóxico. Y si continuamos con la lista, aun hay muchas mas substancias que causan y empeoran la múltiple esclerosis, como la sustancia parecida a una hormona llamada prostaglandina 2, ésta sustancia promueve la inflamación de los tejidos, y la encontramos en la grasa saturada, en el colesterol, y en el alcohol. Por eso es tan importante llevar una alimentación sana, de ser posible orgánica, tomar 2 o 3 litros de agua y hacer ejercicio.

ALIMENTACIÓN

1. Come lo más que sea posible alimentos orgánicos para evitar el veneno de los químicos, aditivos, pesticidas, hormonas, colores y sabores artificiales, etc., que son probablemente los causantes de la mayoría de enfermedades degenerativas.

2. Aumenta el uso de semillas crudas molidas y mixtas de calabaza, linaza, girasol y sésamo (ajonjolí). Se mule cada

semilla en seco por separado en la licuadora en partes iguales, luego se mezclan y guardan en un contenedor de cristal con tapadera, de ahí se toman 2 cucharadas pequeñas 3 veces al día.

3. Reemplaza los cacahuates por almendras, los aderezos por aceite de olivo extra virgen "cold press" orgánico, la sal refinada por sal de mar, los productos lácteos por leche de leche de soya con almendras sin azúcar, el yogurt con sabores artificiales por yogurt natural o kéfir, la carne roja por pechuga de pollo, pescado y tofu, los chips, frituras, golosinas y repostería por fruta picada, nueces, almendra y fruta seca y las grasas para cocinar por aceite de semilla de uva y aceite de aguacate.

4. Aumenta el uso de alimentos que limpian o alcalinizan la sangre como los vegetales verdes, entre más verde oscuro es el vegetal o la planta, mas rápido limpias el torrente sanguíneo. Lo verde de las plantas es la clorofila, y la clorofila es como la sangre de las plantas, donde encontramos todas las vitaminas y minerales necesarios para fortalecer el sistema inmunológico

5. Aumenta el uso de fibra procedente de vegetales y frutas (no la fibra sintética que venden en frascos). La fibra sintética puede causar cáncer de colon si se consume por largos periodos de tiempo.

6. Toma suficiente agua natural (spring water). El agua es vital para diluir el exceso de acido que forma el cuerpo cuando sufre de alguna enfermedad. Y para mejorar la digestión, toma 8oz de agua con limón sin azúcar 30 minutos antes de cada comida.

7. Haz la prueba de reacción alérgica a ciertos alimentos. Antes de comer ese alimento que sospechas te esta haciendo daño, tomate el pulso; cuenta el total de pulsaciones por minuto, luego 15 minutos después de comerlo, tomate el pulso de nuevo. Si las pulsaciones aumentan 15 o mas por minuto después de haberlo comido, quiere decir que ese alimento que probaste, probablemente te esta causando algún tipo de intolerancia o reacción alérgica.

8. Haz ejercicio de bajo impacto, camina dentro de una piscina y practica yoga para eliminar el estrés. El ejercicio te ayudará a mejorar increíblemente.

9. Elimina las harinas refinadas y los cereales convencionales,

estos acidifican el torrente sanguíneo y el tejido, causando más inflamación y dolor.

10. Evita alimentos hechos por el hombre.
11. Tenle paciencia a tu organismo y fe a la nutrición. Por cada año que descuidaste tu cuerpo con mala alimentación, necesitas 6 semanas de nutrición, agua, ejercicio y paciencia.

SUPLEMENTOS

Omega 3, 1 capsulas después de cada comida.

500mg de Aceite primoroso después de cada comida (si sufres, sufriste o corres el riesgo de sufrir cáncer de ceno, en lugar de tomar aceite primoroso, toma Black Currant Seed Oil).

Clorofila liquida, seguir indicaciones del frasco.

Coenzima Q-10 de 60 a 90ms al día.

Potasio de 300 a 900mg al día (revisa tus multi vitaminas y compara la dosis)

MSM en polvo, 1000mg 2 veces al día por dos semanas, luego se toma 4 veces al día por 3 o 6 meses.

Acidophilus, 1 capsula 3 veces al día entre comidas.

Bone Strength (marca "New Chapter", suplemento orgánic y de alta calidad), sigue indicaciones del frasco.

Lecitina granulada, una cucharada después de cada comida.

Germen de Trigo, una cucharada después de cada comida.

Extracto de semilla de uva, seguir indicaciones del frasco.

Bromelain, 1 capsula 2 veces al día entre comidas.

Nota: Da masajes por 3 minutos en cada mano y en cada pie todas las noches. En una taza de agua tibia agrega 8 gotitas de aceite de eucalipto, utilízala esta agua para darte los masajes y promover la circulación.

NUTRICION PARA ANCIANOS

La edad es un estado mental. Hay personas que empiezan a envejecer a los 40, 50 otros a los 60 y hay personas que empiezan a ver los efectos de la edad hasta los 80 en un estado muy saludable. Pero también hay personas que empiezan a envejecer prematuramente a los 30 y esto lógicamente, tiene que ver con el estilo de vida, alimentación y mentalidad de cada uno.

Lo más importante para prevenir la vejez es una buena alimentación, vitaminas, minerales, agua, ejercicio y mantener bajos los niveles de estrés. El mantener el estrés bajo control, es uno de los aspectos más importantes para prevenir la vejez, y la mejor edad para prevenir el desgaste del cuerpo es a los 40 años de edad. La forma en que vivimos hoy, nos va a afectar la forma en que viviremos mañana. Si hoy vivimos con odio, mañana vamos a vivir amargados. Si hoy fruncimos el seño de día y de noche, mañana vamos a tener arrugas y expresiones profundas en la cara como si estuviésemos enojados, pero si hoy sonreímos, las arrugas del mañana se verán como si estuviésemos sonriendo, y una cara sonriente y feliz, aun con arrugas, es una cara joven. Por eso es muy verdadera la expresión "somos lo que comemos". Lo que hiciste o comiste ayer, te va a afectar hoy, y lo que hagas y comas hoy, te va a afectar mañana.

El cuerpo de un anciano utiliza menos calorías para funcionar, además que el porcentaje de grasa automáticamente aumenta. Problemas de peso demasiado bajo o sobre peso a una edad avanzada, es mas difícil controlar por la edad. A esta edad, 5 o 10 libras de sobrepeso son más saludables que 5 o 10 libras debajo del peso. Un anciano con obesidad, además que es pesado para sus huesos, aumenta los riesgos de contraer enfermedades cardiovasculares y cáncer. Las 3 enfermedades que se deben evitar o prevenir que crezcan en personas de edad avanzada son la alta presión, el colesterol y el sobrepeso.

En la vida de una persona de edad avanzada, es sumamente importante incluir bastantes vegetales, suficiente fruta, jugos de vegetales verdes, salmón orgánico, sopas verdes, cereales de grano entero y proteína vegetal que encontramos en la leguminosa como lentejas, garbanzo, frijol, ejotes, chícharos etc. Si comes alimentos vivos, te sentirás vivo, lleno de energía. Los vegetales son alimentos mas altos en energía eléctrica por su clorofila, entre mas verde sea el vegetal, mas clorofila tiene, y la clorofila de las plantas, captura la energía del sol. Tomar o consumir esa energía solar a través de los vegetales verdes es como tomar la sangre de las plantas, porque la estructura de las plantas es similar a la estructura de nuestra sangre. Personas ancianas que tienen problemas para masticar, podrían nutrirse con más jugos de vegetales, purés de alimentos sólidos, especialmente purés de vegetales y cereales fríos de grano entero y avena.

TOMAR AGUA REJUVENECE

Tomar suficiente agua y líquidos es vital para personas de edad avanzada, especialmente para prevenir el estreñimiento y la piel agrietada. La estancación de los alimentos a causa de la falta de líquidos, detiene el funcionamiento de los órganos principales del cuerpo, deshidrata y apaga el funcionamiento fisiológico y psicológico del organismo, y ahí empieza de verdad el desgaste y la vejez.

HAZ EJERCICIO: La falta de apetito resulta por falta de actividad y por la mala utilización y circulación de nutrientes. El ejercicio es indispensable en todas las etapas de la vida de una persona. El apetito desminuye con los años, pero con el ejercicio se mejora no solamente el apetito sino el estado anímico, la digestión, la circulación y se puede prevenir hasta la osteoporosis. Los mejores ejercicios para personas mayores son las caminatas, caminar dentro de una piscina, nadar y bailar. Precisamente por eso en este país (US) existen muchos lugares con clases de baile para personas mayores, y en la ciudad de México D.F., no es la excepción, porque el 28 de Agosto en la Capital se celebra el día del anciano con un baile 'solo para ancianos'.

MEDICAMENTOS QUE INTERFIEREN CON LOS MINERALES

Muchos medicamentos "aparentemente inofensivos" como los antiácidos, se unen y se pegan al calcio y a otros minerales como el zinc y magnesio, y al unirse el cuerpo no los absorbe. Las medicinas diuréticas, al estimular los riñones, obligan al cuerpo a orinar con más frecuencia, y en esta orina, se eliminan algunos de los minerales esenciales del cuerpo, especialmente el potasio.

Cuando el cuerpo tiene deficiencia de algún mineral, el resto de minerales del cuerpo no pueden ser absorbidos, como resultados, se aumenta el riesgo de sufrir de osteoporosis, especialmente en personas de edad avanzada.

PLANTAS PARA MEJORAR LA CALIDAD DE VIDA DE UN ANCIANO

Existen muchas plantas que ayudan a mejorar la salud de personas de edad avanzada como el ginseng, el extracto de ginkgo biloba, y las hojas de gotu kola.

- La raíz de ginseng se ha utilizado en el oriente para curar la fatiga y fortalecer el organismo. Esta planta se conoce como la hierba de la "longevidad" y es usada por ancianos chinos (hombres y mujeres) para retrazar la vejez. El ginseng se puede tomar en te 2 o 3 veces a día, en polvo o en capsula, 1 o 2 capsulas 2 veces al día. **Nota:** El exceso de ginseng al igual que la raíz de licorice, pueden elevar la presión, así que hay que tomar solo las dosis recomendadas.
- El ginkgo biloba es otra hierba oriental, estas son hojas de un árbol viejo que se han usado por muchos años para aliviar enfermedades o problemas circulatorios, vejez y problemas auditivos.
- La planta gotu kola, es popular en la India y es usada para estimular el cerebro, mejorar la memoria y para otros problemas de la mente. Esta planta o hierba se puede tomar en te o en capsulas.

LA PROSTATA EN LA VEJEZ

El crecimiento de la próstata entre hombres ancianos, afecta el fluido de la orina, y a causa de esto aumenta el riesgo de terminar en el quirófano. La razón por lo que ésta glándula fibro-muscular se inflama, por lo general es a causa del exceso de proteína animal, grasa saturada, grasas "trans" (mas peligrosas), exceso de sal y falta de ejercicio tanto físico como sexual.

Una alimentación baja en químicos (alimentos sintéticos, alcohol, soda, cafeína) y alimentos fritos, y alta en alimentos vivos, frescos como frutas, vegetales, leguminosa, nueces, semillas y alimentos de grano entero, ayuda a que los órganos de un anciano funcionen mejor y con ello la próstata se mantiene saludable.

LA FLORA INTESTINAL DE UN ANCIANO

Los antibióticos por lo general reducen la eficacia de la flora intestinal y con ello, la flora del colon no puede producir las vitaminas B y K. Sin estas vitaminas, los intestinos no hacen como deberían sus diferentes trabajos, especialmente cuando se pasa de los 50 años de edad.

Los laxantes también causan perdida de nutrientes, de aceites y de minerales, irritan los intestinos y son responsables de la perdida de ciertas vitaminas solubles como la A, D, E, y K. Por eso es tan importante tomar "Acidophilus" 2 veces al día, 2 horas antes o después de cualquier medicina prescrita o de la farmacia.

CUANDO SE ABUSA DE LOS AZUCARES REFINADOS Y LAS FRITURAS

Los azucares refinados y otros alimentos sin valor nutritivo, deben consumirse en cantidades mínimas y muy de vez e cuando. Este tipo de alimentos aumentan la grasa en la sangre, e interfieren con la absorción de las vitaminas y minerales, además aceleran la vejez y enfermedades como aterosclerosis.

Los alimentos fritos o altos en grasa saturada, reducen la producción de enzimas digestivas, por lo que, de por si en los ancianos es mas difícil digerir este tipo de alimentos, ahora ¿imagina sin la producción de enzimas digestivas? Peor aun. Por eso se recomienda que tomen leche baja en grasa y sin azúcar, aunque de preferencia, es mejor tomar leche de soya sin azúcar (mientras no abuses de los alimentos de soya, la soya es excelente). 2 o 3 raciones de cualquier producto de soya incluyéndola leche, es suficiente.

En otras palabras, puedes tomar 2 vasos de leche de soya al día y un tercer alimento de soya como chorizo de soya o queso de soya etc. El consumir mas de 3 raciones de alimentos de soya al día, en algunos casos (muy raro) puede causar desbalances con el estrógeno, por eso se dice que no hay que abusar de la soya. Por otra parte, el yogurt natural y el kéfir aun siendo productos lácteos, estos están curados y no causan ningún problema digestivo, por el contrario, reparan la flora intestinal.

NUTRIENTES ESENCIALES

Cuando la absorción de los nutrientes es limitada, los niveles de minerales del cuerpo bajan. Por ejemplo: El hierro en un anciano, por la edad, por lo general es bajo, pero también este mineral a esa edad es menos usado por el cuerpo. Si hay anemia, no solo se deben revisar los niveles de hierro, sino los niveles de vitamina B12, acido fólico, cobre y proteína.

Para evitar la anemia hay que consumir alimentos altos en hierro y proteína como: Carne magra de res (excepto si tu medico te la prohíbe), carne de cordero y ternera. Por otra parte los órganos de procedencia animal como hígado, corazón y riñones, se deben evitar o consumirlos orgánicos, en cantidades pequeñas, de vez en cuando y asegurarse de masticarlos muy bien. Estos órganos se deben evitar si se sufre de alta presión, sobrepeso, obesidad o alto colesterol.

El cobre (mineral) se debe obtener a través de alimentos como: nueces, semillas, vegetales y ostiones. Los ostiones son altos en cobre y ayuda a los ancianos con la energía.

El zinc es necesario para el funcionamiento del sistema inmunológico, para balancear el acido –ph- del cuerpo, para reparar tejido y para prevenir el envejecimiento. Las enfermedades del sistema inmunológico causados por bajos niveles de zinc, ocasionan por lo general infecciones, y cáncer. Si tomas zinc en forma de suplemento, asegura de no tomar más de 90mg al día.

Uno de los minerales que mas utiliza el cuerpo de un anciano, es el **cromo** "chromium". Este mineral es necesario para que el cuerpo utilice apropiadamente el azúcar (glucosa) de la sangre. La diabetes en un anciano es peligrosa, por eso se recomienda a los ancianos que consuman alimentos que contengan cromo como alimentos de grano entero y de granos germinados, germen de trigo, papas y papas dulces (camotes).

La deficiencia del potasio en los ancianos, es muy común porque no consumen vegetales y porque abusan de la sal refinada. **El sodio o cloruro de sodio** (chloride) y el potasio son los electrolitos del cuerpo que ayudan a mantener en balance el acido del cuerpo y los niveles de fluido o agua. Cuando un anciano no toma suficiente agua, sus riñones dejan de funcionar. Cuando los riñones dejan de hacer su trabajo, estos se debilitan y los niveles de electrolitos (minerales) pierden su balance. Algunos alimentos altos en potasio y cloruro de sodio, minerales esenciales para prevenir la deshidratación y problemas del corazón incluyen lechuga, espárragos, jitomate, papas, naranja, aceite de olivo, kale, algas marinas, granos enteros, granos germinados, centeno, plátano y cacahuates.

Nota: Un anciano además de comer sano, debe tomar suplementos de vitaminas con minerales, reducir o evitar el consumo de sal refinada de mesa, azúcar blanca refinada y todo lo que la contenga, embutidos como salchichas, jamón, chorizo, tocino y todo tipo de alimentos enlatados que son súper altos en sodio. Lo ideal es consumir de 1,200 a 1500mg de sodio al día. Llevando una alimentación sana, procedente de plantas, de árboles, de la tierra y del mar, se puede lograr sin ningún problema.

SUPLEMENTOS

Omega 3, 1 capsula despúes de la comida y cena.

Vitaminas con minerales, 1 capsula con el desayuno y 1 con el almuerzo.

400IU de Vitamina E.Bone Strength (New Chapter), seguir indicaciones del frasco.

MSM, 1000mg 2 o 3 veces al día.Acidophilus, 1 capsula 2 veces al día entre comidas.

Lecitina Granulada, 1 cucharadita 2 veces al día.Germen de Trigo, 1 cucharadita 2 veces al día.

Nota: Estos suplementos son para personas de edad avanzada tanto hombres como mujeres. Consulta con tu medico si sufres de algún problema de salud.

NUTRICIÓN PARA BEBES Y NIÑOS

La mayoría de mujeres tienen la capacidad de alimentar a su bebe con leche materna, aunque muchas prefieren no hacerlo. La relajación y tomar mas líquidos de lo acostumbrado (2 o 3 litros de agua, jugo de vegetales como apio, perejil, zanahoria y betabel con sus hojas verdes, te rojo y te de canela), ayudan a producir mas leche.

Ninguna leche substituye la leche materna, pero si por alguna razón decides alimentar a tu bebe con formula para bebe y su sistema digestivo no la tolera, habla con su pediatra para ver la posibilidad de utilizar la leche de cabra ligeramente diluida. La leche de cabra tiene 13% mas calcio, 25% mas vitamina B6, mas potasio, niacina y antioxidantes que la leche de vaca. La leche de cabra tiene menos vitamina B12 y ácido fólico que la leche de vaca, por lo que es importante suplementar estas vitaminas a través de una Multivitaminas aprobada por su pediatra. La formula y la leche de cabra, por lo general no causa intolerancia o reacción alérgica como puede pasar con la leche de vaca. En cuestión de la grasa saturada, ambas tienen aproximadamente la misma cantidad.

Por otra parte, la formula para bebe de leche de soya, es completa, sana y muy rara vez causa problemas digestivos o intolerancia, aunque también tienes la opción de utilizar para tu bebe una formula 'hipoalergénica'. La leche de vaca es mejor evitarla en bebes recién nacidos. Los bebes necesitan mas calorías y proteína por libra los primeros meses de vida que a cualquier otra edad, por eso comen con tanta frecuencia, y como su sistema gastrointestinal esta pequeñito, no pueden digerir cantidades grandes de leche.

Alerta: Si tu bebé acostumbra comer cada 4 horas y de repente empieza a tener hambre cada 2 horas, quiere decir que ya no está recibiendo suficientes nutrientes; esta es una señal que el bebé ya necesita alimentos sólidos (si el bebe es menor de 6 meses consulta con su pediatra).

COLICOS

El problema principal de un recién nacido son los cólicos, y es mas común que le afecten más al primer bebe de la familia. Los cólicos pueden ser causados por el estrés psicológico del bebe o por la alimentación de la mama. La leche de vaca que la mama toma le puede causar cólicos al bebe. El consumo de alimentos con químicos, aditivos, exceso de sal y el azúcar refinada, no solo le causan cólicos al bebe, sino empeoran los cólicos causados por otras razones. Si la mama del recién nacidos consume leche de soya y leche de almendras, toma extra vitaminas B y acostumbra algas marinas y kale en sus ensaladas, puede ayudar a disminuir los cólicos del bebe y a la vez, reducir los gases intestinales de ambos.

INTRODUCIENDO ALIMENTOS SÓLIDOS SIN ENFERMARLO

Uno de los errores mas grandes que cometen algunos padres, es darle alimentos sólidos o agua a un bebe a los 4 meses o antes. Los alimentos sólidos y el agua, se deben introducir a partir de los 6 meses de edad. Esperar que el bebe tenga 6 meses, le ayuda a desarrollar su sistema digestivo y su sistema inmunológico, con esto ayudas a tu bebe a no desarrollar alergias.

Evita dar a un bebe menor de 12 meses alimentos que pueden causar alergias como trigo, chocolate, mariscos, productos lácteos (excepto yogurt natural) cacahuates y cítricos; la fruta cítrica se puede dar a un bebe de 7 meses únicamente mezclada con otras frutas no cítricas y en cantidades mínimas. Por ejemplo: 1 cucharada de puré de piña con 1 cucharada de papaya.

Si tú bebe tiene frecuentemente congestión nasal, eczema, mucosidad excesiva, infecciones de oído frecuentes, y si toma leche de vaca, deja de dársela por varias semanas para ver si el problema mejora.

A partir de los 6 meses de edad, la mitad del peso del bebe, infante y/o niño es el total de onzas de agua que debe tomar durante el día para prevenir la deshidratación. Por ejemplo: si tu hijo pesa 20 libras, debes asegurar que tome 10oz de agua en dosis divididas durante el día.

NUTRICIÓN PARA BEBES:

- Los alimentos para bebe cuando a penas lo empiezas a alimentar con comida sólida, deben ser naturales, frescos, sin aditivos, sin sal, sin azúcar y en forma de puré. Los bebes no necesitan ni sal ni azúcar en sus alimentos; si los acostumbras desde pequeños, cuando crezcan no podrán comer alimentos naturales.

- Puré de vegetales como chícharos, zanahoria, calabacita, papa dulce (camote), nabos (turnips), ejotes, etc. El vegetal se cocina a vapor y se muele en la licuadora o en el procesador de comida.

- Puré de frutas como pera y manzana se pueden cocinar a vapor antes de molerse, el puré de plátano, fresa, arándanos y bayas se pueden mezclar con poquito yogurt natural o kéfir para mejor digestión.

- Cereales remojados y molidos sin azúcar y sin sabores o colores artificiales se pueden dar al bebe con algo de fruta.

- Pechuga de pollo y de pavo, estas carnes blancas se deben cocinar sin sal y se deben moler con algo del caldo donde se cocieron.

- Las fibras solubles las encuentras en alimentos como, pera, manzana, avena (en pequeñas cantidades) y en el pudín de arroz integral. Cocina el arroz con leche de soya o de almendras sin azúcar.

- Cocina vegetales orgánicos y fruta fresca picada finamente para el bebé; si tu bebé no muestra problemas de digestión, empieza por darle manzana cruda, pepino y zanahoria. Pero si tiene problemas en ingerirlos y digerirlos, dale frutas más blanditas como plátano, aguacate, pera blandita y frutas suaves.

- A partir de los 8 meses de edad, los bebes empiezan a comer... mas en serio, son mas independientes y les encanta comer solitos. A esta edad ya se les puede dar más variedad de alimentos incluyendo un huevo cocido dos o tres veces por semana y leche de cabra. Esto ayudara a que el bebe crezca ma's rápido.

- En lugar de leche de vaca, acostumbra el yogurt natural bajo en grasa y de preferencia orgánico.

- Los alimentos procesados que venden en frascos, latas y paquetes, debes evitarlos o elegirlos bien; aunque hay alimentos orgánicos para bebes preparados sin químicos y sin sabores artificiales, es mucho mejor si los preparas tu mismo (a).

IMPORTANTE: Una alimentación balanceada rotativa, sencilla y natural disminuye los riesgos de desarrollar alergias. En otras palabras, debes rotar los alimentos y no darle lo mismo todos los días. Debes esperar por lo menos 2 días para volverle a darle el mismo alimento al bebe.

Nota: La leche materna y los purés de alimentos frescos, van a ayudar a tu bebe a crecer mas rápido y muy saludable.

NO OBLIGUES A TU BEBE A COMER DE MAS

A los 12 meses de edad, su crecimiento es mas lento y los bebes comen menos, pero esto es normal. A esta edad también empieza el bebe a seleccionar sus sabores favoritos y ahí es donde empiezan a rechazar ciertos alimentos y sabores. A esta edad, debes evitar obligarlo a que coma o premiarlo con comida, en otras palabras, evita los juegos y recompensas con alimentos para evitar convertirlo en glotón.

Los bebes por lo general se las arreglan para avisarte que tienen hambre. Un bebe saludable comen únicamente lo que su cuerpo necesita. Evita darle dulces o azucares refinados como paletas, helado, golosinas o galletas, su cuerpo no lo necesita.

RACIONES: A niños de 1 a 3 años de edad, se recomienda alimentarlos por cada año de vida, 1 cucharada sopera de cada grupo alimenticio proteína (pollo, pescado y carne magra), carbohidratos complejos densos (granos enteros y germinados), carbohidratos complejos (frutas, vegetales) y producto lácteos (yogurt, kéfir, requesón).

Por ejemplo 1 cucharada de puré de vegetales, 1 cucharada de puré de fruta, 1 cucharada de yogurt natural o 1 cucharada de requesón bajo en grasa, 1 cucharada de puré de arroz integral y 1 cucharada de proteína vegetal (frijol, ejotes, chícharos) o de proteína animal (pollo, pavo, pescado). Si tiene 2 años de edad, 2 cucharadas soperas de cada grupo alimenticio, y si tiene 3 años de edad, 3 cucharadas soperas de cada grupo alimenticio. Para mas información visita www.mypyramid.gov

SUS PRIMEROS DIENTITOS

Aproximadamente a los 7 u 8 meses de edad del bebe, le empiezan a salir los dientes, por lo que se recomienda que le des pan tostado germinado o de grano entero (evita el pan y alimentos de trigo) para disminuir la ansiedad de las encías. A esta edad, es importante enfocarse en darles suficiente calcio a través de alimentos como yogurt natural y vegetales cocidos y molidos. A esta edad ya puedes agregar proteína animal como pechuga de pollo, pechuga de pavo y pescado, el pescado debe ser de agua salada (wild) y se debe evitar el de 'criadero' (farm raised). Este tipo de proteína debe ser horneada, cocinada a la parrilla o hervida en forma de caldo y molida con vegetales.

¿DELICADOS O SOBREPROTEGIDOS?

Nuestros abuelos solían decir que entre mas proteges a un niño de infecciones, más delicado se vuelve; en parte es cierto. Es cierto, porque si nunca expones a un niño a lugares con alta contaminación ambiental y/o a diferentes tipos de polen, su sistema inmunológico no se va a desarrollar por completo. Pero, una cosa es que lo expongas a este tipo de agentes alergénicos, y otra que no lo alimentes sanamente para que de verdad pueda desarrollar un sistema inmunológico fuerte. Entonces, no tiene nada de malo que permitas que tu niño juegue en la tierra, descalzo, o que no esté muy abrigado en noches frescas, pero eso lo puedes permitir solo cuando tu hijo está sano. Aunque es bueno exponer a los niños a cierto nivel de infecciones para reforzar su sistema inmunológico, durante los días que estén enfermos, los debes abrigar bien, evitar exponerlos a cambios de temperaturas extremas y asegurar que su alimentación sea sana. El azúcar refinada, es uno de los enemigos principales del sistema inmunológico de grandes y pequeños, pero especialmente de bebes, infantes y niños que nacen con un sistema inmunológico vulnerable.

REFORZANDO EL SISTEMA INMUNOLÓGICO DE UN NIÑO

La mejor manera de fortalecer el sistema inmunológico de

tu hijo, es por medio de una buena alimentación. Pero, ¿cómo vas a enseñar a tus hijos a comer saludablemente? ¡Por medio de tu ejemplo! Si acostumbras sentarte a ver televisión con una bolsa de galletas de chocolate, un paquete de "chips", una botella de a litro de soda o cualquier otra comida sin valor nutritivo como pollo frito comercial, pizza, o hamburguesas con papas fritas, lógicamente, el día que quieras que tus hijos coman un filete de pescado a vapor con vegetales, o sopa de verduras con lentejas, estos alimentos no les van a gustar.

En cambio, si los niños desde pequeños ven a sus padres comer ensaladas, vegetales, almendras, fruta, pescado y comida sana, será muy normal para ellos comer los mismos alimentos sin ningún problema. Esto no quiere decir que la nutrición deba ser perfecta o extrema, solo significa que los alimentos sin nutrientes, se deben comer esporádicamente y en porciones pequeñas. En resumen, la alimentación sana se enseña, no con palabras, sino con el ejemplo, con reglas, disciplina y sin regañar o gritar.

DELISCIOSOS BOCADILLOS PARA REDUCIR LA "CHATARRA"

Evita que tus hijos abusen de alimentos azucarados, estos causan cambios drásticos emocionales como irritabilidad, llantos inexplicables, ansiedad y nerviosismo, además deshidratan.

• En lugar que tengas bolsas de alimentos basura en tu cocina, mejor estimula y anima a tus hijos a comer bocadillos saludables como varitas de apio con crema de cacahuate, pedazos de manzana con crema de almendras, semillas de calabaza y de girasol con fruta fresca.

• La fruta la puedes preparar de diferentes formas como jícama y pepino picados con un poquito de sal de mar, chile cayenne y limón.

• También se puede preparar un licuado con un poco de espinacas, perejil y fresas frescas o congeladas, un poco de agua, el jugo de un limón, un poco de hielo y medio sobrecito de azúcar 'stevia'.

•   Para no aburrirse del mismo licuado, puedes prepararlo con leche de soya, un poco de yogurt natural bajo en grasa, fruta fresca o congelada, 2 cucharadas de avena natural, 6 almendras o 1 cucharada de pistachos, 1 dátil y un poco de hielo.

•   Se puede preparar un licuado con leche descremada o leche de soya y una manzana delicia. Sencillo pero delicioso.

Nota: La leche de soya de vainilla "WestSoy" (unsweetened) es orgánica, tiene un sabor delicioso, 9 gramos de proteína y no tiene azúcar, por lo que es una de mis favoritas.

Vale la pena recalcar que, si tus hijos te ven comer bocadillos sanos, será más fácil que ellos también lo hagan, o quizá se les antoje y te pidan de lo que estas comiendo. Si tus hijos hacen algo que merezca un premio, jamás los premies con chocolates, galletas helado o golosinas. Así empiezan las adicciones a ciertos alimentos y la relación entre emociones y comida.

Otro problema muy serio y un error muy común de los padres, obligar a sus hijos a terminarse toda la comida que se les sirve, deja que sea su estomago que les indique cuanto comer; nunca les des a comer de pequeños, lo que no quieras que coman de grandes.

Cuando tus hijos tengan sed, sírveles agua natural, agua natural, agua natural. Y cuando pienses en comprarles jugos de frutas comerciales que están súper concentrados en azúcar, mejor prepárales jugos de vegetales con algo de fruta fresca, diluidos con un poco de agua, o haz tus propias bebidas con agua y fruta o limonada, endulzadas con "stevia". Si tu niño tiene sobrepeso, evita darle leche de vaca y reemplázala por leche de soya, de cabra y yogurt natural bajo en grasa. Asegúrate de comprar el yogurt sin sabor, tú le agregas la fruta, nueces y un poco de miel o "stevia".

TEORÍAS SOBRE VITAMINAS PARA BEBES

Algunos médicos sugieren que a los bebes recién nacidos y hasta los 2 años de edad, se les de un suplemento vitamínico, especial para recién nacidos en dosis recomendadas, RDA (Recommended Daily Allowances), si no sabes que vitaminas comprar, pregúntale al pediatra. Otros médicos creen que los niños hasta los 2 años de edad que fueron alimentados por 6 meses con leche materna y que llevan una alimentación balanceada, no necesitan vitaminas, excepto vitamina D, ya que la leche materna no proporciona la necesaria para el bebe.

Cuando un bebe no es alimentado con leche materna, por lo general sufre de bajos niveles de vitamina D, excepto cuando el bebe es expuesto al sol diariamente por 15 minutos. En este tipo de casos, es recomendable darle una formula liquida con vitaminas desde el primer año de vida que contenga complejo B, vitamina C y vitamina A, y que tenga los minerales básicos como calcio, hierro, zinc, magnesio, manganeso y hasta un poquito de cromo (chromium) y selenio. Siempre respetando las dosis recomendadas y aprobado por el pediatra.

LAS VITAMINAS PUEDEN MATAR A UN BEBE

Cuidado con la sobre dosis de vitaminas. Las vitaminas deben estar fuera del alcance de los niños, estas no solo pueden ser toxicas, sino matar a un bebe con una sobredosis. Es importante que padres de familia sepan que las vitaminas A, D, el aceite de hígado de pescado, de bacalao y de tiburón son toxicas en dosis altas, al igual que algunos minerales como calcio fósforo y hierro.

VITAMINAS Y MINERALES PARA EL DESARROLLO DE TUS HIJOS

Todos los niños necesitan un suplemento alimenticio natural que contenga vitamina A (protección contra infecciones), vitamina B-Complex (para darles energía, crecimiento, desarrollo mental y desarrollo del sistema nervioso), vitamina C (para el desarrollo del tejido de la piel y el cerebro), calcio (para fortalecer los huesos y dientes), zinc (para que tengan un apetito normal), ácidos grasos o grasas buenas (para el desarrollo apropiado de las células del cuerpo y cerebro), además hierro, cromo, selenio y magnesio; este suplemento alimenticio con todas las vitaminas y minerales, es indispensable para todos los niños.

Para que estas vitaminas las absorba el cuerpo, debe haber comida en el estomago. Una vitamina no puede reemplazar una comida. Todas estas vitaminas y minerales, junto con una alimentación balanceada, van a ayudar a mantener saludables a tus hijos, no solo en la infancia y adolescencia, sino en su vida adulta.

SUGERENCIA: Estas son algunas marcas de vitaminas liquidas orgánicas para bebe que puedes encontrar en las tiendas de vitaminas o en supermercados de alimentos orgánicos: Country Life "Maxi Baby". Nature's Plus "Animal Parade Baby Plex". ChildLife "Multi-Vitamin & Mineral Liquid". Es muy importante que consultes con el pediatra antes de darle vitaminas a tu bebe, especialmente si tiene menos de 6 meses de edad. Bajos niveles de vitaminas o altos niveles de vitaminas en el cuerpo de un bebe, ambos extremos pueden ser sumamente peligrosos. Bebes recién nacidos no necesitan vitaminas en forma de suplemento, a menos que exista alguna condición de salud por lo que el medico lo indique.

NUTRICIÓN PARA NIÑOS DE 2 A 12 AÑOS DE EDAD

El crecimiento del cuerpo entre los 2 y 12 años de edad, es lento, porque a esa edad el cerebro se desarrolla más que el cuerpo. Por eso es tan importante la buena alimentación de tus hijos a cualquier edad.

La mayoría de los niños prefieren vegetales crudos que cocidos, entonces prepárales vegetales crudos como pepino, zanahoria, brócoli, jícama, apio, y algunos otros vegetales que a ellos les gusten. Ten a la mano almendras crudas, frutas y semillas en vez de galletas, sodas o dulces. Se paciente con tus hijos, no esperes que acepten un cambio en la alimentación de la noche a la mañana, haz cambios graduales. En las sopas puedes esconder los vegetales si los cocinas y mueles para que no los vean.

Para que el almuerzo sea sano pero delicioso, prepáreles un sándwich con pan tostado de grano entero o germinado, con un poco de aguacate, mostaza, vegenaise (la que esta hecha con semillas de uva), pechuga de pollo o de pavo, lechuga, pepino fresco, zanahoria rallada y jitomate. Compra los contenedores apropiados que conservan frescos los alimentos. Además de su sándwich para el almuerzo, pon una bolsita con almendras y fruta seca, una manzana o alguna fruta y su botella de agua. Así no tendrá tentación de comprar bolsitas de chips, jugos azucarados o sodas en la escuela.

IMPORTANTE: No los obligues a comer cuando no tienen hambre, pero asegúrate que tomen agua, jugos y licuados de vegetales con algo de fruta, cereales de avena, bran y de grano germinado, fruta fresca y leche descremada o yogurt natural bajo en grasa. Ayúdales y motívalos para que aprendan a preparar su almuerzo para la escuela, por lo general, cuado están pequeños si les gusta, pero si cuando les gusta no los dejas, después es difícil que lo quieran hacer.

En edad preescolar, de 2 a 5 años de edad, recuerda que aunque el cuerpo no crece mucho, el cerebro si, así que es normal que les baja el apetito. Entonces, en vez que les obligues a comer, espera a que tengan hambre, y cuando eso suceda, ten alimentos saludables a la mano, par que no coman cosas sin nutrientes.

Ponles el ejemplo: La mejor forma para que un niño de 2 años o mayorcito quiera comer vegetales, es viéndote a ti, su mama o papa comerlos, porque la mejor enseñanza es a través del ejemplo.

Para niños en edades escolares de 5 a 12, la nutrición es un poco más difícil porque es la etapa en la cual muchos alimentos no les gustan, por lo que su alimentación se vuelve muy limitada. Trata que en su desayuno no les falte, un cereal calientito con avena natural (evita la avena procesada instantánea), cocínala con leche (para que consuman su ración de proteína) agrega pasas y algo de fruta como manzana o fresas. Si optas por darles cereales fríos, asegúrate que no tengan más de 8gs de azúcar por ración y que sean de grano entero, granos germinados y bran. Otro desayuno excelente es un huevo cocido y un licuado preparado yogurt, leche descremada y fruta.

¿POR QUE LOS CERALES CON AZÚCAR O CHOCOLATE SON VENENO?

Los cereales azucarados, aunque les da mucha 'aparente' energía a los niños, esa energía es falsa y les dura solo un rato, porque luego se sienten cansados y nuevamente con hambre. Entre mas se acostumbra el cuerpo de un niño a desayunar azúcar, mas altibajos de glucosa tiene y con ello, vienen los choques de energía y desequilibrio en los niveles de serotonina del cerebro aumentando los riesgos de causarles depresión, desnutrición, cansancio, adicción a los azucares y diabetes.

DE LAS ESCUELAS NI HABLAR

Si te fijas bien, lo que dan de comer a los niños en las escuelas, por lo general son alimentos enlatados, refinados, altos en azucares y en grasa saturada, por lo que, es mejor que tu hijo desde pequeño desayune en casa y lleve su propio almuerzo. Por ejemplo, las bebidas como leche con chocolate y los jugos de frutas que toman en la escuela, están súper concentradas en azúcar refinada, en muchos casos tienen 4 veces más azúcar por ración que la recomendada. Hay niños que no comen nada durante todo el día porque lo que ofrecen en la escuela no les gusta, y como no llevan nada para comer, simplemente no comen. Esto, lógicamente tiene efectos devastadores en el desarrollo físico e intelectual de los niños. No solamente se quedan más pequeños de tamaño, sino que crecen con enfermedades físicas y emocionales.

EL APARATO DIGESTIVO Y LOS INTESTINOS SON ELASTICOS

Si a ti no te enseñaron en la infancia a comer porciones de comida pequeñas, no cometas el mismo error con tus hijos. No porque están 'gorditos' quiere decir que están sanos. Un niño "gordito" corre más el riesgo de desarrollar diabetes, alta presión y alto colesterol, sin importar su edad. Si los obligas a comer mucho, como tus padres te obligaban a ti, el estomago es elástico y crece, y entre mas crece, cada vez van a necesitar mas comida para sentirse satisfechos. **El cuerpo no necesita cantidades grandes de comida, lo que necesita son alimentos de calidad.**

Si acostumbras servir platos con menos comida pero con un poquito de todos los grupos alimenticios, tus hijos lo van a disfrutar mas y no se les dificultara comer un poquito de sopa de vegetales, un poquito de arroz integral y un poquitos de pollo horneado. Es tu responsabilidad aprender a cocinar con sazón y con ingredientes sanos. Por ejemplo:

- Si a tus hijos les gusta comer tostadas, prepara tostadas con ingredientes sanos.
- Si les gusta comer sopas o pastas, agrégales vegetales finamente picados o molidos.
- Utiliza fruta fresca para preparar salsas y marinar carnes.
- Agrega fruta fresca en las ensaladas y sírvelas antes de la comida.
- En lugar de aderezos cremosos altos en grasas saturadas y cargados de químicos y sodio, utiliza el jugo de frutas cítricas, aceite de olivo, limón y quizás un poquito de miel de abeja.

La cantidad de nutrientes que necesitan los niños cambia con la edad, especialmente entre los 2 y 10 años de edad. Por eso, es mejor que coman 5 o 6 veces al día porciones pequeñas de alimentos (rotándolos) a que coman 2 veces al día platillos gigantes de comida. A algunos niños les gusta escuchar a su mama recordarles que si se comen sus vegetales, van a crecer grandes y fuertes como alguno de sus "héroes" favoritos, a otros niños les gusta mas comer lo que los papas comen, y ¿tú, que comes?

AYUDALES A CRECER SU MEDIA PULGADA POR AÑO

Un niño, por lo general crece media pulgada por año y sube de 5 a 8 libras de peso también al año. Para lograrlo crecer esa media pulgada anual, deben llevar una alimentación balanceada y hacer ejercicio. Juega con tus hijos diferentes deportes para que descubran juntos cual es su actividad y deporte favorito, cuando hacen ejercicio que les gusta y lo disfrutan, no lo ven como algo difícil, mucho menos aburrido. Los puedes inscribir para que tomen clases de ese deporte que mas disfrutan. Es mucho mejor que lleves a tu hijo al parque a jugar o a pasear en bicicleta, a que este pegado al televisor o frente a la computadora toda la tarde.

Par evitar que tu hijo crezca desnutrido, especialmente si por naturaleza es nervioso, inquieto y/o enfermizo, puedes darle suplementos vitamínicos. Pero, para que realmente el cuerpo absorba las vitaminas y se vean los beneficios, debes asegurar que coma y que no se brinque las comidas; además, debes poner reglas en su alimentación y no permitirle que coma azucares todos los días; quizás el fin de semana le puedas permitir comer alguna golosina, pero en cantidades pequeñas y hasta que se haya comido sus vegetales y su sopa.

Las dosis de vitaminas para niños de 2-4 anos, 4-6 y 6-12 son diferentes, aunque la diferencia es pequeña. Revisa las Multivitaminas que estás dando a tus hijos y compáralas con las siguientes dosis.

SUPLEMENTACION DIARIA PARA BEBES

VITAMINAS	DE 0-6 MESES	DE 6-12 MESES	1-2 AÑOS
A	2000 Unidades	2000 Unidades	2,500 Unidades
D	400 Unidades	400 Unidades	400 Unidades
E	5 Unidades	6 Unidades	8 Unidades
K	15mcg	25mcg	30mcg
Thiamine B1	0.4mg	0.6mg	0.8mg
Riboflavin B2	0.5mg	0.7mg	0.9mg
Niacin B3	6mg	8mg	10mg
Pantothenic acid B5	3mg	3mg	4mg
Pyridoxine B6	0.4mg	0.6mg	1mg
Cobalamina B12	1mcg	2mcg	2.5mcg
Folic Acid	40mcg	60mcg	100mcg
Biotin	50mcg	50mcg	50mcg
Vitamina C	40mg	60mg	100mg
Calcium	400mg	600mg	800mg
Chloride	0.6g	1g	1.2g
Chromium	50mcg	60mcg	80mcg
Copper	0.7mg	1mg	1.5mg
Fluoride	0.3mg	0.6mg	1mg
Iodine/Yodo	50mcg	60mcg	80mcg
Iron / Hierro	10mg	15mg	15mg
Magnesium	70mg	90mg	150mg
Manganese	0.7mg	1mg	1.5mg
Molybdenum	60mcg	80mcg	100mcg
Phosphorus	300mg	500mg	800mg
Potassium	0.7mg	1mg	1.5mg
Selenium	40mcg	60mcg	80mcg
Sodium	0.3g	0.6g	0.9g
Zinc	4mg	6mg	10mg

VITAMINAS	DE 2-4 AÑOS	DE 4-6 AÑOS	6-11 AÑOS
A	2500 Unidades	3000 Unidades	4000 Unidades
D	400 Unidades	400 Unidades	400 Unidades
E	15 Unidades	20 Unidades	25 Unidades
K	30 mcg	40mcg	60mcg
Thiamine B1	0.8mg	1mg	1.5mg
Riboflavin B2	1mg	1.2mg	1.6mg
Niacin B3	10mg	12mg	17mg
Pantothenic acid B5	4mg	4mg	5mg
Pyridoxine B6	1mg	1.5mg	2mg
Cobalamina B12	3mcg	4mcg	5mcg
Folic Acid	150mcg	250mcg	350mcg
Biotin	75mcg	100mcg	150mcg
Vitamina C	100mg	150mg	200mg
Calcium	800mg	800mg	850mg
Chloride	1g	1.5g	2g
Chromium	80mcg	120mcg	200mcg
Copper	1.5mg	2mg	2.5mg
Fluoride	1.5mg	2.0mg	2.5mg
Iodine/Yodo	80mcg	100mcg	125mcg
Iron / Hierro	15mg	12mg	12mg
Magnesium	200mg	250mg	300mg
Manganese	2mg	2.5mg	3mg
Molybdenum	125mcg	200mcg	300mcg
Phosphorus	800mg	800mg	800mg
Potassium	1.5mg	2mg	2.5mg
Selenium	100mcg	150mcg	200mcg
Sodium	1g	1.3g	1.8
Zinc	10mg	10mg	10mg

DISCLAIMER: Tanto la marca de leche de soya como la marca de vitaminas para bebes que recomiendo en este capitulo, las recomiendo voluntariamente por considéralas de alta calidad, sin recibir ninguna compensación por parte de ninguna de estas compañías.

NUTRICION PARA EL CABELLO

Algunas de las enfermedades que afectan no solo la apariencia del cabello sino la perdida temporal o permanente, pueden ser condiciones como mala circulación, cirugías, radiación, infecciones graves, problemas de la piel, enfermedades degenerativas, perdida de peso con pastillas, diabetes, híper o hipotiroidismo, estrés, mala alimentación, candidiasis (exceso de bacteria), ciertos anticonceptivos orales, falta de vitaminas, problemas o tratamientos hormonales, congestionamiento del hígado, y efectos secundarios de algún medicamento.

ALOPECIA

Existen diferentes tipos de alopecia, pero la mayoría causados por problemas hormonales, hereditarios, auto inmunes, por la edad acompañada y por un estilo de vida sedentario. La siguiente información es para ampliar tu conocimiento pero si padeces de alguna de las siguientes condiciones, asegúrate de ver a un dermatólogo además de corregir tu alimentación.

- *Alopecia Totalis,* este tipo de alopecia hace que se pierda totalmente el cabello de la cabeza. Se considera una condición auto inmune y se cree que puede ser causado también por estrés.
- *Alopecia Universalis,* es cuando se pierde el bello de la piel incluyendo las cejas y pestañas. Se considera una condición genética.
- *Alopecia Areata,* es cuando el cabello se cae en partes y a puños, (este problema por lo general es temporal).
- *Alopecia Androgenetic,* este tipo de alopecia es causado por la calvicie paterna y la más común entre hombres. También mujeres padecen este tipo de alopecia pero, únicamente si no cuidan su alimentación y hasta que llegan a la menopausia.

Cuando visitamos al doctor o dermatólogo por problemas de caída de cabello, por lo general nos dicen que existe un 50% de posibilidades de sufrir de alopecia androgenética si alguno de tus padres o abuelos la padecían. Ese 50% de posibilidad de no sufrirla, lo determinamos nosotros, con tu estilo de vida y mejor aún, si ese estilo de vida sano empieza a temprana edad.

Es normal que el cabello se caiga todos los días (hasta 120), pero si no llevas una alimentación balanceada, el cabello nuevo que debe salir, no sale. Por lo general, cuando el problema es genético, la alopecia empeora con la mala alimentación y desde la pubertad el cabello empieza a adelgazar y a caerse, empeorando con los cambios o problemas hormonales y con el exceso de toxina interna. La pérdida de cabello ocurre y se acelera por lo general cuando hay deficiencia de ciertas vitaminas y minerales en el organismo como vitamina B6, B5, B3, biotina, inositol, acido fólico y minerales como magnesio, sulfuro y zinc. Las vitaminas B-6, B5, B3 y biotina (biotin) son vitales para que crezca el cabello.

Los aminoácidos esenciales se encargan de engrosar y fortalecer el cabello. Sin vitamina B, los folículos del cuero cabelludo no tienen fuerza para crecer. El cabello abajo del cuero cabelludo esta vivo y necesita oxigeno, proteínas, vitaminas y minerales como cualquier otra parte del cuerpo. Si tu problema de calvicie es por falta de nutrientes, el cabello vuelve a salir si te nutres.

Consumir vitaminas y minerales a través de alimentos y en forma de suplementos, ayuda al crecimiento de nuevo cabello. Tomar altas dosis de vitamina "A" por largos periodos de tiempo, debilita el cabello, eventualmente se cae y no vuelve a salir hasta que dejes de tomarla y desintoxiques el cuerpo. Sufras o no calvicie, la máxima dosis de vitamina A al día es de 5,000 UI, a menos que por alguna condición de salud debas tomar bajo vigilancia médica, por un par de semanas dosis altas como 25,000IU. Mujeres embarazadas no pueden exceder bajo ninguna circunstancia más de 10,000IU de vitamina 'A'. Hombres con bajos niveles de acido fólico, pueden perder el cabello y quedar completamente calvos; por eso, es importante visitar periódicamente un medico y revisar todos los nutrientes del cuerpo.

NUTRICION PARA EL CABELLO - Luz María Briseño, CNC

COMO PREVENIR LA CAIDA DE PELO

Algunos de los alimentos, bebidas y un estilo de vida toxico y sedentario, además de ciertas enfermedades, podrían debilitar los folículos del cuero cabelludo y causar o empeorar la caída de pelo. Como prueba que el pelo es el reflejo de la salud, cuando una persona se enferma de fiebre tifoidea, lo pierde; pero cuando se alivia, su cabello vuelve a salir sin necesidad de tratamientos especiales par el cabello. Para que crezca y luzca saludable, hay que alimentarse saludablemente también.

Evita alimentos enlatados y con demasiado sodio.

- Disminuye el alcohol, te, café, refrescos y bebidas carbonatadas, azucaradas con químicos y sabores artificiales (estos debilitan el pelo, causan orzuela, anemia, deshidratan y dañan los riñones).
- Si eres alérgico (a) a productos lácteos, evítalos (excepto yogurt natural y kéfir).
- Si fumas, debes dejar de fumar.
- Evita tomar huevos crudos (interfieren con la absorción de biotina).

Muchas de las costumbres que tenemos relacionadas con el cabello, pueden afectar la circulación y dañarlo. Los siguientes 'tips' pueden ayudarle a crecer y mantenerse sano.

- Da masajes para oxigenar los folículos del cuero cabelludo y ayudar a mantener la circulación de la sangre en su nivel apropiado. Sin esta oxigenación, el cabello se debilita, se enferma y se cae.
- Prepara el siguiente enjuague: hierve agua con sábila, romero y manzanilla; cuando se enfríe, agrega un chorrito de vinagre (de piña o manzana) o unas gotitas de limón; este enjuague úsalo después de lavar el perlo una o dos veces por semana. Cuando lo apliques, da masajes ligeros al cuero cabelludo.
- Evita lo mas posible utilizar gorros, sombreros, o traer el pelo recogido con ligas o listones demasiado apretados, estos previenen la circulación de los folículos del cabello.
- Lavarse el pelo diariamente no es malo, lo que le hace mal

al pelo es usar shampoo con el ingrediente 'sulfato' y utilizar secadora de peso todo el tiempo; el exceso de calor, los tintes y permanentes pueden debilitar el cabello y romperlo.

- Asegúrate de acudir a un profesional para cualquier tratamiento de pelo que sea con substancias químicas.
- Mezcla 5 gotitas de aceite "tea tree oil" en poquita agua fría y aplícalo con un ligero masaje en el cuero cabelludo antes de bañarte (se puede aplicar 1 o 2 veces por semana).
- Utiliza una mezcla de te verde y manzanilla (fríos) con 2 cucharaditas de 'apple cider vinegar' después de bañarte, como enjuague.
- Utiliza shampoo y acondicionador de manzanilla, sábila, tea tree oil y/o MSM sin químicos o sulfato.

NUTRICIÓN PARA QUE CREZCA EL PELO

Las Vitaminas B, son básicas para el crecimiento del cabello. Alimentos altos en vitaminas B: frijol, chícharo, zanahoria, coliflor, frijol de soya, huevos, cereales de grano entero, granos germinados, bran, avena, semillas de linaza, chía, calabaza, almendras y nueces.

La Vitamina B-5 (pantothenic acid), ayuda con el crecimiento del cabello y reduce el estrés. Alimentos altos en vitamina B5: hígado de ternera (veal) hígado de res, pollo, pescado, ostiones, langosta, huevos, leche, yogurt natural, frijol de soya, nueces, lentejas, aguacate, brócoli, papa dulce (camote) champiñones (hongos), pan y cereales de grano entero, arroz integral, royal jelly (miel de abeja reina) y todo tipo de granos germinados. La vitamina b5 se destruye fácilmente con el calor del fuego y el procesamiento de ciertos alimentos.

La Vitamina C, ayuda a mejorar la circulación del cuero cabelludo y a llevar el oxigeno y los nutrientes a los folículos. Esta vitamina antioxidante la encontramos en todo tipo de vegetales verdes y frutas, frutas cítricas y papas.

La Vitamina E, también es un potente antioxidante, que aumenta el oxigeno en la sangre, y el oxigeno es vital porque se encarga de la irrigación de los folículos del cuero cabelludo y fortalece el sistema inmunológico. El sistema inmunológico se encarga de estimular todas las glándulas del cuerpo incluyendo las sebáceas, y si hay desbalance interno, los folículos del cuero cabelludo se llenan totalmente de aceite; este aceite no permite que nazca nuevo cabello. La vitamina E la encontramos en alimentos como germen de trigo, almendras, aguacate, aceite de olivo, linaza y sésamo, en todo tip nueces, semillas de girasol, pepitas de calabaza y frutas como kiwi, mango y vegetales verdes como el brócoli y las espinacas.

El Biotin, no solo fortalece el cabello sino previene su caída especialmente en hombres. Alimentos altos en biotina: arroz integral (brown rice), ejotes, chícharos, lentejas, frijol de soya, semilla de girasol (cruda y sin sal) y nueces.

El Omega 3, procedente de pescado como salmón y de semillas como linaza, son aceites esenciales que ayudan a mejorar la textura del cabello tanto de hombres como mujeres, además previene la orzuela.

SUPLEMENTOS PARA LA CAIDA DE PELO

- Vitamina B-3 (niacin) de 50mg. 3 veces al día.

- Vitamina B-5 (pantothenic acid) de 100mg 3 veces al día.

- Vitamina B-6 (pyridoxine) 50mg. 3 veces al día.

- Vitamina C, de 3000 a 5000mg al día.

- Vitamina E, 1 Cápsula de 400 unidades

- Biotin 50mg. 3 veces al día.

- Inositol 100mg 2 veces al día.

- Zinc 50-80mg al día (no excederse de 80mg).

- Coenzyme Q10 60mg al día.

- L-Cysteine y L-methionine 500mg de cada aminoácido dos veces al día con el estomago vacío. Estos aminoácidos no se recomiendan para menores de 18 años de edad.

- Germen de trigo, 1 cucharada 2 veces al día.

- Omega 3 (aceite de pescado) 1 capsula después de la comida o cena.

- Multivitaminas con minerales 1 con el desayuno y 1 con el almuerzo.

- MSM seguir indicaciones del frasco.

Nota: Adolescentes de 13 a 17 años, ¾ partes de la dosis de adulto. Menores de edad, deben consultar con un medico.

CASPA

La belleza de tu cabello depende de lo que pones en tu plato a la hora de comer. A nadie le gusta usar ropa negra sabiendo que sufre de caspa. Los siguientes "tips" pueden ayudar a darle mas vida a tu cabello. Lo primero que debes saber es que la caspa, puede ser hereditaria o relacionada con estrés, problemas emocionales crónicos y con todo lo que afecte el sistema nerviosos central y el sistema hormonal.

Las hormonas antiestrés adrenalina y cortisol, provocan cambios hormonales y trastornos circulatorios, y cualquier problema circulatorio que afecta los niveles de oxigeno del cuero cabelludo, causa resequedad. Esta resequedad empeora cuando la alimentación es alta en grasa saturada y baja en aceites esenciales (fatty acids), y por falta de ciertas vitaminas y minerales esenciales para el cabello que se destruyen con el estrés.

¿Que tipo de caspa tienes? En un vaso desechable con agua, pon unas hojuelas de caspa que obtengas del cuero cabelludo. Si en 1 o 2 horas, estas hojuelas desaparecen, esto significa que sufres de caspa seborrea. Si ese es tu caso, debes evitar todo tipo de comida hidrogenada, con grasa saturada y grasas 'trans'; este tipo de grasas se encuentran en la comida frita, carne roja, repostería, manteca y margarina. Por otra parte, si las hojuelas de caspa no desaparecen y suben a la superficie del vaso con agua, significa que sufres de resequedad corporal, una resequedad que aparece de adentro hacia fuera.

En ambos casos, se recomienda hacer ejercicio para reducir el estrés, reducir las grasas y aumentar el consumo de alimentos ricos en aceites esenciales como Omega-3 procedente del pescado y Omega-3 procedente de las semillas de linaza. Otros alimentos altos en ácidos grasos o aceites esenciales (fatty acids): aguacate, aceite de semilla de uva, nueces, semillas, almendras y aceite de olivo.

TRATAMIENTO PARA CABELLO SECO O CON CASPA: Aplica la mezcla de una clara de huevo batida con miel de abeja en el cuero cabelludo por 30 minutos, y luego lava el pelo como siempre, de preferencia con shampoo de "Tea Tree Oil". Da masajes **ligeros** de 3 a 5 minutos al cuero cabelludo con aceite de olivo o de ricino utilizando las yemas de los dedos y un poco de agua fría 2 veces por semana.

TRATAMIENTO PARA CABELLO GRASOSO: Aplica la mezcla de una clara de huevo batida con miel de abeja y unas gotitas de limón por 30 minutos, y luego lava tu pelo como siempre

TRATAMIENTO PARA TODO TIPO DE CABELLO: Muele y cuela ½ penca de nopal cruda y agrega unas gotas de aceite de almendras; aplícalo en todo el cabello y cubre la cabeza con una toalla mojada con agua caliente (sin quemarte) deja el tratamiento por 30 minutos, luego lávalo como siempre.

CABELLO TEÑIDO O MALTRATADO: Muele y cuela sábila fresca asada o hervida con manzanilla y aplícala por 20 o 30 minutos, luego lava tu pelo como siempre.

Nota: Estos tratamientos también son excelente como mascarillas hidratante para piel seca, grasosa, marchita y/o con acné).

OSTEOPOROSIS

La osteoporosis es una enfermedad progresiva que debilita los huesos gradualmente hasta que les cambia su forma y con ello, también le cambia la postura a la persona que la padece. La osteoporosis o los huesos porosos, afecta de diferente forma a hombres y mujeres. Este es el resultado, de la diferencia enorme en la constitución psicológica y hormonal entre hombres y mujeres, además de los diferentes hábitos alimenticios.

CAUSAS DE LA OSTEOPOROSIS

La pérdida de hueso podría ser el efecto secundario del uso de ciertas medicinas prescritas para tratamientos de quimioterapia, tratamientos hormonales para la tiroides, anticoagulantes, corticosteroides, o también podría ser causada por exceso de acido en la sangre, mala absorción de vitaminas y minerales y mala alimentación. Aunque la reparación de los huesos es constante, si no hay minerales en dosis apropiadas en el cuerpo, este proceso no ocurre. No existe un esqueleto humano mayor de 10 años, porque todo el tiempo las células óseas están trabajando. Unas células se encargan de hacer hueso, y otras de remover el hueso viejo o dañado. Pero, los minerales del hueso viejo, el cuerpo los absorbe para usarlos en otras áreas del organismo. Sin embargo, si las células que se encargan de formar hueso, están débiles por falta de minerales o nutrientes, la formación de nuevo hueso es más lenta que la pulverización del hueso viejo. Cuando esto sucede, los huesos por lo general están débiles y se corre el riesgo de que se lastimen o rompan seriamente con cualquier golpe o caída.

DEGENERACIÓN VS EDAD

La degeneración del hueso se acelera y se hace más notable después de los 30 años de edad tanto en hombres como en mujeres; pero, cuando la mujer llega a la menopausia y el hombre a la andropausia, la degeneración de hueso es más rápida y severa. Para muchas personas, el cambio de vida empieza a los 50, pero para otras puede empezar a los 40; esto depende de la genética, del tipo de alimentación y del estilo de vida de la persona.

TIPOS DE OSTEOPOROSIS

Existen 3 tipos de Osteoporosis: Osteoporosis Tipo I, II, y III. La Osteoporosis tipo I, es causada por cambios y desbalances hormonales, especialmente por bajos niveles de estrógeno.

La Osteoporosis Tipo II, tiene que ver con la deficiencia de nutrientes, especialmente falta de calcio y vitamina D. Si no hay en el cuerpo suficiente vitamina D, aunque haya calcio, este no es absorbido.

La Osteoporosis tipo III, es causada por el uso de drogas o tratamientos con medicina prescrita para enfermedades que no tienen nada que ver con la osteoporosis. Así que, hay que evitar cometer el error principal de esta enfermedad: creer que solo a la edad de la menopausia o andropausia se deterioran los huesos.

La Osteoporosis Tipo I y II son mas comunes en personas mayores de 45 años, mientras que la Osteoporosis Tipo III, la desarrollan tanto hombres como mujeres de todas la edades desde incluyendo niños y adolescentes.

LO QUE OBSTRUYE LA ABSORCIÓN DE CALCIO

Si sufres de osteoporosis, debes evitar todo tipo de alimentos sin valor nutritivo que solo intoxican y acidifican la sangre como café, sodas, bebidas azucaradas, bebidas energéticas, comida frita, postres, golosinas, alimentos con químicos, aditivos, hormonas y pesticidas, alcohol, cigarro, drogas callejeras y todo tipo de medicina sin receta medica. La medicina prescrita, asegúrate que sea indispensable utilizarla.

La falta de ejercicio evita que tu cuerpo absorba el calcio, al igual que el estrés. Enfermedades como hipertiroidismo, problemas crónicos del hígado y de los riñones, el uso o abuso de corticosteroides (cortisol), tomar medicina para los ataques de epilepsia o convulsiones y medicamentos anticoagulantes, son otras causas más que previenen la absorción de calcio.

BUENOS HABITOS PARA MEJORAR LA OSTEOPOROSIS

Tomar calcio en forma de suplemento, no garantiza que desaparezca la osteoporosis, especialmente si sufres de alguna enfermedad cardiovascular (del corazón). Lo que verdaderamente ayuda a absorber el calcio es, reducir el estrés, evitar el alcohol, el exceso de cafeína, dejar totalmente el cigarro, evitar alimentos que causan alergia o a los que eres intolerante, tomar probióticos (bacteria amigable) para mantener una flora intestinal sana, tomar 2 litros de agua, hacer ejercicio y ante todo, obtener el calcio, el magnesio y demás minerales a través de los alimentos.

No importa que tomes calcio en forma de suplemento, si no comes sanamente, en lugar de absorber el calcio, este se puede acumular en las arterias y dañar el corazón. Personas mayores de 40 años, que toman suplementos de calcio, corren más el riesgo de sufrir un ataque al corazón. Además de una alimentación alta en nutrientes y minerales, tomar un suplemento de algas marinas, puede ayudar a fortalecer los huesos. Las algas marinas son altas en minerales, especialmente en calcio y magnesio; por lo que, puedes agregar algas marinas a tu ensalada o sopa, o comprar un suplemento de algas en lugar de un suplemento de calcio.

Alimentos altos en calcio: Yogurt natural, kéfir bajo en grasa, requesón bajo en grasa, queso "mozzarela" fresco bajo en grasa, tapioca, vegetales verde, entre mas verde oscuro, mas altos en calcio como brócoli, kale, espinacas crudas, hojas verdes de betabel etc.

SUPLEMENTOS

Los siguientes suplementos son recomendados para personas adultas mayores de 18 años de edad. Primero haz cambios alimenticios, quizás no necesitas tantos suplementos. Las vitaminas que todos debemos consumir son Multivitaminas con minerales, Omega-3, Acidophilus y vitamina D si no te asoleas 15 minutos diarios. Después de los 40, se puede agregar a la lista de suplementos básicos, el "Bone Strength". Pero si tu condición es seria, quizás te beneficies de los siguientes suplementos además de cambiar tu alimentación por una mas sana. Se pueden tomar 3 o 4 suplementos juntos cada 3 o 4 horas. Si tomas medicina, asegúrate de esperar 2 horas para tomar vitaminas.

Bone Strength (New Chapter), este es un suplemento de algas

marinas alto en minerales para fortalecer el sistema óseo. Cuando se utilizan alimentos para hacer vitaminas, el cuerpo las absorbe mejor.

Vitamina C, 2,000 a 3,000mg al día.Boron, 3mgs al día (no mas de esta dosis), revisa tus Multivitaminas para comparar la dosis.Copper 3mgs al día.Hierro liquido (floravital) para la absorción de minerales (solo si sufres de anemia moderada). Omega 3 (aceite de pescado), 1000mg después del almuerzo y cena.

Multivitaminas con minerales, 1 con el desayuno y 1 con el almuerzo. Vitamina B-12 de 1000 a 2000mcgs al día (fíjate en la dosis, son microgramos, no miligramos).Vitamina D3, 800 a 1000IU.

Multi Vitamina K, seguir indicaciones del frasco.MSM, 1000mg 2 o 3 veces al día.

Glucosamine & Chondroitin, seguir indicaciones del frasco.Zinc 50mg al día (no más de 80mg al día)

Acidophilus, 1 capsula 2 veces al día entre comidas.

Bromelain o Wobenzyme, uno u otro (seguir indicaciones del frasco).

PIEDRAS EN LA VEJIGA

SISTEMA EXCRETOR O URINARIO

Las piedras o cálculos urinarios o en la vejiga, pueden aparecer o formarse en cualquier lugar de las vías urinarias, las cuales causan mucho dolor, obstrucción, infección urinaria y sangrado al orinar debido a los rasguños que causan las piedras a las paredes de la vejiga. Las piedras en la vejiga se forman por lo general cuando la persona tiene piedras en los riñones o inflamación de próstata. Este tipo de piedra se forma con las substancias de la orina y son mas comunes en hombres que en mujeres.

SÍNTOMAS DE PIEDRAS EN LA VEJIGA

Algunos de los síntomas cuando se tienen piedras en la vejiga o en la vesícula son: nauseas, vómito, inflamación abdominal, escalofríos, fiebre, sangre en la orina y deseos frecuentes de orinar. Estos síntomas pueden variar dependiendo del tamaño de las piedras. La razón por la que se descubren las piedras en la vejiga, es por alguna infección urinaria y no necesariamente por síntomas concretos.

CAUSAS DE PIEDRAS EN LA VEJIGA

Las diferentes causas de la formación de piedras en la vesícula y vejiga se cree que son por exceso de colesterol, calcio, grasa saturada, alimentos y azúcares refinados, comida procesada con aditivos, falta de fibra, intolerancia a ciertos alimentos, sobrepeso, deshidratación por falta de agua y minerales, por exceso de calor y por tomar soda en exceso, especialmente soda oscura. Aunque también, las piedras en la vejiga pueden ser causadas por problemas con los riñones o con el sistema hormonal.

Los cálculos de fosfato de magnesio se cree que son muy peligrosos porque crecen muy rápido y se forman cuando se sufre de infecciones renales. Los cálculos de cistina son hereditarios y solo

321

aparecen en la infancia, cuando se es muy enfermizo o se padece de obesidad, malnutrición, o cualquier problema y alteración del metabolismo.

Muchos cálculos son silenciosos y no causan síntomas, pero si alguna de estas piedras obstruye alguna vía urinaria, el dolor es agudo en la espalda o al lado del abdomen junto a la cintura; ese dolor se extiende hasta la columna vertebral y llega hasta el abdomen, a las partes privadas y en alguno de los muslos.

LO QUE EMPEORA EL DOLOR DE PIEDRAS

Algunos de los hábitos que empeoran este problema son: El consumo excesivo de sal refinada, productos lácteos, carne de cerdo, grasa saturada, grasa hidrogenada, grasas "trans", el consumo excesivo de cafeína, sodas (especialmente la soda obscura), bebidas energéticas, cerveza y todo tipo de bebidas alcohólicas y cigarrillo.

La mayoría de piedras en la vejiga, riñones y vesícula, están formadas de calcio, especialmente de calcio oxalato. El calcio oxalato es una sal mineral difícil de eliminar a través de la orina, a menos que tomes mucha agua y que no abuses de bebidas alcohólicas, drogas y cafeína. El resto de piedras son de fosfato amoniaco, magnesio, acido úrico o de aminoácidos especialmente de cistina (cystine).

Nota: Las piedras en la vejiga de acido úrico no son tan comunes y aparecen cuando la orina esta acida y tóxica; estas piedras solo se ven con radiografía.

ALIMENTOS RECOMENDADOS

- Aumenta el consumo de vegetales a vapor, asados o al horno,
- Come todo tipo de semillas y nueces crudas,
- Aumenta el consumo de leguminosa (lentejas, frijol, habas, garbanzo, chícharos, ejotes).
- Toma jugo de limón natural diluido en agua.
- Prepara tus propios jugos diuréticos con apio, perejil, nopal, uvas y limón. Si las piedras son de "calcio oxalato" **evita alimentos altos en acido oxálico: perejil, espinaca, betabel y rhubarb.**
- Toma 12 vasos de agua destilada de 8oz con limón (sin azúcar) durante todo el día. El agua destilada solo se usa de 3 a 5 días a

la vez.
- Come ensaladas antes de la comida y en lugar de aderezo comercial, usa aceite de olivo y limón.
- Cocina con aceite de semilla de uva (moderadamente).
- Toma 1 cucharadita de aceite de linaza en 8oz de agua o sobre la sopa o en la ensalada 2 veces al día.
- Toma jugo orgánico de arándanos (cranberry) diluido en agua. Asegúrate que sea jugo verdadero sin azúcar, sin sabores ni colores artificiales. También puedes tomar capsulas liquidas de "cranberry".
- En lugar de café, toma te de raíz de jengibre (ginger) y agrega ½ limón.

Nota: La mayoría de piedras (si aun no están demasiado grandes) se pueden desbaratar tomando muchos líquidos -especialmente agua destilada con limón y jugos de vegetales.

ALERTA: Si te remueven las piedras a través de una cirugía, y crees que puedes seguir tu vida "normal", o sea, comiendo todo tipo de alimentos fritos, refinados y sin tomar agua o abusando de bebidas alcohólicas, te equivocas. Si no te cuidas, en 5 años, se pueden volver a formar. Para disminuir este riesgo, además de comer sano y tomar agua, se recomienda fortalecer el músculo de la vejiga. Cuando orines, orina un poco y detén la orina por 4 segundos, vuelve a orinar y a detener la orina hasta que termines, repítelo cuantas veces sea posible durante varios días. Este ejercicio es excelente para fortalecer el músculo de la vejiga en hombres y mujeres.

INFECCIONES DE LA ORINA

Esta condición se empeora con el exceso de grasa saturada, proteína animal, alimentos refinados y exceso de sal. Como los riñones son los encargados de filtrar la sangre y convertirla en orina para desechar el exceso de acido úrico y otras toxinas a través de la orina y el sudor, cuando no tomas agua y abusas de alimentos tóxicos, los riñones se ven forzados a trabajar de mas y con el tiempo, dejan de funcionar.

Evita desequilibrios minerales disminuyendo el exceso de azucares refinados, alimentos fritos, productos lácteos, bebidas gaseosas o con cafeína y evita o disminuye el consumo de bebidas alcohólicas.

Aumenta el consumo de agua natural, necesitas tomar agua sin sabores, de 10 a 12 vasos de 8 onzas al día, toma jugo de vegetales y jugo de arándanos "cranberry" entre comidas, (este, ayuda a limpiar la vejiga), toma antioxidantes procedentes de frutas, verduras, semillas y nueces. Come más proteína vegetal con un poco de pescado y aves, y de vez en cuando usa la carne magra, (carne sin grasa) toma vitamina C y suplementos de ajo.

PIEDRAS EN LOS RIÑONES

Existen dos tipos de piedras en los riñones, las piedras de acido úrico y las de calcio oxalato. Las piedras de calcio oxalato están relacionadas con el exceso de alimentos altos en acido oxálico como cafeína, sal, cacao, bebidas deportivas y falta de agua. Mientras que las piedras de acido úrico se forman por exceso de alimentos altos en purinas que acidifican la sangre y el tejido como carne roja, tocino, salchichas, jamón y todo tipo de carnes curadas, productos lácteos, alimentos fritos, soda, café, azúcar refinada y demás comida chatarra.

ALIMENTOS ALTOS EN ACIDO OXALICO: Frijoles, acelgas (chard), cacao, café instantáneo, rhubarb, (este es un vegetal parecido al apio pero de color rojizo) espinacas, te refinados y todo tipo de alimentos procesados con químicos, sabores y colores artificiales.

ALIMENTOS MODERADOS EN ACIDO OXALICO: Hojas de betabel, zanahoria, apio, chocolate, pepinos, toronja, kale y cacahuates.

LO QUE DAÑA LOS RIÑONES

Lo que mas daña a los riñones son los químicos de medicinas prescritas o no prescritas, drogas callejeras o "recreacionales", toxina inhalada, ingerida o aplicada, metales tóxicos que encontramos en el agua y en pesticidas, insecticidas, limpiadores químicos, veneno de insectos o víboras, hongos venenosos, dietas altas en proteína animal, grasa saturada, grasas 'trans', exceso de sal refinada, productos lácteos, desbalance de minerales, abuso de antiácidos, exceso de acido úrico y oxálico proveniente de alimentos, y problemas de salud como diabetes, hipertensión crónica, problemas con el hígado, congestión cardiaca, enfermedades auto inmunes como lupus, artritis reumática y anemia (sickle cell anemia).

Resumen Importante: El trabajo principal de los riñones es limpiar y eliminar la basura interna del nitrógeno y las hormonas, y mantener en balance la química y el agua del cuerpo; por ende, los riñones necesitan agua para funcionar.

- Debes tomar de 2 a 3 litros de agua al día en dosis dividida, 8oz a la vez. Evita el agua de la llave y toma agua filtrada embotellada.
- Evita el exceso de proteína animal, sodio, suplementos de calcio, exceso de productos lácteos y azúcar.
- Evita el té, café, chocolate, perejil, espinacas, sal, productos refinados, carbohidratos, azúcares refinados, alcohol, carnes rojas y productos lácteos excepto el kéfir.
- Aumenta el consumo de vegetales frescos, frutas, lentejas, garbanzo, semillas y alimentos procedentes de soya.

SUPLEMENTOS

ACLARACION: No importa que problema se tenga con los riñones, estos suplementos ayudan a limpiar el sistema excretorio en general, por lo que facilitan la recuperación del funcionamiento de los riñones. Si tu problema aun no es grave, enfócate únicamente en la alimentación; por lo general eso es suficiente y solo toma los suplementos básicos como vitaminas, minerales, omega 3, vitamina C, Acidophilus, extracto de cranberry o jugo de cranberry sin azúcar y Te de raíces de jengibre. Siempre consulta con tu medico antes de tomar suplementos, especialmente si tu problema es serio o si sufres de otras condiciones de salud.

Te de raíz de "marshmalow", ayuda a limpiar los riñones,

Jugo de cranberry orgánico natural sin químicos y sin azúcar (este solo se encuentra en algunas tiendas de nutrición) si no lo encuentras, toma capsulas liquidas de cranberry o extracto de cranberry. Te "Dandelion", esta raíz ayuda a limpiar la basura de los riñones.Acidophilus 1 capsula 3 veces al día entre comidas. Vitamina C, de 2000 a 4000mgs al día con o sin comida. Esta ayuda a fortalecer el sistema inmunológico y a sanar las heridas en los riñones.Multivitaminas con Minerales con el desayuno y almuerzo.L-Arginine y L-Methionine, 500mg 3 veces al día, antes de cada comida. Estos aminoácidos ayudan a reparar el daño de los riñones.Lecitina granulada, 1 cucharadita en agua después de cada comida.Zinc, 50mg (no tomar más de 80mg al día).

NOTA: NO tomes suplementos de hierro a menos que tu doctor lo apruebe.

PROBLEMAS DE LA VISTA

Existen muchas enfermedades de la vista, algunas aparecen por ciertas condiciones de salud, otras por genética, y muchos por la edad o el estilo de vida. Afortunadamente, en la mayoría de casos, con una buena alimentación y con ciertas modificaciones, puedes lograr una mejor vista y disminuir los riesgos de perderla permanentemente.

La condición degenerativa de la vista causada por la edad conocida como "AMD" (Age-Related Macular Degeneration), se cree que es la causa numero uno en el mundo entero de perdida de la vista. Por eso, comer sano y hacerse los exámenes correspondientes de la vista periódicamente, puede salvarte algo tan preciado como la vista.

- **Ambliopía** (Lazy Eye) es una enfermedad que se desarrolla en niños y si no se trata a tiempo pueden perder parte de su vista permanentemente.
- **Astigmatismo**, es la visión distorsionada que se corrige con lentes de aumento, o con crujía láser.
- **Blefaritis**, inflamación de los parpados que irrita los ojos y se sienten llorosos o con una sensación arenosa.
- **Cataratas,** vuelve la vista borrosa. Se supone que este problema solo aparece durante la vejez, pero a causa de tanta desnutrición entre personas mayores, aun sin llegar a los 55 años, padecen de cataratas.
- **CMV Retinitis**, es una enfermedad de la vista que causa ceguera incurable y que afecta a personas adultas que sufren de enfermedades como sida y diabetes.
- **Color Blindness**, es cuando la persona pierde la capacidad de distinguir los colores y solo ve en blanco, gris y negro.
- **Conjuntivitis** (Pink Eye) ojos rojos, hinchados, con comezón, llorosos y con infecciones recurrentes.

- **Diabetes Retinopatía**, la diabetes causa por lo general este problema de la vista en el que se desgasta la retina de los ojos y puede causar ceguera.
- **Dry Eye Syndrome,** es la continua resequedad de los ojos, que si no se atiende, desata más problemas de la vista.
- **Floaters and Spots**, este es un problema que aunque no es peligroso, si no se corrige a tiempo, puede ocasionar el desprendimiento de la retina.
- **Glaucoma**, es cuando se daña el nervio óptico y se pierde la vista. Si no se trata a tiempo, el glaucoma causa perdida de la vista permanente.
- **Hyperopia**, es cuando se ve mejor a distancia que de cerca.
- **Keratoconus**, este problema causa que la cornea del ojo se adelgace.
- **Miopía**, una tercera parte de los habitantes de este país sufre miopía. Esta enfermedad ocurre cuando puedes ver bien de cerca y muy borroso de lejos.
- **Hipertensión Ocular**, cuando la presión del ojo es alta, este problema es fácil de detectar pero si no te haces un examen periódico de la vista, corres el riesgo de contraer esta enfermedad y también glaucoma.
- **Fotofobia**, cuando te lastima la luz, se puede perder la vista a causa que ignoras que tienes este problema.
- **Presbyopia**, es una enfermedad de la vista conocida también como ojos viejos o cansados, este problema es más común en personas mayores de 40 años, y es cuando no se puede ver bien de cerca.
- **Ptosis**, cuando el parpado superior del ojo se cae. Este problema se corrige con cirugía.
- **Retinitis Pigmentosa**, vista borrosa y débil de noche. Este problema es hereditario y empieza en la niñez, pero se puede mejorar con vitamina A, E, C, Complejo B, y minerales.
- **Strabismus**, ojos cruzados hacia adentro, hacia afuera, hacia arriba y hacia abajo.
- **Macular Degeneration**, esta condición resulta con el desgaste de la retina por la edad, pero principalmente por falta de vitaminas en el cuerpo.

Nota: Medicinas que pueden causa degeneración macular (AMD): Arelen o Chloroquine, esta medicina se usa contra la malaria. Phenothiazine, es un medicamento para problemas mentales. Thorazine, medicamento para curar las nauseas, vomito e hipo crónico.

RAYOS SOLARES PELIGRO PARA LA VISTA

Rayos solares ultra violeta como UVA, UVB y UVC, son rayos solares que con el tiempo pueden causar cataratas en el lente del ojo. La hora del día que los rayos ultravioleta están más fuertes es al medio día, aunque ciertos especialistas dicen que es entre 11am y 2pm, por lo que se tiene que proteger no solamente la piel, sino los ojos. Cuando compres lentes para el sol compra los que tengan por lo menos 70% de protección UVB y 60% de protección UVA. Ahora que si quieres unos súper lentes que te protejan más, compra los que tengan el 98 % de protección de rayos UVA y UVB. Algunos lentes polarizados muy costosos tienen (CR-39) y por lo general tienen 100% de protección contra los 3 tipos de rayos ultra violeta. Es una buena inversión para tus ojos, vale la pena. No es extraño escuchar 'supuestos estudios' decir que la zanahoria no ayuda a la vista. Quizás sea cierto en casos donde se ha perdido totalmente la visión o cuando la enfermedad es genética, pero aun así, no hay que dejar de comer zanahoria.

- Comer Zanahorias de verdad ¿es tan bueno para la vista como se dice? Una simple zanahoria de tamaño mediano, contiene el doble de dosis de vitamina A, recomendada por la RDA, lo cual quiere decir que no es buena para la vista como se dice, sino excelente.
- Consumir dosis altas de vitamina A en forma de suplemento, puede ser tóxica; en cambio si consumes altas cantidades de vitamina A, a través de los alimentos, el cuerpo elimina el exceso a través de la orina.
- Otros súper nutrientes para la vista, los encontramos en los antioxidantes: vegetales de hoja verde, entre más oscura, mejor, en las frutas y vegetales de colores brillantes como anaranjado, morado, rojo y amarillo.
- Los carotenoides, no se derivan de las zanahorias, sino de la pigmentación anaranjada. Por lo que, todos los vegetales y frutas de color amarillo y anaranjado son altos en carotinoide.

El carotinoide también lo encontramos en vegetales de hojas verdes. La falta de esta vitamina, esta asociada con la perdida de la vista, cataratas y degeneración macular.

- Los bioflavonoides y la vitamina C son los defensores de la vista. La vitamina C, ayuda a reparar el tejido y a metabolizar el colágeno del ojo, con ello se reduce el riesgo de contraer glaucoma, cataratas y degeneración macular. Los bioflavonoides son necesarios para ayudar al cuerpo a absorber la vitamina C; algunos de estos flavonoides actúan como antioxidantes. Los antioxidantes previenen la vejez y la degeneración celular. Toda la fruta es alta en vitamina C y en flavonoides.
- Las vitaminas A, E, C y los minerales, reducen el riesgo de perder la vista. Los minerales como el selenio y el zinc, ayudan al cuerpo a absorber las vitaminas.
- Los aceites esenciales como el Omega-3 son vitales para la actividad celular de la vista. El Omega-3 se encuentra en el aceite de pescado y en el aceite y semillas de linaza.
- Tomar vitaminas y minerales en dosis altas por mucho tiempo, interfiere con la habilidad del cuerpo de absorber otros nutrientes importantes. Por eso, se recomienda que **las dosis altas de vitaminas** se tomen solo por 2 semanas, luego en dosis regulares por 3 meses, y cada 3 meses dejar de tomar vitaminas y suplementos; esto da al cuerpo la oportunidad que utilice al máximo sus propios nutrientes. Después de este descanso (2 o 3 semanas), puedes empezar de nuevo.

Además de tomar jugos de vegetales verdes con sus raíces como zanahoria, betabel con sus hojas verdes, apio con su raíz, perejil con su raíz, brócoli, nabos, kale, rutabags, etc., se pueden tomar las siguientes vitaminas 2 horas antes o después de cualquier medicina.2000mg de Vitamina C con Bioflavonoides.400 Unidades de Vitamina E (d-alpha tocopherol).15mg de BetacarotenoClorofila liquida, seguir indicaciones del frasco. 50 a 80mg de zinc (no excederse de mas 100mg de zinc al día).Multivitaminas con minerales 1 con el desayuno y 1 con el almuerzo.Vitamina de complejo B, 100mg con el almuerzo.

IMPORTANTE: Las Cataratas, la ceguera nocturna y la mayoría de problemas de la vista que no son causados por cuestiones genéticas, se empeoran por el exceso de radicales libres (basura interna de las células del cuerpo), obesidad, alimentos fritos, productos lácteos, deficiencia de vitaminas y minerales y falta de antioxidantes, especialmente falta de betacaroteno, vitamina C y vitamina E.**Aumentar** el consumo de vegetales, frutas, brócoli, vitamina, semillas mixtas molidas, alimentos orgánicos, aceite de olivo crudo extra virgen sobre las ensaladas, y para cocinar el aceite de semilla de uva.

Evitar alimentos fritos, alimentos procesados, hidrogenados como margarinas y repostería, carnes rojas, comida frita, exceso de sodio y productos lácteos.**CEGUERA NOCTURNA**: Este problema empeora: Por falta de vitamina A, exceso de grasa saturada, comida chatarra y exceso de alcohol.

Aumentar el uso de vegetales, frutas, leguminosa, zanahorias, brócoli y duraznos.

Evitar las carnes rojas, grasas hidrogenadas, alcohol, y endulzantes artificiales. **CONJUNTIVITIS:** Este problema se empeora por mala absorción de vitaminas y minerales, sistema inmunológico débil, falta de vitamina C, alergias y por intolerancia a ciertos alimentos.

Aumentar el consumo de frutas, verduras, semillas y nueces.

Evitar el trigo y productos lácteos, exceso de alcohol y por supuesto evitar los alimentos fritos.

OJOS ROJOS: Los ojos se pueden irritar o enrojecer por alergias, estrés, falta de agua, falta de vitamina B y malnutrición.

Aumentar el uso de vegetales, frutas, especialmente "berries", semillas de sésamo y pepitas de calabaza, nueces y alimentos enteros como arroz integral, avena, frijol, lentejas, habas y garbanzo. Agrega 1 cucharadita de germen de trigo 2 veces al día al cereal, ensaladas o sopas.**GLAUCOMA:** Este problema se empeora con el exceso de carnes rojas, productos lácteos, reacción alérgica a ciertos alimentos como al trigo y leche de vaca, falta de vitaminas especialmente procedentes de vegetales y frutas.

Aumentar el uso de frutas y vegetales frescos de preferencia orgánicos y fruta seca con almendras, nueces y semillas.

Disminuir el uso de carnes rojas y substituirlas con tofu, frijoles, vegetales verdes y legumbres.

Evitar alimentos refinados, cafeína, azúcares refinados y alcohol.

PROBLEMAS PRE MENSTRUALES

Los dolores causados antes o durante la menstruación se consideran un problema químico. Cada mes, el útero de la mujer se recubre y produce substancias químicas llamadas prostaglandinas que ayudan a los músculos exteriores del útero a contraerse y expulsar tejido y líquidos durante el periodo. Los niveles elevados de estos químicos causan los cólicos abdominales, los cuales con el consumo de alcohol, café, alimentos fritos, empeoran.

Hay que reducir la comida sin valor nutritivo (chatarra) y aumentar el consumo de frutas, verduras, pollo, pescado, alimentos de grano entero y germinado, nueces y semillas. Se recomienda comer cada 3 horas, cantidades pequeñas de comida, seleccionando alimentos saludables, naturales y de preferencia orgánicos.

Disminuye o evita productos lácteos, y reemplaza en esos días, la leche de vaca por leche de soya y por yogurt natural o kéfir. El calcio y el magnesio a través de alimentos es sumamente importante para calmar los dolores premenstruales. El magnesio ayuda a absorber el calcio con más eficacia. No solo la leche de vaca tiene calcio, también los vegetales verde oscuro como el brócoli y las espinacas, las almendras, el yogurt natural, el requesón bajo en grasa, la tapioca y los champiñones, todos estos alimentos son ricos en calcio magnesio y otros minerales.

Hay que evitar el café, té negro, refrescos de cola, chocolate, alcohol, especialmente si sufres de retención de líquidos durante el periodo. Los diuréticos prescritos es cierto que ayudan con la retención de líquidos, en algunos casos, pero debes saber que a través de la orina, eliminas minerales importantes del cuerpo y corres el riesgo de deshidratarte.

Existen diuréticos naturales como el agua con limón, los jugos de apio, perejil y pepino, el jugo de arándanos (cranberry) diluido con agua, jugos de vegetales como zanahoria, betabel con sus hojas verdes y perejil etc. También puedes prevenir la retención de líquidos evitando sustancias y bebidas que deshidratan como café, sal refinada, alcohol, azúcares refinados y alimentos enlatados altos en sodio.

SUPLEMENTOS

Aceite primoroso (evening primorose oil), 500mg después de comida y cena, este suplemento ayuda con el síndrome premenstrual. El aceite primoroso se debe evitar si sufriste o corres el riesgo de desarrollar cáncer de seno. Si ese es tu caso toma en su lugar, Black Currant Seed Oil, seguir indicaciones del frasco.

"Chasteberry" o "Vitex", este suplemento ayuda con los problemas premenstruales entre ellos 'sindrome premenstrual'. Se puede tomar en forma de te o en forma de extracto, seguir indicaciones del frasco.

PRÓSTATA INFLAMADA

HIPERPLASIA

La Próstata es una glándula pequeña del tamaño y forma de una nuez que esta debajo, pegadita a la vejiga y en bebes recién nacidos, esta glándula es muy pequeña. En la pubertad cuando los niveles de testosterona se elevan, el tamaño de la próstata se duplica. Después de los 20 años de edad la próstata sigue creciendo... pero lentamente, y a los 40 años de edad, vuelve a crecer lo mismo que creció a los 20. Por ultimo, después de los 50 o 60 años de edad, si un hombre no cuida su alimentación y estilo de vida, corre el riesgo de hasta un 90% que la próstata le vuelva a crecer, y a esta edad, no es nada bueno.

Cuando la próstata crece más de lo normal y de una forma rara o uniforme, empieza la inflamación, y la vejiga tiene que trabajar al doble para desechar la orina, y con el tiempo, la orina se vuelve espesa y cada vez es más doloroso orinar. A causa de este problema, los tejidos y el músculo de la vejiga se debilitan causando hiperplasia; síntomas de hiperplasia:

- Urgencia para orinar todo el día, especialmente por la noche (3, 4 o mas veces).
- Dolor al orinar, y se orinan cantidades muy pequeñas.
- En ocasiones sin darte cuenta, pueden salirse unas gotitas de orina y mojar la ropa interior.
- La hiperplasia (inflamación de próstata) causa problemas serios de la vejiga, hígado y riñones.

Con la edad puede aparecer el cáncer de próstata, debido a que con la edad, aparecen los cambios hormonales testiculares:

- Con la edad bajan los niveles de testosterona.

- Más cantidad de testosterona se convierte en DHT (dihydrotestosterone) la culpable de la calvicie y de que la próstata crezca.
- Con la edad también los niveles de progesterona bajan. La progesterona es necesaria –en cantiles pequeñas- para la salud masculina porque es una de las hormonas vitales para producir testosterona y mantener en buen estado las glándulas adrenales (glándulas encargadas de enfrentar el estrés, el dolor físico y cualquier problema emocional).
- Con la edad también existe el desbalance de estradiol (un estrógeno), enemigo numero uno de los hombres porque es la hormona que baja los niveles de testosterona y los convierte en "DHT", la enzima de la calvicie. Estos desbalances de estradiol en el organismo de un hombre después de los 40 años de edad, son equivalentes a los de las mujeres posmenopáusicas. Sin embargo, los efectos de este trastorno son controlados en los hombres casi en su totalidad, porque ellos tienen más testosterona que las mujeres.
- La próstata en los hombres es equivalente al útero de las mujeres. Ambos órganos, tienen células y genes similares, y los 2 también son igual de sensibles a los efectos dañinos del medio ambiente, pero también protegidos por la progesterona.

El crecimiento de cáncer de próstata, y el de Seno (en hombres y mujeres) no son cánceres en los que se multiplican las células cancerigenas; este cáncer es causado por la presencia continua de desbalances metabólicos. Por eso se cree que si se controla el estrógeno, se detiene la velocidad con que crece el cáncer y la vida de la persona se prolonga.

Existe la posibilidades de heredar el cáncer de próstata, pero si de quien se hereda es del mismo padre o abuelo, el riesgo es casi el mayor; entonces, con mayor razón se debe cuidar la alimentación y el consumo de grasa saturada, sodio y sodas.

Hombres con riesgos de contraer cáncer de próstata, aunque ningún familiar lo haya sufrido, son hombres fumadores, que abusan alcohol, cafeína, sodas, que no hacen ejercicio y hombres que trabajan y se exponen a un componente químico "cadmio" utilizado en minerías y en la impresión de periódicos.

ALIMENTOS QUE SE DEBEN EVITAR

Aunque corras el riesgo de contraer cáncer de próstata o no, para no tomar riesgos debes evitar los excesos de proteína animal especialmente su grasa. Evita los alimentos fritos y todos los alimentos y bebidas que deshidratan como el café, las sodas, bebidas energéticas, alcohol, azúcar refinada y alimentos hidrogenados como la margarina y demás alimentos procesados industrialmente como galletas, pastelitos, chips, pan blanco, arroz blanco y cualquier alimento de harina blanca.

ALIMENTOS QUE DEBES COMER

Si tienes problemas con la próstata o si deseas evitar que se inflame y crezca, debes aumentar el uso de vegetales verdes y multicolores, frutas, pescado, pollo, pavo, todo tipo de proteína vegetal como ejotes, chícharos, arroz integral con frijol o lentejas, habas y demás leguminosa. Come lo más posible, alimentos de grano germinado como pan, tortilla, pasta y cereales sin harina (flourless), alimentos de grano entero como bran, avena, centeno (rye) y todo tipo de semillas como chía, linaza, girasol, sésamo y muy especialmente la semilla de calabaza.

NUTRICION PARA DESINFLAMAR LA PRÓSTATA

Es importante una alimentación alta en Vitamina A de origen vegetal (betacaroteno) vegetales anaranjados, rojos y verdes oscuro; alimentos con estrógeno natural: productos y alimentos de soya como queso, leche y chorizo de soya (2 raciones al día), antioxidantes como jitomates, pimientos verdes, rojos, amarillos y jalapeños crudos frescos. Es importante el selenio procedente de los mariscos y la proteína animal como pescado, pollo y pavo –elige los que tengan menos grasa. Otro antioxidante potente, vitamina E procedente de alimentos de grano entero (excepto de trigo) como arroz integral, cereales bran, avena natural, pan germinado, germen de trigo y vegetales de hojas verdes.

El jitomate con su piel y cualquier vegetal y fruta color rojo brillante, reducen los riesgos de cáncer de próstata por su alto nivel de licopeno (anticancerígeno) natural. Para que el antioxidante licopeno se active, el jitomate con piel se debe cocinar antes de comer y de preferencia que el jitomate sea orgánico. Cualquier fruta o vegetal poroso o el que vas a comer sin pelar, debe ser orgánico para evitar los pesticidas, fungicidas y herbicidas que se utilizan en los campos agrícolas, estos son cancerígenos.

Nota: La falta de vitaminas y minerales a través de alimentos, contribuyen a la inflamación de la próstata, especialmente la falta de Zinc, Vitamina B-6, aminoácidos y antioxidantes.

TESTOSTERONA PRESCRITA

Consumir la cantidad que por lo general prescriben los Médicos (300mgs de testosterona diarios) puede causar desbalances hormonales y ciertos efectos secundarios; si esto ocurre, habla con tu medico y no abuses de la dosis.

Importante: Hay que recordar que la testosterona es un esteroide anabólico que causa efectos secundarios como irritabilidad, acne corporal, agrandamiento del corazón, del hígado y riñones, infertilidad, falta de libido y/o disfunciones sexuales, osteoporosis, anemia y hambre continua entre otros efectos.

TE VERDE

Tomar Té de hoja verde (Green Tea Leaf) es excelente o si preferencia tomarlo como suplemento en extracto para evitar la cafeína, toma 250mg de extracto de te verde una o dos veces al día. Té Negro de 1 a 2 tazas al día por 5 días a la vez; luego se deja por 2 o 3 días antes de volverlo a tomar. Si te causa nerviosismo o el pulso se acelera, reduce la cantidad y tómalo cada tercer día.

SUPLEMENTOS

Zinc de 50 a 80mg. No exceder más de 80mgs al día. Omega-3 de 1000mg, 1 o 2 capsulas después la comida o cena. Aminoacid Complex, antes del almuerzo. Para mejorar el funcionamiento de la vejiga: Saw Palmetto y Pygeum Africanum. Vitaminas con minerales, 1 con el desayuno y 1 con el almuerzo. Lecitina Granulada, 1 cucharadita 2 veces al día sobre la comida o en 8oz de agua.

PSORIASIS

La psoriasis se dice ser una enfermedad crónica del sistema inmunológico que causa infección de la piel, enrojecimiento e irritación. En la mayoría de casos, aparecen parches gruesos de color entre plata y blanco con escamas.   Esta enfermedad se cree que es genética pero no contagiosa; se puede transmitir de padres y abuelos a hijos y nietos pero no de persona a persona. Esta condición puede afectar a personas de cualquier edad, aunque es más común en personas entre los 15 y 35 años de edad, y puede aparecer de repente sin ningún síntoma o gradual con síntomas. En ocasiones es recurrente, desaparece por un tiempo pero luego regresa. La ciencia medica cree que la psoriasis se desarrolla cuando el sistema inmunológico del cuerpo se auto ataca por creer que ciertas células sanas del cuerpo son sustancias peligrosas y equivocadamente las destruye.

En una persona sin psoriasis, las células de la piel nacen y crecen en lo profundo de la piel (dermis), y cada 28 días, una vez que estas células maduran suben a la superficie de la piel (epidermis). Pero en una persona con psoriasis, este proceso tarda solo 8 días, o sea que estas células aun sin madurar suben a la superficie de la piel, se acumulan en ciertas áreas y mueren causando esa sequedad escamosa de la piel.

CINCO TIPOS DE PSORIASIS

Eritrodérmica: cuando el enrojecimiento de la piel es muy intenso y cubre una gran parte de la piel.

En gotas: cuando aparecen pequeñas manchas rojas en la piel.

Inversa: cuando la irritación de la piel aparece en las axilas, la ingle y entre la piel plegada cubierta.

En placa: cuando aparecen parches de piel rojos o parches gruesos

339

y escamoso de color plateado y blanco. El tipo de psoriasis es el más común.

Pustular: cuando aparecen ampollas blancas rodeadas por piel roja e irritada.

LO QUE DESATA UN EPISODIO DE PSORIASIS

- Bacterias o infecciones virales, incluyendo faringitis estreptocócica e infecciones de las vías respiratorias superiores.

- Aire seco o piel seca.

- Lesión en la piel incluyendo cortaduras, quemaduras y picaduras de insectos.

- Algunos medicamentos como beta bloqueador y litio.

- Estrés

- Muy poca luz solar o demasiada incluyendo quemaduras de sol

- Consumo excesivo de alcohol.

- Bajo Sistema Inmunológico (sida, artritis reumática, quimioterapias y radiación).

Otras causas que podría desatar un ataque de psoriasis: sobre peso, diabetes, el uso de alcohol, cigarro, cirugías, medicina anti inflamatoria, ciertos medicamentos para enfermedades cardiovasculares, artritis reumática, drogas recreacionales y el exceso de alimentos irritantes como chile, cafeína, chocolate, cítricos, alimentos muy condimentados, comida caliente y comida frita.

Otros síntomas: La psoriasis puede causar una condición llamada artritis psoriásica y puede afectar las uñas, engrosándolas y volviéndolas amarillas-marrón, con hoyos en la superficie de la uña y separación de su base. El enrojecimiento de la piel causado por la psoriasis también puede aparecer en las rodillas, en el cuero cabelludo, en el tronco y en cualquier parte del cuerpo. En hombres, la psoriasis puede presentar síntomas genitales como ulceras o llagas.

SUPLEMENTOS

Además de llevar una alimentación sana y evitar alimentos irritantes y bebidas estimulantes, se recomiendan las siguientes vitaminas:

Acidophilus, Lactobacillus, 1 capsula 2 o 3 veces al día entre comidas.

Colloidal Silver, 1 cucharadita 2 o 3 veces al día por 6 semanas cada 3 o 4 meses.

Aceite de Linaza, 1 cucharada pequeña 3 veces al día sobre la ensalada.

Vitamina A, 10,000IU al día.

Vitamina D3, 400IU al día.

Zinc, 50mg al día.Multivitaminas y Minerales 1 cápsula con el desayuno y 1 con el almuerzo.

Complejo B de 50mg 2 veces al día.
Vitamina C con Bioflavonoides "Buffered" de 2000 a 4000mg al día.

Cartílago de Tiburón (Shark Cartilage), seguir indicaciones del frasco.

Kelp, 1000mg al día (por 2 o 3 semanas a la vez cada 3 meses). MSM, 1000mg 2 o 3 veces al día.

Lecitina Granulada, 1cucharada 3 veces al día.

Nota: Se puede aplicar la pulpa de sábila en las áreas afectadas y/o con un algodoncito se puede aplicar "tea tree oil" directamente en la piel sin tocar los ojos o la boca, solo en las áreas mas afectadas. El 'tea tree oil' no se ingiere porque pude ser tóxico.

Resumen Importante: Además de comer sano y evitar alimentos irritantes, debes tomar 2 a 3 litros de agua al día, hacer ejercicio y reducir el estrés. Si es posible, lleva una alimentación orgánica alta en vegetales crudos, alimentos de grano germinado, yogurt natural, frutas, semillas, nueces, pollo y proteína vegetal. Evita grasas saturadas, aceites hidrogenados (margarina, frituras y repostería), exceso de producto animal y sobro todo no consumas: alcohol, cafeína, queso, chocolate, cocoa, productos lácteos excepto yogurt natural, sal de mesa, azúcar refinada, trigo, chile, vinagre, alimentos fermentados, mariscos, alimentos muy calientes y alimentos que te causen alergia.

RINITIS

La rinitis (rhinitis) es una inflamación de la membrana mucosa de la nariz, y es una de las condiciones alérgicas mas comunes en este país (Estados Unidos). La rinitis esta relacionada con alergias, asma y otros problemas de las vías respiratorias. La rinitis conlleva a problemas del sueño, fatiga y problemas de aprendizaje. Existen dos tipos de rinitis: Rinitis Alérgica y Rinitis No Alérgica.

La rinitis alérgica, también conocida como fiebre de heno, es causada por reacciones alérgicas a alérgenos externos como el polen de árboles, pastos y moho en el aire. Sus síntomas son estornudos, inflamación de la membrana mucosa, congestión, goteo nasal, lagrimeo y comezón en la nariz. **La rinitis no alérgica** tiene varias categorías, pero todas causan síntomas similares. Cualquier tipo de rinitis no alérgica se puede desatar por los cambios hormonales durante un embarazo o por enfermedades de la glándula tiroides.

- La rinitis que causa congestión nasal y dolor de cabeza todo el año, es conocida como rinitis irritante, y es causada por contaminación ambiental y por la inhalación de substancias toxicas e irritantes.
- Si la rinitis irritante esta acompañada de goteo nasal, entonces se le llama rinitis vasomotora.
- La rinitis infecciosa, por lo general se contrae por un virus. Los síntomas de esta rinitis son secreciones nasales transparentes y algo de fiebre.
- Otro tipo de rinitis no alérgica es la llamada rinitis hematocito, este tipo de rinitis aunque tiene síntomas como de alergias, es causada por cambios climatológicos o del medio ambiente (calefacción, aire acondicionado, ventiladores etc.)
- También existe el tipo de rinitis causada por exceso de descongestionantes sin receta médica. Este tipo de rinitis es conocida como rinitis medicamentosa.

- La rinosinusitis neutrofílica, es causada por una infección en las fosas nasales o a sus alrededores. O también podría ser causada por infecciones virales como gripe o catarro. Sus síntomas son goteo nasal y dolor en los senos nasales.
- La rinitis estructural, es causada por desvíos estructurales en el septo nasal. Estos desvíos pueden existir por accidentes y fracturas de la nariz o por cuestiones genéticas. Síntomas: congestión durante todo el año, que casi siempre afecta más un lado de la nariz.
- Los pólipos nasales o tumores en la membrana de la mucosa de la nariz, también son a causa de la rinitis. Estos tumores provocan congestión y perdida del sentido del olfato y sus síntomas aparecen todo el año. Se cree que estos tumores están relacionados con el asma y con la sensibilidad a la aspirina, y pueden desarrollar sinusitis recurrente. Los tumores pueden removerse con cirugía, pero existe el riesgo que vuelvan a aparecer si no se cuida el cuerpo.

RECOMENDACIONES

Asegura de limpiar tu organismo de todos los agentes que causan reacción alérgica como: trigo, cacahuates, mariscos de concha, chocolate, cítricos excepto limón, productos lácteos excepto yogurt natural, productos de maíz excepto elote fresco, café, sodas, comida frita, azúcar y harina refinadas, nicotina y alcohol. Toma 2 o 3 litros de agua al día, sigue las recomendaciones de la sección de Asma y toma los siguientes suplementos:

Quercetin, 500mg 2 veces al día, tómalo junto con Vitamina C con bioflavonoides 'Buffered' 1000mg. La vitamina C se puede tomar en dosis de 2,000 a 6000mg al día.

MSM, 1000mg 2 o 3 veces al día.

Omega 3, una capsula después de la comida y cena.

Vitaminas con minerales después del desayuno y almuerzo,

Vitamina B5, de 200 a 500mg al día.

Royal Jelly, 1/8 de cucharadita 2 veces al día.

INHALACIONES: Una forma de limpiar y desinflamar las vías respiratorias para reducir los síntomas del asma, bronquitis, sinusitis, **rinitis,** faringitis, laringitis y alergias es con la inhalación de vapor y eucalipto. Pon a hervir romero (Rosemary) con 5 dientes de ajo, 1 rajita de canela y una cucharada de miel de abeja, una vez que esta hirviendo, agrégale 8 o 10 gotitas de aceite de eucalipto. Acércate con cuidado al vapor, cubre tu cabeza con una toalla, e inhala por 10 minutos el eucalipto. Si lo usas para alguien pequeñito, hazlo con suma precaución. Se puede inhalar todas las noches por 7 o 15 días, dependiendo lo serio de la infección.

Nota: En ocasiones se requiere hacer estas inhalaciones por varios meses 2 o 3 veces a la semana. **El aceite de Eucalipto es solo para inhalar** o aplicarse en ciertas infecciones de la piel; puede ser tóxico si se ingiere. El aceite de eucalipto es diferente al Te de eucalipto.

ROSACEA

La rosácea es un problema crónico de la piel que afecta por lo general la frente, la nariz, las mejillas y la barbilla. Esta condición es causada por un grupo de capilares cercanos a la superficie de la piel que se dilatan o inflaman resultando en eritema. Eritema es un término médico que describe el enrojecimiento de la piel causado por una inflamación debida al exceso de irrigación sanguínea en esa área. Este enrojecimiento es el síntoma más visible de una inflamación que abarca frecuentemente un área pequeña en forma de aureola alrededor de una erupción o costra de acne.

La rosácea se identifica por ese tipo de enrojecimiento de la piel de una forma persistente. Cuando la condición avanza –lo cual podría tardar años- aparecen las llamadas pápulas. Las pápulas son: bultos o elevaciones sólidas y rojizas de la piel. La rosácea puede afectar a personas de todas las edades pero es más común en personas de 30 y 50 años de edad, especialmente en mujeres y personas de piel clara.

CAUSAS DE ROSACEA

La causa de esta enfermedad se dice aun no ser identificada, sin embargo se cree que esta relacionada con una alteración micro circulatoria. La rosácea se desarrolla en etapas y puede afectar no solo la piel de la cara sino también los ojos, causando inflamaciones del parpado y conjuntivitis (Pink Eye). También puede afectar otras partes del cuerpo, como las áreas del cuello, la espalda y el cuero cabelludo. Su aparición puede ser similar a la del acne; la diferencia es que la rosácea no es una enfermedad que afecte primariamente la glándula sebácea.

Otra posible causa de la rosácea. La bacteria "Helicobacter Pylori": Existe controversia en cuestión de la bacteria H. Pylori y la rosácea. Algunos médicos relacionan esta enfermedad con la bacteria "H. Pylori", otros creen que la bacteria H. Pylori no tiene nada que ver con la rosácea. Sin embargo, ciertos estudios dicen que la mayoría de personas con rosácea tienen altos anticuerpos específicos de la bacteria "H. Pylori" aunque esta bacteria no sea el origen de la rosácea.

Hay que tener en mente que la mayoría de bacterias viven y se desarrollan en ambientes ácidos, y el exceso de acido en el cuerpo, puede desatar o empeorar los ataques de rosácea y otras infecciones de la piel. Entonces, aunque haya controversia sobre el origen de la rosácea, es mejor mantener una sangre alcalina, en balance.

LO QUE EMPEORA LA ROSACEA

Si aún no se sabe científicamente cual es la raíz del problema de la rosácea, en cuestión de nutrición, existen muchos factores que empeoran esta condición, incluyendo el consumo de alcohol, bebidas calientes, comidas irritantes y muy condimentadas, demasiado exposición solar, temperaturas extremas, humedad, ciertos químicos en productos de la piel, maquillajes con alcohol, estrés, falta de vitaminas y minerales e infecciones. Lo que desata la rosácea, puede variar de persona a persona. En casos raros, la rosácea puede aparecer en otras partes del cuerpo. Aunque esta enfermedad no es peligrosa, por ser crónica, podría causar serios problemas en la vida de una persona por cuestiones cosméticas, y sin un tratamiento adecuado e inmediato, la rosácea puede desfigurar el rostro de una persona.

ALIMENTACIÓN:

- Sigue mi plan de nutrición como una guía (www. curvaspeligrosas.net)
- Toma de 2 a 3 litros de agua al día. Hidratarse es sumamente importante para diluir el exceso de acido del organismo.
- Si es posible, lleva una dieta orgánica alta en vegetales crudos, alimentos de grano germinado, yogurt natural, frutas, semillas, nueces, pollo y proteína vegetal.
- Evita grasas saturadas, aceites hidrogenados (margarina y repostería), exceso de productos de procedencia animal y comida frita.
- Evita por lo menos por 6 semanas: alcohol, cafeína, queso, chocolate, cocoa, productos lácteos excepto yogurt natural,

sal de mesa, comida enlatada, azúcar refinada, chile, vinagre (excepto el de manzana), alimentos fermentados, alimentos muy calientes, y alimentos que causan alergia. En 6 semanas comprobaras que lo que comes afecta más de lo que imaginas la inflamación de esta enfermedad.

- Haz ejercicio y enfócate en reducir el estrés. Practica, yoga, meditación, natación, camina si es posible en áreas con elevaciones, corre sobre la arena.
- No te expongas al sol entre las 11am y 2pm, es cuando los rayos ultravioleta están más fuertes.
- Utiliza gorros y lociones con protección solar de 40 o 50% ante de salir de casa, aun en días nublados.

SUPLEMENTOS: Además de llevar una alimentación alta en antioxidantes procedentes de alimentos con vitaminas A, E, C, Q y minerales como calcio, magnesio y zinc, debes evitar lo mas posible alimentos 'modernos' y productos para la piel con químicos.

Aceite de Linaza, 1 cucharadita –tea spoon- 3 veces al día con alimentos (este aceite no se puede calentar).Black Currant Seed Oil, seguir indicaciones del frasco.

Extracto de Semilla de Uva, seguir indicaciones del frasco. Vitamina A, 10,000IU al día.

Vitamina de Complejo B, 100mg, 1 vez al día.

Vitamina B-12 1000mcg 1 o 2 veces al día.

Kelp, 1000mg al día solo por 2 semanas a la vez, repetirlo cada 3 o 4 meses.

Vitaminas con Minerales, 1 con el desayuno y 1 con el almuerzo.

Vitamina E, 400IU al día (revisa tus Multivitaminas).

Zinc, 50mg al día (no excederse de mas de 80mg de zinc al día).

Wheat Grass (pasto de trigo) en polvo, seguir indicaciones del frasco.

Si lo tomas fresco, solo 2oz al día.

Lecitina Granulada, 1 cucharada 2 veces al día en agua o sobre la sopa.

Vitamina C con bioflavonoides "Buffered", 2000 a 4000mgs al día en dosis divididas.

Coloidal Silver, seguir indicaciones del frasco.

Bromelain, 1 capsula 2 veces al día entre comidas.

Acidophilus, 1 capsula, 2 veces al día entre comidas.

Nota: Se puede aplicar la pulpa de sábila fresca (no de frasco) directamente en la piel. También, con un algodoncito se puede aplicar "tea tree oil" directamente en la piel, sin tocar los ojos o la boca, solo en las áreas mas afectadas. El 'tea tree oil' no se ingiere porque pude ser tóxico.

SIDA

SÍNDROME DE INMUNODEFICIENCIA ADQUIRIDA

El Virus del VIH (Virus De la Inmunodeficiencia Humana) no es lo mismo que tener sida, el sida es ocasionado por la infección del VIH. El virus puede vivir en tu sangre hasta por 10 años y no producir ningún síntoma, incluso la infección aguda del VIH, primero se convierte en infección y luego avanza y se convierte en sida.

La mayoría sabemos que el sida es una enfermedad que se transmite sexualmente, y lo que hasta hace años habíamos escuchado es que era una enfermedad mortal. Afortunadamente, todos los días se logran nuevos avances médicos, y hoy día se puede vivir una vida normal con el virus del sida. Hay que aprender a vivir con sida… pero para ello se necesitan algunos cambios en el estilo de vida de la persona y por supuesto información y apoyo. Apoyo principalmente de ti mismo (a), luego de las personas mas allegadas a ti, y por ultimo pero muy importante, apoyo de las personas que como tu, están aprendiendo a vivir con esta enfermedad.

DONDE SE ENCUENTRA EL VIH

El VIH, se encuentra en la sangre, en el esperma, en la saliva, en las lágrimas, en el tejido nervioso, en la leche materna y en las secreciones del tracto genital. Este virus ataca directamente al sistema inmunológico. El virus no es necesariamente el que termia con la vida de la persona, sino que a causa que el sistema inmunológico esta tan débil, las bacterias y virus, son muy difíciles de combatir.

Una persona con sida si no se cuida, con una bacteria que le provoque diarrea, puede agravarle tanto, al grado que puede perder la vida. Por eso la nutrición es sumamente importante en personas con esta enfermedad. Entre las infecciones y riesgos que corre una persona con el virus VIH se encuentran los parásitos, la cándida, neumonías, meningitis, esofaguitis, tuberculosis, herpes, varicela, cáncer cervical y demencia, entre otros.

COMO SE TRANSMITE EL VIRUS DEL SIDA

Muchas personas creen que con saludar a una persona con HIV se van a infectar, pero no, tú puedes convivir con una persona infectada sin contagiarte. La infección no se transmite por el contacto casual como un saludo, un abrazo o por tocar objetos que la persona infectada toco, como asientos sanitarios, platos, ni siquiera por piquetes de mosquitos.

La infección no se puede transmitir a personas que donan sangre, pero si se puede transmitir a la persona que recibe la sangre si es que la sangre esta contaminada. El virus del sida tampoco se transmite a una persona que por ejemplo dona un riñón para transplante; pero, si el riñón esta contaminado, la persona que lo recibe va a ser infectada. El virus del sida también se transmite mediante el contacto sexual -todo tipo de contacto sexual sin protección.

Las mujeres embarazadas también pueden infectar al feto con el virus; un bebe que nace con el virus del sida, corre mas riesgo de morir que un bebe prematuro. Las mujeres lactando pueden infectar a su bebe con la leche materna. La famosa inseminación artificial también puede transmitir el virus a través del esperma donado.

Lo que debes saber:

- Como prevenir la infección del virus.
- Donde y como hacerte un examen gratuito y confidencial.
- Cada cuando te debes hacer este examen.
- En caso que tu examen resulte positivo, que debes hacer, donde buscar información, apoyo, tratamiento e información de nutrición.
- Si tienes hijos, infórmate, conoce a fondo qué es el sida…la información y el conocimiento salvan vidas.

SÍNTOMAS DEL VIH

Los primeros síntomas cuando el Virus del sida empieza a avanzar y la infección empieza a atacar son: Inflamación de las glándulas linfáticas, problemas de la piel,   meningitis séptica, agotamiento prolongado e inexplicable, fiebre que dura mas de 10 días, resfriados, exceso de sudor, especialmente de noche, lesiones de boca incluyendo llagas e inflamación de las encías, dolor de garganta, tos, acortamiento de la respiración, estreñimiento, diarreas frecuentes, síntomas de una infección especifica como cándida, o neumonitis, tumores, perdida de peso no intencionado, malestar general o inquietud y dolor de cabeza entre otros síntomas.

¿Necesitas más razones para que a partir de hoy cuides tu sistema inmunólogo con nutrición? A continuación otros síntomas asociados con la infección del virus: deterioro del habla, desgaste muscular, perdida de memoria, disminución de la función intelectual, intolerancia al frío, cansancio y dolor de huesos, movimientos lentos, tensión, estrés, comezón, ulceras genitales, visión borrosa, visión dobles, ceguera, dolor toráxico, dolor en la parte baja de la espalda, dolor abdominal, indigestión, problemas gastrointestinales, dolor muscular, entumecimiento, parásitos, neumonías, esofaguitis, tuberculosis, varicela, herpes, cáncer cervical y demencia.

Cuando una persona con el virus del sida se cuida extremadamente con una buena alimentación, vitaminas, minerales, ejercicio y con cambios en su estilo de vida como evitar el alcohol, el cigarro, los alimentos fritos, los excesos de proteína animal, azúcar refinada etc., lo más probable es que mantenga su sistema inmunológico fuerte y con ello, las posibilidades de llevar una vida casi normal.

TRATAMIENTO

Hasta algunos años, se sabía que cuando la infección del sida se desarrollaba (lo cual se tardaba de 8 a 10 años) la persona por lo general vivía 2 o 3 años únicamente. Hoy día, hay tratamiento con medicamentos llamados 'inhibidores virales' que en combinación con otros medicamentos más nuevos pueden eliminar el virus del organismo. Desafortunadamente este tipo de tratamientos son muy costosos y se tienen que llevar a cabo por varios años.

Algo que todo mundo debe saber sobre este tipo de inhibidores, son sus posibles efectos secundarios, los cuales son fuertes y no todas las personas los toleran, por lo que debes hablar con tu doctor. Para obtener apoyo y más información puedes contactar cualquiera de las siguientes organizaciones:

www.aidshealth.org   www.thewellproject.org

Línea de información de los Centros para el Control y Prevención de Enfermedades

1-800-344-SIDA (1800-344-7432).

AIDS Healthcare Foundation, US Headquarters
6255 W. Sunset Blvd. 21st Fl.

Los Angeles, CA, USA 90028

(323) 860-5200

(323) 962-8513

webmaster@aidshealth.org

SIDA Y SISTEMA INMUNOLOGICO

El sistema inmunológico, es una de las partes más importantes de nuestro cuerpo que debemos cuidar. Esta área de nuestro sistema de defensa se encarga de protegernos contra los virus, bacterias, infecciones, canceres y enfermedades que destruyen las células del cuerpo. Las enfermedades del sistema de defensa pueden ser hereditarias o adquiridas.   Para   lograr   un   funcionamiento apropiado, nuestro cuerpo tiene dos tipos de defensas. Una de estas defensas consiste en prevenir la entrada de bacterias que pueden causarnos daño; la otra forma de defensa es por medio de destruir aquellos microbios que logran entrar al cuerpo, quizás por falta de una buena alimentación, exceso de estrés, fatiga, depresión o por químicos perjudiciales que a diario inhalamos o consumimos. Las células blancas de nuestro sistema inmunológico se encargan de desaparecer los microbios o bacterias que entraron al cuerpo. Estas células liberan cierta sustancia para desarmar, destruirlos o neutralizar las toxinas que estos agentes emiten.   Estas células se encuentran en el sistema digestivo, en los pulmones y en la sangre.

Cuando las infecciones atacan, el cuerpo gasta las células del sistema inmunológico, y si no nos alimentos saludablemente, las infecciones o problemas de salud empeoran y se vuelven crónicas, y las enfermedades crónicas aumentan los riesgos de desarrollar cáncer. Cuando se sufre constantemente del sistema inmunológico, el cuerpo se vuelve vulnerable y muy susceptible al grado que se puede llegar a contraer el virus del Sida.

ALIMENTACION

Se recomienda aumentar el uso de pescado blanco, salmón, carne magra (sin grasa) esporádicamente, tofu, y yogurt natural vivo (kéfir). Hay que disminuir el uso de alimentos refinados, procesado, con químicos y aditivos, y evitar todo tipo de azucares refinados, alcohol y alimentos que tienden a causar reacción alérgica como el trigo, el chocolate, cacahuates y mariscos (shelfish).

SUPLEMENTOS

Multivitaminas con Minerales, 1 con el desayuno y 1 con el almuerzo.

Vitaminas C con Bioflavonoides (Buffered) de 3000 a 6000mg, Quercetin, 500mg 2 veces al día.

Vitamina B-12 1000mcg 2 veces al día.

Complejo B de 50mg, después del desayuno y del almuerzo.Sábila fresca, una cucharada antes de cada comida.

Acidophilus, 1 capsula 2 o 3 veces entre comidas.Vitamina B-5, de 200 a 500mg al día.

Royal Jelly (miel de abeja reina), 1/8 de cucharadita 2 o 3 veces al día. MSM, 2000mg 2 veces al día.

Colloidal Silver, 1 cucharada 3 veces al día entre comidas. Solo un frasco a la vez cada 2 o 3 meses. No abusar la dosis tomarlo por largos periodos de tiempo.

Capsulas de Ajo, 1 tres veces al día.Clorofila Liquida, seguir indicaciones del frasco.

Wheat Grass (pasto de trigo fresco o en polvo).

Tomar **Té de raíz fresca de 'ginger'** (jengibre), ayuda increíblemente con las **nauseas** que causan ciertos medicamentos.

El Inmune-Té y las Inhalación de vapor con eucalipto se consideran antibacteriales y ayudan increíblemente a mejorar enfermedades de las vías respiratorias y reducen la inflamación:

Inmune-Té, este se prepara hirviendo 2 tazas de agua, una cebolla morada, 6 dientes de ajo, 2 cucharadas de romero fresco o seco y una varita de canela. Una vez que hierve, se remueve el romero y la canela y se tiran, el resto se licua. Se toma una taza pequeña 3 veces al día con el jugo de uno o dos limones frescos grandes y una cucharada pequeña de miel de abeja cruda o miel de "manuka". Si se sufre de tos, evita la miel.

Inhalación de aceite de eucalipto, se prepara hirviendo 2 tazas de agua con 3 dientes de ajos triturados y un poco de romero. Una vez que hierves todo, se le baja al fuego y se le agregan 8 gotitas de aceite de eucalipto, se acerca la cara al vapor, cubriendo la cabeza con una toalla y con cuidado. Se inhala el vapor por 10 minutos. Se recomienda repetir este procedimiento diariamente por 9 días. Si la gripe, influenza, bronquitis, tos, alergias, sinusitis o cualquier problema respiratorio es crónico, estas inhalaciones se deben hacer por 18 días o más.

AUTOINMUNIDAD

¿Que es auto inmunidad? Auto inmunidad es la reacción del sistema inmunológico atacando a sus propias células y tejidos. La deficiencia del sistema inmunológico tanto puede ser hereditaria como adquirida. Cuando se hereda esta deficiencia, usualmente refleja el fallo de un "Gen" importante para la función de los componentes del sistema inmunológico.

Algunas enfermedades hereditarias dañan innatamente el sistema inmune y sus anticuerpos no son capaces de desintegrar los organismos tóxicos que invaden el cuerpo.

Cuando se padece del sistema inmunológico, es fácil contraer infecciones con frecuencia, hasta con substancias inofensivas, y es que los anticuerpos confunden estas substancias inofensivas por substancias dañinas, resultando en reacción alérgica y malestar físico y emocional.

INFECCION DE CANDIDA

Cuando el doctor te prescribe antibióticos para alguna infección, a veces funcionan y a veces no; lo que si destruyen sin fallar son los probióticos o bacteria amigable de la flora intestinal, como resultado, se prolifera la bacteria mala "trush" y aparecen los hongos y la condición conocida como "candidiasis".

La candidiasis es una infección producida por una bacteria que se alimenta del azúcar y se prolifera con el exceso de alimentos o bebidas fermentadas. Estas bacterias malas junto con las bacterias buena viven en el aparato digestivo de todo mundo sin causar problemas, pero si la bacteria buena se destruye, la bacteria mala "candida" se prolifera y entonces causa problemas, especialmente al aparato digestivo gastrointestinal, al sistema nervioso, endocrino (hormonal) e inmunológico.

La cándida se mantiene bajo control a través de las bacterias benéfica del cuerpo, pero quienes tienen que tomar medicina forzosamente (los antibióticos destruyen la bacteria bueno), para evitar que se prolifere esta bacteria mala, deben reemplazar la bacteria buena con "probióticos" en forma de alimentos y suplementos como yogurt natural, kéfir, Acidophilus y Lactobacillus y evitar alimentos fermentados que se convierten en azúcar como harinas, especialmente repostería, alcohol, sodas y golosinas.

Entre los problemas 'genitourinarios' están las infecciones vaginales causadas por hongos e infecciones de la vejiga. Entre los síntomas endocrinos se encuentra el síndrome premenstrual, irregularidades y otros problemas menstruales. La candidiasis en el sistema inmunológico afecta directamente a los anticuerpos, debilitando y volviéndolo más vulnerable. Desafortunadamente, muchos no saben que la candida también causa reacción alérgica a productos químicos (alimentos procesados con aditivos), y lógicamente con un sistema inmunológico débil, todo tipo de virus y bacterias que se acercan al cuerpo, entraran con facilidad.

EL CALCIO Y ENFERMEDADES DEL SISTEMA INMUNE

Cuando el calcio en los tejidos es bajo, el cuerpo usa calcio de los huesos para funcionar. Pero cuando tenemos calcio de más por simple exceso de calcio o por falta de magnesio, el cuerpo lo envía a lugares inapropiados como a algunas placas arteriales, a las articulaciones de los huesos, a los músculos y al hígado, causando con esto inflamación y dolor paralizante. Cuando la sangre se vuelve acida, el cuerpo roba calcio de los huesos para prevenir la perforación de órganos y arterias. Sufrir de estreñimientos continuos, el consumo excesivo de carbohidratos refinados y de carne roja, la falta de alimentos sanos como pescado, frutas, verduras, leguminosas, nueces, aceites esenciales y semillas, causan acidificación. Este problema de la sangre ácida es considerado como una enfermedad del sistema inmunológico. El cual, alimentándose saludablemente mejora la digestión y previene fugas intestinales de la flora; la flora es esencial para prevenir alergias y dolores artríticos.

- Reemplaza la leche de vaca (que podría irritar más las membranas de las articulaciones) por leche de soya, o yogurt natural.
- Come vegetales crudos y frutas maduras, especialmente el melón chino.
- Evita el trigo y reemplázalo por granos germinados y granos enteros.
- Evita por unos días el jitomate cocido (crudo es menos ácido), pero en particular evita jitomate de lata o frasco (súper ácido).
- Evita papas blancas, berenjena y pimientos verdes (pimiento de otro color no son ácidos), estos alimentos irritan más las membranas de las articulaciones.
- Toma 2 o 3 litros de agua, agua natural. El agua es lo más alcalino que puede ayudar a desacidificar la sangre.
- Evita bebidas deportivas, café, bebidas con cafeína, alcohol y sodas.

MEJORANDO CON LA RESPIRACION

La respiración profunda equilibra la química del cuerpo, le da más oxígeno a las células rojas y elimina el dióxido de carbono (ácido) a través de la exhalación. También el descanso, el pensamiento positivo, el aire fresco y el ejercicio ayudan a mantener el balance químico del cuerpo en óptimas condiciones.
Algunos de los alimentos alcalinos necesarios para neutralizar una sangre ácida son las verduras crudas, frutas crudas y maduras. El jugo de zanahoria, betabel con hojas verdes, pepino, perejil, apio y nopal es alcalino; la sandía y el melón también son alcalinos y ayudan a neutralizar el ácido de la sangre, al igual que la miel sin pasteurizar, las almendras crudas, la mantequilla de almendras, las algas marinas y el kale.

Hay que remojar por 30 minutos todas las frutas secas y las semillas antes de comerlas. El cereal se remoja por 30 minutos en agua, luego se tira esa agua y se pone a hervir en agua nueva. Las leguminosas hay que remojarlas una noche antes de cocinarlas o usar el método rápido; se hierven, se remueven del fuego, se tapan y dejan reposar por una hora, luego se les tire el agua y se ponen a cocinar en agua nueva.**Nota:** Los alimentos enlatados y con aditivos, acidifican el torrente sanguíneo, al igual que la mayoría de los cereales, excepto los de grano germinado (sprouted); estos cereales se adquieren en las tienda de alimentos orgánicos.

SINUSITIS

La sinusitis es la inflamación de los senos o fosas nasales. Estas fosas o cavidades nasales están conectadas a la nariz y a la parte superior de la laringe. Estas infecciones ocurren cuando una infección viral se complica con otra infección bacterial. La sinusitis afecta mas a personas con problemas frecuentes de resfriados o rinitis, y a las que tienen desviado el septo o la pared situada entre los conductos nasales, especialmente si este les dificulta el drenaje.

CAUSAS: La nariz y los senos nasales están cubiertos por células que al inflamarse a causa de un resfriado, se engruesan y producen mayor mucosidad, tapando los orificios de drenaje; con ello, se infecta la parte inferior, y las bacterias que por lo general viven ahí, se multiplican y hacen que las fosas nasales se llenen de pus amarilla o verde. Los senos nasales son la primera línea de defensa de los pulmones para protegerlos de infecciones.

La sinusitis puede ser grave pero temporal o moderada crónica, y se puede convertir en crónica por la inhalación de aire contaminado, complicaciones dentales, estrés emocional y por humo de cigarrillo. La sinusitis alérgica es causada por lo general por reacciones alérgicas a ciertos alimentos, y por substancias químicas inhaladas. Todo tipo de sinusitis esta relacionad con un sistema de defensa bajo.

SINTOMAS: Si después de varios días de tener un resfriado, la obstrucción nasal empeora y la mucosidad amarillenta o verdosa aumenta, estos son los primeros síntomas de una infección de sinusitis. Si la mucosidad es transparente, es solo reacción alérgica sin infección.

Después de esta primera fase de sinusitis, la inflamación y obstrucción nasal aumentan, se empieza a respirar por la boca, el habla se vuelve nasal y el dolor aparece por encima de los ojos y mejillas, este dolor se intensifica cuando se mueve la cabeza o se inclina. La perdida de olfato y del gusto disminuye o desaparecen. Cuando esta infección se convierte en sinusitis crónica, los síntomas son de secreción nasal; el dolor es leve pero la congestión nasal y la tos aumentan. Otros síntomas de la sinusitis son dolor de cabeza, nausea, mal aliento y fiebre.

En niños, ésta infección de sinusitis crónica puede causar infección de oído con mucha facilidad; afortunadamente, la sinusitis no es muy común entre niños, ya que sus senos nasales están poco desarrollados.

CONTROLANDO LA SINUSITIS CON NUTRICIÓN

La sinusitis empeora por el exceso de productos lácteos, almidones y azúcares refinados; por falta de vegetales verdes, demasiadas toxinas en el cuerpo, abuso de alcohol, congestión del hígado y por falta de zinc.

Para prevenir o mejorar la sinusitis:

- Aumenta el uso de chile cayenne, ajo y cebolla.
- Come pescado salmón 3 veces por semana.
- Aumenta el consumo de vegetales crudos, especialmente los de color verde oscuro, frutas enteras con todo y su fibra y jugos de vegetales preparados frescos.
- Disminuye el consumo de almidones.
- Evita por varias semanas las carnes rojas; reemplázalas por proteína vegetal, como leguminosas (ejotes, chícharos, lentejas o frijol con arroz integral), vegetales verdes y frijol germinado.
- Para una sinusitis fuerte, prepara un caldo de pollo (sin piel) con apio, papa, zanahoria, calabacita, repollo, ajo, cebolla, raíz de perejil (parsley root) raíz de apio (celery root), kholrabi y orégano. Sírvelo con un poco de chile cayenne y bastante limón fresco.
- Otra manera de aliviar los síntomas de una sinusitis aguda o de influenza: pon a hervir agua con romero, ajo triturado y aceite de eucalipto (8 gotitas), acerca la cara lo mas que puedas al vapor (con cuidado), cúbrete la cabeza con una toalla, inhala este vapor por aproximadamente 10 minutos por 9 días continuo. Quizás necesites repetir este procedimiento por más días dependiendo lo grave de la sinusitis.

- Para drenar los senos nasales, puedes hacer gárgaras de agua lo mas caliente que se pueda soportar (con precaución) y con un chorrito de vinagre de manzana, o con sal de mar y el jugo de ½ limón.
- Las compresiones de agua caliente con aceite de eucalipto sobre la frente, funcionan de maravilla para descongestionar las vías respiratorias y curar la sinusitis.

SUPLEMENTOS:

- Multivitaminas con Minerales, con el desayuno y almuerzo.
- Clorofila liquida, seguir indicaciones del frasco.
- Omega-3, 1000mg después del almuerzo.
- MSM 1000mg 3 veces al día.
- Quercetin, 500mg 2 veces al día con 1000mg de Vitamina C.
- Bromelain, 500mg 2 veces al día.

Nota: Estos suplementos ayudan a lubricar la membrana mucosa, a desinflamar las vías respiratorias, a fortalecer el sistema inmunológico, a limpiar el sistema linfático y a proteger el organismo de alérgenos.

SISTEMA CIRCULATORIO

La mayoría de las enfermedades del sistema circulatorio son causadas por el consumo excesivo de harinas y azucares refinados, grasas saturadas y alimentos altos en (sodio) sal.   Las   células rojas necesitan varios nutrientes para funcionar adecuadamente. Cuando no se consumen suficientes vitaminas y minerales procedentes de frutas y verduras, las células rojas se debilitan, pierden oxigeno y se reducen (encogen) causando anemia, alta presión y fatiga crónica. Cuando la anemia se vuelve crónica, se corre el riesgo de contraer cáncer en la sangre; leucemia.

VARICE O VENAS VARICOSAS

Otro problema del sistema circulatorio, la inflamación de venas que se tornan azul y que son muy dolorosas, venas varicosas; el resultado del mal funcionamiento de las válvulas de las venas. Imagina esto: El corazón envía sangre a todos los rincones del cuerpo para nutrirlos, luego esta misma sangre se tiene que regresar al corazón. Para que la sangre que llega a los pies se regrese al corazón sin problemas, las arterias cuentan con unas válvulas que se deben cerrar una vez que la sangre paso por ahí, pero si estas válvulas pierden su elasticidad, no se cierran. Como resultado, la sangre que subió después de haber bajado, se regresa a los pies y piernas y se queda ahí abajo, estancada, causando que las venas se sobrellenen de sangre; como resultado, aparecen las venas varicosas.

CAUSAS DEL VARICE

La causa principal de sufrir de venas varicosas es por la debilidad de las válvulas de las venas del sistema circulatorio. Lo que debilita las válvulas de las arterias y les destruye su elasticidad puede ser cuestión genética, exceso de toxina en la sangre y mala circulación. La mala circulación puede ser causada por estar parado (a) por mucho tiempo, por cruzar las piernas todo el tiempo cuando se esta sentado, falta de ejercicio, levantar pesas muy pesadas, un embarazo, estreñimiento, problemas del hígado, enfermedades del corazón, tumores abdominales, deficiencia de vitamina C, estrés, tratamientos hormonales, pastillas anticonceptivas, pastillas para bajar de peso, exceso de azucares refinados, alimentos fritos y procesados, café, cigarro, drogas callejeras, ciertas medicinas, sodas y químicos que encontramos en todos los alimentos 'modernos' fabricados por las manos del hombre.

¿Porque hay personas que abusan de su organismo y no tienen varices? Porque sus genes deformes o vulnerables afectan otras partes del organismo.

Nota: No te rasques las venas inflamadas porque estas pueden causar ulceras y sangrados. Para calmar la comezón aplica agua mezclada con unas gotitas de aceite de eucalipto, el aceite de una capsula de vitamina E y ½ cucharada de aceite de almendras.

ALIMENTACION

- Evita las comidas fritas, los aceites hidrogenados (aceites de maíz y margarina), carbohidratos refinados, azúcar refinada, café, alcohol, sodas, nicotina y por supuesto evita la obesidad.
- Disminuye en consumo de productos lácteos (excepto yogurt vivo natural, kéfir, búlgaros y requesón),
- Evita comidas enlatadas que contienen mucha sal y químicos.
- Modera el consumo de alimentos dulces, (excepto las frutas frescas o secas).
- Evita la leche entera o reemplaza la leche de vaca por leche de soya.
- Modera el consumo de queso y crema o mejor aun, come requesón y yogurt descremados.
- Aumenta el uso de vegetales como chícharos, brócoli, apio, ejotes, peras, pimientos de todos los colores, chabacanos, naranja, toronja, blackberries, blue berries, ajo, raíz de ginger (jengibre), cebolla, ajo, piña, manzanas, nueces, semillas mixtas, todo tipo de leguminosa y granos germinados.
- Come 3 veces a la semana pescado, especialmente salmón "wild", evita el salmón de criadero.
- Lleva una alimentación rotativa, esto ayuda a disminuir reacciones alérgicas e intolerancia a ciertos alimentos. Rotar

alimentos significa no comerlos todos los días sino 2 o 3 veces a la semana.

SUPLEMENTOS:

Clorofila liquida o Wheat Grass (trigo de pasto) en polvo o fresco. Si lo tomas fresco, se toma 1oz la primer semana, y a partir de la segunda semana, se pueden tomar 2oz diarias. Tomarlo en dosis mas altas a las recomendadas, puede causar malestar físico.

Multivitaminas 1 con el desayuno y 1 con el almuerzo.

MSM en polvo, seguir las indicaciones del frasco.

Vitamina B5, 200-500mg al día. Coenzyme Q10, 100mg al día. Grape Seed Extract, seguir las indicaciones del frasco.

Vitamina C, de 3000 a 5000mg al día en dosis divididas.

Sábila fresca aplicada directamente en las piernas con aceite de castor.

Extracto de Cayenne Pepper, seguir las indicaciones del frasco.

Nota: Si esta tomando medicina prescrita, los suplementos se deben tomar una o dos horas antes o después.

SISTEMA MUSCULAR

El sistema muscular se compone aproximadamente del 40% de nuestro peso, dependiendo que tipo de alimentación llevemos. Los nutrientes indispensables para nutrir el sistema muscular son los mismos nutrientes que necesitamos para nutrir el sistema nervioso. Por eso una persona nerviosa, debe alimentarse como si fuera un atleta. Porque ambas personas usan su organismo a lo máximo, por lo que también ambas tienen que cuidarlo y nutrirlo a lo máximo.

Los nutrientes principales para el sistema muscular y nervioso son calcio, magnesio, potasio y sodio. Estos minerales, en dosis correctas son necesarios para llevar el mensaje del sistema nervioso al sistema muscular. Además de los minerales, los músculos también necesitan una fuente de combustible y oxigeno. El combustible para el cuerpo es una buena alimentación acompañada de ejercicio. El combustible y el oxigeno son vitales para que el cuerpo tenga energía a la hora de pensar y hacer ejercicio.

El combustible principal de los músculos son el glicógeno y los ácidos grasos. El glicógeno se forma con los alimentos que suben los niveles de glucosa o azúcar en la sangre. Y los ácidos grasos son los aceites esenciales. Estos aceites esénciale o ácidos grasos del cuerpo, los encontramos en el pescado de mar, en las semillas, vegetales, nueces, vitamina E y omega-3 procedente no solo de pescado sino de semillas de linaza.

El comer carbohidratos de alta calidad, junto con todas las vitaminas de complejo B, Carnitine, y Chromium, es necesario para asegurar niveles altos de energía. La actividad o el uso extremo de los músculos o del cerebro, requieren bastante oxigeno para llegar a todas las partes del cuerpo por medio de los pulmones. Esto quiere decir que, al haber más esfuerzo y energía, hay más estrés y más oxidación en las células. Esta oxidación es básicamente la basura interna del cuerpo conocida, como radicales libres. Entonces, entre más radicales libres se forman, mas antioxidantes necesitan el cuerpo. Estos antioxidantes protegen el organismo del daño de los radicales libres.

Cuando una persona hace ejercicio suficientemente intenso, se eleva el calor del cuerpo, por lo que las glándulas sudoríparas se activan y con el sudor se regula la temperatura. En el sudor por lo general, se pierden minerales como sodio, calcio, magnesio, hierro y zinc, y la perdida de agua del cuerpo junto con la de minerales, se debe reponer inmediatamente para reparar y mantener la proteína de los músculos y para el mantenimiento del colágeno. La alimentación debe proporcionar buena cantidad de vitamina B6, vitamina C, extra vitamina E, magnesio y calcio.

El uso excesivo del cuerpo de una forma física o mental, afecta también el sistema endocrino (hormonal) por ejemplo, muchas mujeres atletas sufren de amenorrea (falta de menstruación) y muchas mujeres nerviosas y mal alimentadas también tienen muchos problemas hormonales como hipotiroidismo, hipertiroidismo y agotamiento adrenal. Otro sistema que paga el precio por ser atleta, es el sistema inmunológico.

DEMANDAS DEL EJERCICIO EXCESIVO

Antioxidantes, para proteger las células de radicales libres. Calcio y magnesio, para el uso apropiado de los músculos.Potasio y sodio, para el uso adecuando del sistema nervioso.Zinc y hierro para reemplazar los minerales perdidos en el sudor.Vitamina C, para formar colágeno y dar mantenimiento al tejido conectivo. Vitamina E, para prevenir o curar los calambres musculares. Vitaminas B y cromo (chromium), para movilizar la proteína en el músculo y con ello repararlo y ayudarlo a crecer.Vitamina B6, para la utilización de la proteína en el músculo y ayudarlo a crecer.L-Carnitine para quemar la grasa del músculo y utilizarla como energía (no debes tomar este suplemento si no haces suficiente ejercicio -1hora o mas 4 o 5 veces a la semana).

AUMENTANDO LA ENERGIA CORPORAL

Para aumentar la energía física, debes consumir alimentos que lentamente liberan glucosa, como carbohidratos complejos; por ejemplo, avena, arroz integral, pan, tortillas y alimentos de grano entero, vegetales altos en fibra y fruta (el trigo es irritante, se debe evitar o moderar sus consumo.

- Además de llevar una alimentación balanceada, debes comer todo tipo de leguminosas como chícharos, ejotes, garbanzo, habas, frijol y lentejas acompañadas de granos enteros y semillas como arroz integral (así obtienes la proteína vegetal).
- Hay que aumentar el uso de vegetales y frutas antioxidantes como vegetales de hoja verde obscura, frutas de todos los colores, semillas frescas natural molidas de calabaza, girasol, linaza y sésamo, pero especialmente la semilla (pepita) de calabaza.
- Hay que seleccionar bien la proteína animal de preferencia carnes magras (1 vez a la semana) carne blanca incluyendo pechuga de pollo y de pavo y pescado como salmón, pescado blanco y de preferencia orgánico. Se debe evitar el pescado de criadero "farm raised".
- Hay que consumir todos los días "wheat germ" (germen de trigo), royal jelly (miel de abeja reina) y melaza para obtener vitaminas B y chromium.
- Hay que reemplazar las grasas (manteca) y aceites (maíz) acostumbrados para cocinar por aceites comprimidos en frío como el aceite de semilla de uva y el de aguacate.
- Para las ensaladas, en lugar de los aderezos comerciales, se pueden reemplazar por aceites como de linaza, de olivo y de sésamo entre otros, para obtener los ácidos grasos y la vitamina E. Para más sabor, agrega limón, una pizca de sal de mar y unas gotitas de vinagre balsámico.
- Evita lo más posible el consumo de carbohidratos refinados.
- Modera los productos lácteos excepto el yogurt natural, kéfir, requesón bajo en grasa y queso fresco mozzarella (de los menos procesados).

SUPLEMENTOS

Estos suplementos son recomendados para personas activas (mental y/o físicamente) mayores de 18 años de edad.

Multivitaminas con Minerales 1 después del desayuno y almuerzo.

2000mg de vitamina C, 1 hora después del desayuno y 2000mg después del almuerzo.

Vitamina de complejo B de 100mg, 1con el almuerzo.

400 IU de vitamina E (en forma de tocoferol –tocopherol- es mejor absorbida).

5,000 unidades de vitamina A.

500mg de L-Carnitine antes del desayuno y antes del almuerzo.

1000mg de Glutamine antes del desayuno.

Vitamina B 6 (pyridoxal) 100mg con el almuerzo,Ginseng en forma de te o capsulas, Vegetales verdes en polvo, seguir indicaciones del frasco,Vitaminas para las glándulas adrenales.

ESTIRAMIENTO VS TENDONITIS

Un estiramiento muscular no es lo mismo que tensión muscular o tendonitis (tendinitis). Si un músculo es estirado más de su capacidad, entonces se hala y sufre de tirantez o de estiramiento muscular. Pero si ese músculo estirado se usa con frecuencia, este se inflama entonces ese músculo sufre de espasmos o contracciones y pierde movilidad, y ahí es donde aparece la tensión muscular o tendonitis. Es decir que, si uno de los ligamentos (los tejidos que conectan los huesos a los músculos) se estira excesivamente, el ligamento se puede desgarrar causando tensión muscular. Este tipo de dolor es agudo pero breve, y la inflamación ocurre no solo en el área lastimada sino alrededor.

CAUSAS DE LA TENSIÓN MUSCULAR

La tensión muscular (tendonitis) es causada por movimientos repentinos o inesperados, torceduras, y/o por alguna caída. Las articulaciones que más se ven afectadas por la tensión muscular son los tobillos, la espalda, el cuello, los dedos, las rodillas y la cintura. Este tipo de lesiones o lastimaduras son muy comunes en atletas y en personas que andan siempre de prisa y que no ponen mucha atención donde pisan. Afortunadamente, este tipo de lastimaduras por lo general, se curan por si solas, especialmente con una buena alimentación.

- Chondroitin sulfate de 500 a 1000mg al día. Este suplemento ayuda a fortalecer las articulaciones, los ligamentos y los tendones.

- Glucosamine Sulfate, seguir indicaciones del frasco. Este suplemento ayuda a formar hueso, tendones, ligamentos, cartílago y liquido sinovial. El sinovial es el líquido que tenemos en las articulaciones.
- Wobenzyme N. 2 tabletas 3 o 4 veces al día. Este suplemento es para el sistema esqueleto muscular y ayudar a para destruir los radicales libres liberados por el mismo cuerpo durante un accidente o lastimadura. Los radicales libres oxidan las células del cuerpo.
- Methylsulfonylmethane (MSM) 1000mg tres o cuatro veces al día. Este suplemento ayuda a reducir el dolor y la inflamación, también ayuda a fortalecer las articulaciones y el tejido. **Nota:** El MSM en dosis de 1000mg tres o cuatro veces al día, ayuda a mejorar las alergias causados por ciertos alimentos y por alérgenos del medio ambiente como polen, pasto, árboles, polvo y hasta por el cambio de clima.
- Bromelain, 500mg 3 veces al día entre comidas. Estas enzimas son para estimular la producción de prostaglandinas y para reducir la inflamación. Las prostaglandinas son parecidas a las hormonas y su trabajo es evitar o reducir la inflamación, balancear (sintetizar) los niveles de colesterol en la sangre y prevenir la formación de células anormales -las células anormales tienden a convertirse en cáncer.
- Multivitaminas con minerales, una con el desayuno y una con el almuerzo.
- Bone Strength (suplemento de algas marinas alto en calcio, magnesio y minerales).
- Extracto de Semilla de Uva (antioxidante), seguir las indicaciones del frasco.
- Neonatal Multi-Gland. Este suplemento es para estimular los ligamentos que conectan los huesos a los músculos.
- L-Leucine Plus con L-Isoleucine y L-Valine. Estos aminoácidos ayudan a sanar huesos, piel y tejido muscular. Se toman siguiendo las indicaciones del frasco y para mejor absorción, se toman con el estomago vacío.

Nota: Los aminoácidos no se deben tomar si estas embarazada o lactando.

SUDORACION EXCESIVA

Las glándulas sudoríparas son las que se encargan de producir el sudor que eliminamos a través de los conductos de la piel. El sudor ayuda a mantener la temperatura del cuerpo normal, y entre mas calor hace, mas sudor se elimina. El sudor está compuesto por agua, minerales y otros químicos. Por eso, cuando se suda por la razón que ésta sea, se tiene que tomar agua y minerales para evitar la deshidratación.

Causas del sudor excesivo: Hiperestimulación nerviosa por el estrés, angustia y nerviosismo, por estímulos térmicos a causa de un clima caliente, alta temperatura del cuerpo por algún tipo de fiebre, por hipertiroidismo, obesidad, menopausia, fibrosis quística y/o por alimentos muy picantes y calientes.

SISTEMA NERVIOSO FURA DE BALANCE

El sistema nervioso simpático (simpathetic) es el que se encarga del estrés y los siguientes síntomas son la muestra de un sistema adrenal estresado el sistema adrenal se encarga del estrés). Si la sudoración excesiva esta acompañada de algunos de estos síntomas, lo mas probable es que el problema este asociado con estrés y con el sistema nervioso: falta de energía, antojos por azucares y alcohol, cambios drásticos de estado anímico, problemas de concentración, mala memoria, depresión, tristeza, melancolía, inquietud, insomnio, sensación de no poder controlar el pensamiento o las acciones, ansiedad, preocupación, irritabilidad y cólera.

DIFERENTES TIPOS DE SUDORACION

Sudamina: La sudamina es la erupción de la piel cuando el sudor no puede salir por los poros de la piel. Este problema lo sufren por lo general personas que viven en áreas calientes y húmedas, aunque también algunas personas lo padecen en climas fríos por el exceso de ropa -traer demasiada ropa obstruye los conductos que transportan el sudor, y éste se queda atrapado causando inflamación, irritación y comezón en la piel. Estas erupciones de la piel aparecen por lo general en el tronco y los muslos, y pueden enrojecer la piel. Para evitar este problema o mejorarlo, es recomendable mantener la piel fresca y seca, usando ropa más ligera.

Hiperhidrosis (Sudoración Excesiva): Este problema esta relacionado con la actividad extrema de las glándulas sudoríparas, afectando la superficie de la piel de todo el cuerpo pero en particular las palmas de las manos, las plantas de los pies, las axilas o las ingles. Estas áreas afectadas cambian de color y se ponen rositas o azul blanco, y en casos más serios, aparecen grietas y descamaciones, especialmente en los pies. La hiperhidrosis puede causar discapacidad en el trabajo, en la vida social y personal, ya que la persona puede llegar a empapar la ropa, incluso mojar el piso con las gotas de sudor. Este problema conlleva a otros problemas más serios como mal olor corporal e infecciones cutáneas por bacterias que viven en el sudor.

Muchas veces, el sudor de las manos y pies, son una reacción normal de la ansiedad o cuando se tiene fiebre o puede ser simplemente el efecto secundario de ciertos antidepresivos. Pero si con frecuencia se suda de todo el cuerpo, hay que ver a un medico porque este tipo de hiperhidrosis puede ser un síntoma de una infección causada por la fiebre de malta, por tumores como linfomas (cáncer en el tejido linfático), hipertiroidismo, hipoglicemia, diabetes, intoxicación de alcohol y por problemas con el sistema nervioso.

Hiperhidrosis idiopática: este tipo de sudoración excesiva ocurre únicamente en las manos, los pies, las axilas y las ingles. Por lo general se inicia en la infancia o adolescencia y puede durar años en desaparecer. La hiperhidrosis idiopática se dice es genética y por lo general existe un historial familiar.

Bromhidrosis: Esta es una condición de la piel en la que el sudor es fétido, en otras palabras el sudor huele mal; este hedor es causado por la descomposición del sudor y la piel mojada y su origen puede ser metabólico; por la reacción alérgica a ciertos alimentos, drogas, materiales tóxicos o por el contacto con ciertos virus o bacterias. Algunas infecciones bacteriales también causan la descomposición del sudor, y con ello el mal olor corporal. Dietas altas en proteína, puede causar descomposición de la grasa y con ello, mal olor corporal.

MEDICINA CONVENCIONAL

Existen varios tratamientos con medicina convencional para tratar la sudoración excesiva como el bromuro de propantelina, desafortunadamente sus efectos secundarios como boca seca, fatiga, vértigo, visión borrosa, irritabilidad y somnolencia para muchos es peor que sudar en exceso. Para otros, especialmente aquellos que sudan tanto, al grado de mojar totalmente su ropa, no tienen otra alternativa.

Sin embargo, existe La posibilidad de regular el funcionamiento de las glándulas sudoríparas si se encuentra la raíz del problema. Por ejemplo, si eres es muy nervioso (a) y vive bajo estrés "extremo", quizás el problema tenga que ver con desgaste adrenal y un sistema nervioso alterado. Pero si no hay demasiado estrés, quizás el exceso de sudoración tenga que ver con el sistema metabólico. Por lo que, se recomienda que pruebes con nutrición.

SUGERENCIAS: Hay que mantener una limpieza extrema. La persona se debe bañar todos los día para reducir el numero de bacterias de la piel. Lavar bien la ropa sudada porque, las bacterias viven en la ropa. Afeitar el vello de las axilas. Disminuir el consumo de cafeína, como sodas, te, chocolate, café y todo tipo de bebidas con cafeína, la cafeína estimula las glándulas apócrifas sexuales, estas glándulas segregan un liquido similar al sudor pero con diferente olor, olor causado por las feromonas (hormonas que seducen). Las glándulas apócrifas se encuentran en áreas como: intraglúteos, pubis, perineo (entre el pene y el ano) y axilas. En la mayoría de casos, la nutrición, ciertos suplementos y alguna técnica para reducir el estrés, pueden aliviar los casos de sudoración causados por la ansiedad y por la reacción alérgica a ciertos alimentos que no son metabolizados.

- Come a tus horas.
- Incluye en tu alimentación bastantes vegetales verdes, leguminosa, nueces, semillas, granos germinados y fruta fresca.
- Evita la toxina del café, cigarro, alcohol y de la comida frita.
- Haz ejercicio 5 veces a la semana (súper importante para el sistema hormonal y nervioso central).
- Practica yoga o meditación par reducir los niveles de estrés.

SUPLEMENTOS PARA EL ESTRÉS

Multivitaminas con Minerales, 1 con el desayuno y 1 con el almuerzo.

Algas marinas en polvo (Bone Strength), seguir indicaciones del frasco.

Aminoácido: 5HTP (excepto si se esta embarazada, lactando o tomando algún antidepresivo prescrito).

Holy Basil, seguir indicaciones del frasco.

Omega 3, 1 cápsula 2 veces al día.

Black Currant Seed Oil, seguir indicaciones del frasco.

TIROIDES

ENFERMEDADES DE LA GLÁNDULA TIROIDES

La glándula tiroides esta formada por dos lóbulos (parte carnosa blanda) unidos en forma de mariposa a los lados de la traquea. La glándula tiroides se encarga de regular el metabolismo del cuerpo a través de las hormonas T3 y T4, ayuda a producir proteínas y a regular la sensibilidad del cuerpo a otras hormonas. En otras palabras, la glándula tiroides es esencial para el funcionamiento de todo el cuerpo, es la que dirige la velocidad con la que los órganos deben funcionar. La glándula tiroides, esta regulada por la glándula pituitaria (encargada del cerebro). La glándula pituitaria estimula la tiroides con una hormona conocida como TSH (thyroid stimulating hormone), cuando la tiroides esta lenta, la hormona TSH se eleva, y cuando la tiroides esta muy acelerada, la hormona TSH se baja o disminuye su producción.

Lo que afecta y estresa el cerebro, afecta y estresa la tiroides causando que se acelere o que disminuya su velocidad. Cuando el estrés es intenso y crónico, se corre el riesgo de sufrir desbalances de la gandula tiroides. Por lo general, cuando nunca se ha sufrido de la glándula tiroides, la primera vez que ocurre, casi siempre empieza con episodios de hipertiroidismo con hipotiroidismo.

HIPERTIROIDISMO

El hipertiroidismo causa que la glándula tiroides trabaje excesivamente acelerando el metabolismo.

SÍNTOMAS: Nerviosismo, irritabilidad, ansiedad, miedos, hambre sudores y escalofríos, piel delgada, cabello fino y quebradizo, caída de cabello, dolor de huesos, fatiga crónica, insomnio, debilidad muscular especialmente de las piernas y brazos, manos y cuerpo temblorosos, alta presión, palpitaciones hasta 120 por minuto en reposo, hambre excesiva, aumento de evacuaciones, rápida digestión, diarrea, alta presión, perdida de peso inexplicable, problemas para dormir, sensibilidad a la luz, confusión y menstruación irregular.

HIPOTIROIDISMO

El hipotiroidismo causa que la glándula tiroides disminuya su velocidad y con ello disminuye la velocidad del metabólico.

SÍNTOMAS: Perdida de apetito, aumento de peso inexplicable y rápido, cansancio, estreñimiento, irritabilidad, desbalances químicos y hormonales, sudores, escalofríos, palpitaciones, fiebres, mala digestión, dolor de huesos y de músculos, fatiga, sueño excesivo e irritabilidad.

CAUSAS DEL HIPER E HIPOTIROIDISMO

La deficiencia del aminoácido tiroxina (thyroxine) y el mineral yodo (iodine) causan desbalance en la producción de las hormonas metabólicas. Y la sobreproducción de hormonas antiestrés (cortisol) afecta la producción de la hormona de la tiroides THS (Thyroid Stimulating Hormone). Los alimentos que contienen este amino ácido "tiroxina" son los productos lácteos, carnes, pescado, trigo, avena y la mayoría de alimentos que contienen proteína como la soya y todo tipo de semillas y granos (los granos germinados son mas recomendables). Los alimentos que contienen el mineral yodo son los rábanos, perejil, ajo, pollo, pavo, pescado blanco de agua salada, algas, uvas, fresas, peras, membrillo, huevos, leche, queso, yogurt natural o de soya, frijol, lenteja y semillas de calabaza y linaza y el te negro. La hormona T-4 se forma con el zinc y el selenio para luego convertirse en la hormona T-3, pero para esta conversión se necesita la ayuda del yodo y de la hormona tiroxina. Por eso la nutrición y el ejercicio son tan importantes para mantener un metabolismo en balance y una tiroides sana.**NOTA:** Si el problema de la tiroides no es tratado y la glándula deja de funcionar, esto sería fatal al grado de causar la muerte.

CUESTIONARIO PARA IDENTIFICAR EL HIPOTIROIDISMO:

1. ¿Tiendes a subir de peso fácilmente y se te dificulta perderlo aun con nutrición?
2. ¿Sufres de estreñimiento con frecuencia o crónico?
3. ¿Tu piel esta pálida, seca, grasosa, arrugada o hinchada

especialmente alrededor de los ojos?

4. ¿Te sientes agotado (a) y te da igual la hora que sea?
5. ¿Tu ceja esta demasiado fina especialmente en la parte exterior de las cejas?
6. ¿Te sientes bien por las mañanas y súper mal por las tardes?
7. ¿Te molesta el frío y tus manos y pies están helados?
8. ¿Se te dificulta oír bien, o sientes zumbidos en los oídos?
9. ¿No tienes hambre y aun así no bajas de peso?
10. ¿Tus pulsaciones están debajo de 65 por minuto?
11. ¿Te duelen los huesos, los músculos y te sientes débil?
12. ¿Se te esta cayendo demasiado cabello?
13. ¿Tus uñas están quebradizas?
14. ¿Te sientes deprimida la mayor parte del tiempo?
15. ¿Tienes problemas con tu menstruación (mujeres) o de infertilidad (hombres y mujeres)?
16. ¿Has perdido el apetito sexual?
17. ¿Te duele la cabeza y no te puedes concentrar?
18. ¿Tienes pestañas pegajosas o sufres de infecciones especialmente en la garganta con frecuencia?
19. ¿Sientes hormigueo en las manos y pies?
20. ¿Te esta cambiando la piel o te están saliendo manchas obscuras en la cara?

Si contestaste si a más de 10 preguntas, probablemente estas sufriendo de hipotiroidismo. Asegúrate de visitar a tu medico.

CUESTIONARIO PARA IDENTIFICAR EL HIPERTIROIDISMO:

1. ¿Tienes palpitaciones rápidas aun descansando?
2. ¿Tus pulsaciones son más de 80 por minuto?
3. ¿Se te enrojece fácilmente la piel o tienes ráfagas calientes?
4. ¿Tiendes a sudar por las noches cuando duermes?
5. ¿Estas demasiado emocional, nervioso (a) o irritable?
6. ¿Tienes un tic nervioso alrededor de los ojos o en los músculos faciales?
7. ¿Sufres de temblores internos?

8. ¿Tu piel se siente húmeda o sudorosa especialmente en las palmas de las manos?
9. ¿Te molesta demasiado el calor?
10. ¿Tus pensamientos se aceleran y no te puedes concentrar?
11. ¿Tienes demasiada hambre y aunque comes más de lo normal no subes de peso?
12. ¿Estas teniendo problemas menstruales o están empeorando?
13. ¿Tu apetito sexual ha aumentado?
14. ¿Tienes problemas con la vista o en algún ojo?
15. ¿Tienes inflamada alguna parte del cuello?
16. ¿Sientes que tus músculos se han debilitado?
17. ¿Tienes ojos vidriosos?
18. ¿Tu estado anímico cambia drásticamente?
19. ¿Has tenido problemas con tu presión sanguínea?
20. ¿Sufres de insomnio?

Si respondiste sí a mas de 10 preguntas, lo mas probable es que estés sufriendo de hipertiroidismo, por lo que se recomienda que visites a tu medico o a un endocrinólogo.

El siguiente examen de temperatura puede ayudar a confirmar si tienes problemas con el funcionamiento de tu glándula tiroides. Si confirmas problemas con tu tiroides, asegúrate de visitar a un medico.

EXAMEN DE TEMPERATURA

Se debe tomar la temperatura oralmente antes de cada comida por 4 días. Se suma la temperatura y el total se divide entre cuatro; el resultado es el promedio. Si el promedio es debajo de los 98 grados "Fahrenheit" de temperatura, lo mas probable es que sufras de hipotiroidismo, si la temperatura promedio esta en 95° debes ir al medico inmediatamente. Pero si tu temperatura promedio esta a mas de 102 grados, lo mas probable es que sufras de hipertiroidismo, si la temperatura promedio es de 104° debes ir al medico inmediatamente.

Otra forma de tomar el examen de temperatura es poniendo el termómetro abajo del brazo derecho, asegurando que la punta del termómetro quede en el centro debajo del brazo por 5 minutos, luego anotar la temperatura en un cuaderno; hay que repetirlo por 3 o 5 días continuos.

Si aun estas menstruando, este examen es mejor hacerlo desde el primer día del periodo y por 5 días continuos. Si ya no tienes tu menstruación, o si eres hombre, necesitas tomar la temperatura por 2 semanas. Al terminar, suma el total de temperatura de todos los días y divídelo entre 5 o entre los días que tomaste la temperatura, el resultado es el promedio.

La temperatura normal del cuerpo es de 98.2 a 99 grados F. Entre mas bajo (98 grados ó menos) sea el promedio de la temperatura, mas seguridad existe de sufrir de hipotiroidismo, y entre mas alta (99 grados o mas) sea el promedio de la temperatura del cuerpo mas seguridad de sufrir de hipertiroidismo.

Como la tiroides se encarga de regular el sistema metabólico y la temperatura del cuerpo, si se sufre de hipotiroidismo definitivamente se tiene un metabolismo lento y sensibilidad al frío, y si se sufre de hipertiroidismo, se tiene el metabolismo rápido, hiperactivo y con alta temperatura corporal.

NUTRICIÓN PARA HIPERTIROIDISMO

Las personas con una **tiroides súper activa**, deben aumentar mas los nutrientes, especialmente la vitamina de complejo B, vitamina E y C.

El complejo B es necesario para que el cuerpo utilice los nutrientes de los alimentos como combustible para tener energía. Alimentos como granos, nueces, semillas, vegetales, frutas y frijol fresco de soya son una excelente fuente de vitaminas B.La Vitamina C y E la encontramos en vegetales de hoja verde y en los aceites esenciales, por lo que hay que aumentar el consumo de frutas y vegetales de hojas verdes, como el brócoli, espinacas kale, mostaza verde (mustard green), nabos (turnips), aceite de olivo, aceite de linaza, pescado y salmón.

El calcio es vital para mejorar el hipertiroidismo y como el calcio es utilizado por el cuerpo al doble que otros minerales se recomienda utilizar el calcio con magnesio en forma de suplemento procedente de algas marinas no de calcio de coral; además se deben consumir suficientes alimentos altos en calcio como leguminosa (lentejas, habas, ejotes, chícharos, frijol), tofu, vegetales de hoja verde, pescado, yogurt natural sin grasa, kéfir, requesón bajo en grasa y tapioca.

El magnesio se obtiene de vegetales verdes, arroz integral, avena, semillas de linaza, nueces, germen de trigo, frijol, higos, chabacanos secos, frijol de soya fresco y pescado. El magnesio ayuda a absorber el calcio y mejora el funcionamiento del sistema cardiovascular.

Las espinacas son ideales para personas con una tiroides hiperactiva, excepto cuando se sufre del riñón, hígado o vesícula. Los jugos de vegetales verde oscuro como brócoli, espinacas, calabacita, kale, mezclados con zanahoria, nabos, betabel, parsnips, rutabages (un tipo de nabo), durazno y pera ayudan a bajar la sobre producción de tiroxina, causante del hipertiroidismo.

Debe evitarse la sal yodada, pescado y mariscos por un mes, disminuir el consumo de avena y en vez de pan integral, utiliza el pan de centeno y cocinar millet, (el millet es un grano pequeñito y redondo y se cocina a vapor con algo de agua y sal de mar). La carne roja se debe comer solo de vez en cuando o evitar por un tiempo, ya que el hipertiroidismo causa que suba el colesterol malo (LDL), y este tapa las arterias. Se recomienda el "pycnogenol" 50mg tres veces al día, este es uno de los antioxidantes mas potentes, necesario para limpiar la sangre y evitar un para cardiaco. El hipertiroidismo eleva las palpitaciones de 100 a 120 por minuto y si se tapan las arterias, se corre el riesgo de un infarto.

Nota: Si el "pycnogenol" esta muy caro, se puede sustituir con el extracto de semilla de uva y seguir las indicaciones del frasco.

IMPORTANTE: Los crucíferos como brócoli, coliflor, colecitas, nabos, mostaza verde, repollo y kale, se deben **consumir crudos** para personas **con hipertiroidismo**, este tipo de vegetales disminuyen la velocidad con que trabaja la tiroides.

NUTRICIÓN PARA HIPOTIROIDISMO

Para personas con una **Tiroides Inactiva**, hay que aumentar el uso de nueces, almendras, granos, semillas, leguminosa, tofu, pescado, pollo, vegetales de hoja verde y té negro, algas marinas, rábanos, pollo, e hígado de res orgánico, todo esto ayuda a formar hormonas, eliminar la fatiga y a reducir el nerviosismo y la irritabilidad.

IMPORTANTE: Los crucíferos como el repollo, brócoli, coliflor, nabos, mostaza verde, y colecitas, se deben **cocinar y consumir a vapor** para personas con hipotiroidismo, cocinarlos inactiva los "goitrogens" (un químico natural en ciertos vegetales). Los goitrogens interfieren con la absorción del yodo y pueden causar "bocio" (agrandamiento de la glándula tiroides).

Alimentos altos en antioxidantes, en vitamina C, selenio y zinc, son indispensables para el funcionamiento apropiado de la glándula tiroides. Entre estos alimentos encontramos las uvas, naranjas, duraznos, zanahoria cruda, kiwi, pimientos, bayas, melón, papaya, mango, chícharos, nabos, cebolla, ajo, jitomate, kale, espinacas, alfalfa, arroz integral, semillas de calabaza y de linaza, aceites de olivo, huevos y aves.Se recomienda tomar alimentos altos en yodo como rábanos, perejil, ajo, pollo, pavo, pescado blanco de agua salada, algas, uvas, fresas, peras, membrillo, huevos, leche, queso, yogurt natural o de soya, frijol, lenteja, semillas y te negro. Se debe evitar el consumo de cacahuates y mostaza, estos alimentos impiden que tu cuerpo use el yodo para producir las hormonas de la tiroides.

Nota: Algunas personas utilizan los baños de asiento de roble (opcional).

ALIMENTOS A EVITAR CON HIPER O HIPOTIROIDISMO

Los berros, el perejil, las algas, el ajo y el pescado son muy altos en yodo y son excelentes para personas con la tiroides inactiva; pero, una persona con hipertiroidismo, debe moderar su consumo, precisamente porque son altos en yodo.

Para Hipertiroidismo e Hipotiroidismo: Evitar 100% alimentos fritos, harinas blancas y azucares refinados, y por supuesto todo lo enlatado y procesado como galletas dulces, chips, pastelitos, donas, dulces, helado, café, soda, bebidas energéticas, cigarro, drogas, café y alcohol.

SUPLEMENTOS PARA HIPOTIROIDISMO

El "N- Acetyl L-Thyrosine" es un amino ácido ayudante principal de casi todas las proteínas del cuerpo y el mensajero de varios neurotransmisores como la dopamina, norepinephrine, y epinephrine; este suplemento es excelente para el hipotiroidismo.

B-Complex de 100mg, tomar una con el desayuno o almuerzo.

Vitamina E, 400 Unidades con el almuerzo.

2000mg de vitamina C con el desayuno y 2000 con el almuerzo.

Omega-3, de 1000 a 2000mg de Omega 3, después de la comida o cena.

Multivitaminas, con minerales con el desayuno y con el almuerzo. 30mg de zinc y 2 gramos de copper.

El zinc y el copper, se deben tomar por 6 semanas únicamente máximo 2 meses.

PRECAUCION: El Thyrosine no lo pueden tomar personas que estén tomando medicamentos prescritos para la tiroides, tampoco personas embarazadas, lactando, con alta presión crónica o personas que estén tomando antidepresivos prescritos. Asegúrate de consultar con tu medico.

Nota: Las personas que sufren más deficiencia del aminoácido 'thyrosine', son personas que con depresión o que pierden cantidades grandes de proteína por alguna enfermedad renal. Tomar, L-Thysrosine en forma de suplemento, no causa ningún efecto secundario, pero si se toma por largos periodos de tiempo y en dosis grandes, debe estar vigilado por un medico.

SUPLEMENTOS PARA HIPERTYROIDISMO

Multivitaminas con minerales, con el desayuno y almuerzo.

B-Complex de 100mg, tomar una con el desayuno o almuerzo.

Vitamina E de 400 Unidades con el almuerzo.

Lecitina granulada 1 cucharada 3 veces al día.2000mg de vitamina C.

Omega 3, 1000mg después de la comida y cena.30mg de zinc y 2 gramos de copper.

El zinc y el copper, se deben tomar por 6 semanas únicamente máximo 2 meses.

No se deben tomar suplementos de hierro. Personas enfermas de la tiroides inactiva o hiperactiva, solo deben consumir hierro a través de alimentos.

Nota: Personas con hipotiroidismo deben evitar ejercicios de alto impacto y deben consultar con un medico sobre el tipo de ejercicio que pueden hacer. Uno de los mas recomendable para reducir el estrés es practicar yoga y meditación

TIROIDITIS

La tiroiditis es básicamente la inflamación de la glándula tiroides. Esta inflamación puede causar varias condiciones como "tiroiditis Hashimoto", una de las mas comunes en este país (EU). La tiroiditis post-parto, la cual conlleva al hipotiroidismo temporal. Por ultimo la tiroides subaguda, la causa principal del dolor en la tiroides. Este tipo de "tiroiditis" o inflamación de la tiroides, por lo general no presenta síntomas pero puede resultar en hipotiroidismo o hipertiroidismo.

La tiroiditis se considera una enfermedad autoinmune, causada por anticuerpos que atacan la tiroides. La ciencia médica aun no sabe por que algunas personas producen anticuerpos contra la tiroides, pero se cree que es hereditario. La tiroiditis también podría ser causada por una infección viral o bacterial. Por lo que se recomienda cuidar al máximo el sistema inmunológico con nutrición, ejercicio y con un estilo de vida saludable.

BOCIO

El bocio es un tumor en la parte interior del cuello, debajo de la laringe que aumenta el tamaño de la glándula tiroides. Algunas de las causas del bocio: Perdida de yodo, exceso de yodo, mala alimentación, químicos en el agua que se toma, defectos congénitos, tiroiditis Hashimoto (inflamación de la tiroides y auto ataque del sistema inmunológico a su propio tejido), enfermedad de Graves (hipertiroidismo), hipotiroidismo genético, tiroiditis aguda crónica y reacciones adversas a ciertos medicamento.

RESUMEN: El cuerpo necesita agua, oxigenación a través del ejercicio, meditación y yoga para reducir el estrés, una alimentación sana para nutrir el cerebro y mantener en balance la glándula tiroides y el metabolismo.

TUMORES MALIGNOS

Un tumor o neoplasma es el crecimiento anormal de tejido. Los tumores pueden aparecen en cualquier parte del cuerpo y pueden ser o no malignos. Los tumores benignos no ponen en riesgo la vida de nadie como los tumores cancerosos. Los tumores cancerosos se apoderan del órgano o de varios órganos a la vez, se esparcen y crecen. Si no se detectan y tratan a tiempo, estos pueden ser mortales. El problema principal con la detección de tumores, es que en muchos casos sus síntomas se identifican hasta que el tumor está muy avanzado. Los tumores benignos tienen una pequeña posibilidad de convertirse en cancerosos, dependiendo de la genética y del estilo de vida de la persona.

CAUSAS POSIBLES

La ciencia médica aun no sabe la causa del crecimiento anormal del tejido que forma los tumores, pero se cree que ocurre por mutaciones o cambios en la secuencia del DNA (Deoxyribonucleic Acid). Estas instrucciones genéticas, pueden cambiar por radiación, virus y alteraciones químicas. Según la nutrición, el medio ambiente y la alimentación, además de la genética tienen mucho que ver con la formación de tumores benignos y cancerosos.

Con nutrición se puede detener la velocidad con que crece un tumor, se puede disminuir su tamaño y hasta desaparecerlo cuando se dejan de consumir las substancias toxicas que probablemente lo causaron. Entre estas substancias se encuentran los químicos, aditivos, colores y sabores artificiales, hormonas, grasas "trans", aceites hidrogenados, fertilizantes, pesticidas, drogas, cafeína, nicotina, alcohol y metales tóxicos. Desafortunadamente, cuando se deja avanzar demasiado el tumor, la nutrición, podría no ser suficiente, por eso siempre se recomienda una alimentación saludable para prevenir enfermedades degenerativas, entre ellas tumores cancerosos.

SÍNTOMAS

Los síntomas de un tumor dependen del lugar donde se localice y el órgano u órganos que se vean afectados. Por ejemplo un tumor en los pulmones puede causar tos, falta de aire para respirar y dolor de pecho, mientras que un tumor en el color puede causar pérdida de peso, diarrea, estreñimiento, anemia y sangre en las heces fecales. Algunos tumores no cusan síntomas pero algunos que pueden ocurrir incluye, escalofríos, fiebre, perdida de apetito, fatiga y sudores nocturnos entre otros.

CAMBIOS NUTRICIONALES ESENCIALES

- La deficiencia de hierro esta relacionada con los tumores malignos; por lo que, suplementos de hierro son recomendables, únicamente si se ha diagnosticado anemia moderada. Si la anemia es severa, tu medico prescribirá lo adecuado.
- Los aceites esenciales como el omega-3 se cree destruyen las células cancerosas.
- Los suplementos de ajo ayudan a reducir el tamaño de los tumores.
- La alimentación debe ser balanceada con alimentos naturales y vivos procedentes de las plantas, árboles y tierra.
- Los alimentos procesados, modernos, sintéticos, enlatados, empaquetados o fritos son alimentos muertos, sin nutrientes.
- Es importante comer de 4 a 6 porciones de vegetales al día y 2 o 3 porciones de fruta (1/2 taza); la fruta, de preferencia antes de las 6 de la tarde.
- Se debe disminuir el consumo de proteína animal, de preferencia limitarse a pechuga de pollo y de pavo; el pescado blanco y el salmón y definitivamente deben orgánicos de agua salada y evitar los de criadero (farm raised).
- Todo, especialmente la proteína animal se debe consumir en cantidades pequeñas, masticar bien y acompañarla siempre con vegetales y ensalada.
- Para una mejor absorción de nutrientes, hay que acompañar las comidas principales con una ensalada de vegetales crudos como lechuga romana, alfalfa germinada, lechuga de hojas verdes o con hojas verdes de recula (arúgula), pimientos,

jitomate, pepino, champiñones, espárragos etc.

- Los vegetales y la fruta se deben rotar y no comer lo mismo todos los días.
- Se deben consumir semillas de linaza, girasol y sésamo, nueces, almendras y granos germinados.
- Se deben evitar o moderar los productos lácteos, excepto el yogurt natural y el kéfir.
- Es sumamente importante eliminar totalmente café, sodas, bebidas carbonatadas, comida frita, productos enlatados y procesados, harinas blancas, azúcar refinada, endulzantes artificiales, repostería, chips y todo lo que esté fabricado por las manos del hombre.
- La sal refinada se debe reemplazar por sal de mar sin yodo.
- Hay que limpiar el organismo de toxina, ácido, parásitos, candida y de basura interna. Para lograr esta limpieza, por dos semanas se deben eliminar todo tipo de azúcar (excepto fruta), pastas, cereales, arroz y demás alimentos con almidón, levadura y azúcar. La única tortilla que puedes consumir durante esta limpieza, es la de grano germinado (sprouted flourless).
- Si el tumor se tiene en el estómago, es recomendable llevar una alimentación cocida, molida y orgánica. Incluso, ciertas frutas se deben cocinar como la pera, las manzanas, fresas, duraznos, bayas, cerezas, chabacanos. Las frutas blandas fáciles de digerir como papaya, melones, aguacate y sandia se pueden consumir crudas. El propósito de esta alimentación es para lograr una mejor digestión y absorción.
- Los jugos de vegetales y raíces se consideran comida liquida y nutren inmediatamente porque entran directamente del aparato digestivo al torrente sanguíneo. Vegetales como apio con su raíz, perejil con su raíz, betabel con sus hojas verdes, zanahoria, pepino, parsnips (esta raíz es blanca y parece zanahoria), rutabages (un tipo de nabo), kale, nabos, mostaza verde, collard greens, acelgas y demás vegetales. Si el vegetal y la raíz esta en el supermercado, consúmelo a vapor o en jugo. Estos vegetales y raíces se deben rotar. Se recomienda tomar 2 o 3 vasos de 6oz de estos jugos todos los días; se pueden diluir con un poco de agua destilada y agregar el jugo de 1 o 2

limones grandes.

- Es vital tomar de 10 a 12 vasos de 8oz de agua destilada al día. El agua destilada (destiled water) ayuda a limpiar el torrente sanguíneo y los riñones. Se puede utilizar por 3 o 5 días, luego se debe continuar tomando agua filtrada.
- Hay que tomar 1 o 2oz de jugo "Wheat Grass" fresco. (El aparato para hacer este jugo, es diferente a los extractores de jugos). El 'Wheat Grass' fresco en maseta, lo venden en los mercados de comida orgánica y en los 'farmers market'.

Aunque el hacerse exámenes regulares y pruebas para varios tipos de cáncer como de seno, colon, cervical, próstata y de la piel ayudan, especialmente de los 40 en adelante y pueden ser benéficos, es sumamente importante cuidar la alimentación y evitar el exceso de alimentos refinados y con químicos. Recuerda que las células cancerigenas viven y se reproducen un ambiente acido.

SUPLEMENTOS

Multivitaminas con minerales después del desayuno y almuerzo. MSM, 1000 a 2000mg 2 o 3 veces al día.

Coenzyme Q10, 100mgs 1 o 2 veces al día.

Extracto de te verde, seguir indicaciones del frasco.

Extracto de: "Maitake" o "Reshii" o "Shiitake", seguir indicaciones del frasco.

Proteolytic Enzymes, seguir indicaciones del frasco.

Omega-3, 1000mg 1 o 2 veces al día con comida.

Aceite de hígado de tiburón, 100mgs 3 veces al día por 3 semanas; se deja de tomar por 2 semanas y se vuelve a tomar de la misma forma.

Bone Strength, seguir indicaciones del frasco.

Vitamina C con bioflavonoides: De 3000 a 5000ngs al día en dosis divididas.

1 Cucharada de Lecitina Granulada en cada comida.

1 Cucharada de Aceite de Linaza 2 veces al día, sobre la ensalada o en los jugos.

B-5 Pantothenic Acid, 100mgs 2 veces al día entre comidas (cuando hay demasiado estrés, se pueden tomar hasta 500mg al día).

OPCIONAL SOLO POR UN MES:

L-Arginine: 500mgs antes del desayuno solo por un mes.L-Cysteine: 500mgs antes del desayuno solo por un mes.Glutathione: 500mgs antes del almuerzo solo por un mes.Taurine: 500Mgs antes del almuerzo solo por un mes.1 Aminoácido Complejo entre comidas solo por un mes. Tomar este aminoácido 2 o 3 horas después del resto de aminoácidos. Si los tomas juntos, se pelean por absorción.

Precaución: Se recomienda tomar solo 4 suplementos a la vez, pero se pueden tomar cada 3 o 4 horas. Si se esta tomando medicina convencional, los suplementos se deben tomar una hora antes o después de la medicina. Siempre consulta con tu medico antes de tomar cualquier vitamina, especialmente si vas a tomar radiación o quimioterapia.

ULCERAS PEPTICAS

Una úlcera péptica es básicamente la perforación y/o una llaga en el revestimiento del estómago o duodeno. El duodeno es la primera parte del intestino delgado donde se lleva a cabo la mayor parte de la digestión. Las úlceras, aparecen cuando la piel de la membrana mucosa se destruye. Son muy dolorosas a causa de la ruptura de algunos vasos sanguíneos, y por la perforación del estómago o de los intestinos, se corre el riesgo de sufrir hemorragias internas, las cuales si no se controlan a tiempo podrían ser fatales.

SÍNTOMAS

- Dolor de estómago agudo, repentino y constante.
- Heces fecales con sangre o negras.
- Vómito con sangre.

Síntomas de un problema más grave:

- Perforación de la pared del estómago o del duodeno.
- Hemorragia causada por la ruptura de un vaso sanguíneo o por el ácido digestivo del estómago.
- Bloqueo estomacal causado por la ulcera.

CAUSAS

Las ulceras gastrointestinales, por lo general son el resultado de enfermedades crónicas como diabetes, enfermedades del riñón, problemas del corazón, venas varicosas, sífilis, lepra, tuberculosis y cáncer, por bacteria intestinal, gastritis crónico, colitis ulcerativo, fiebre tifoidea o por durar largas horas sin comer, por exceso de comida chatarra, alcohol, cigarro, café, bebidas cítrica con el estomago vacío, estrés y por problemas psicoalimenticios como la anorexia y la bulimia nerviosa.

ULCERA INFECTADA

Es importante ir al medico para saber si la ulcera esta infectada con la bacteria *H. Pylori*, porque el tratamiento de una úlcera causada por esta bacteria es diferente al tratamiento de una úlcera causada por anti inflamatorios como la aspirina y el ibuprofeno que contienen 'acido acetilsalicílico'.

La infección con la bacteria *H. pylori* se puede diagnosticar mediante pruebas de sangre, aliento, materia fecal y de tejido. Estos exámenes pueden detectar anticuerpos contra esta bacteria. El examen de tejido se hace generalmente con la muestra que se obtiene con el endoscopio. El examen de sangre no es recomendable para detectar *H. pylori* después del primer tratamiento porque la sangre puede mostrar resultados positivos aunque la infección de la *H. pylori* ya no exista.

TRATAMIENTO

Los antibióticos recomendados para esta infección, en ocasiones muestran resistencia. Por lo que, se tiene que encontrar individualmente la cura a través de algún antibiótico contra la bacteria *H. Pylori*, a través del bloqueo de producción de acido clorhídrico digestivo, y protegiendo la pared del estómago o duodeno.

Desafortunadamente, muchas personas no pueden seguir ciertos tratamientos para las ulceras por sus efectos secundarios como náuseas, vómito, diarrea, mareos, dolores de cabeza e infecciones vaginales en las mujeres (la mayoría de estos efectos secundarios desaparecen dejando de tomar el medicamento).

Durante la época de nuestros abuelos, la ciencia médica creía que las úlceras eran causadas por el estrés, los alimentos muy condimentados y las bebidas alcohólicas. El tratamiento incluía reposo en cama y una dieta no irritante. Después, los investigadores agregaron el ácido gástrico a la lista de causas y las úlceras comenzaron a ser tratadas con antiácidos. Hoy día, se utilizan los antibióticos a pesar que sus efectos secundarios son demasiados y muy severos. Sin embargo, hay que recordar que el cuerpo de cada persona es diferente; por ende, si tu problema avanzo tanto silenciosamente o porque lo ignoraste, y ahora el dolor es incontenible, lo mas lógico es que tomes el medicamento prescrito que tu doctor indique. Pero si tu problema no es muy serio y el dolor no es tan agudo, entonces lo tradicional y lo que la nutrición sugiere probablemente sean suficientes.

Actualmente, sigue habiendo controversia sobre que aparece primero, si la úlcera o la bacteria. Sin embargo, la nutrición recomienda que te hagas exámenes médicos apropiados para saber exactamente si tienes úlcera o si hay infección. Pero mas importante aun, la nutrición recomienda que hagas cambios alimenticios para que no necesites medicamentos de por vida.

IMPORTANTE: La bacteria *H. Pylori (Helicobacter Pylori)* puede ser transmitida de persona a persona a través del contacto cercano o exposición al vómito.Hay que lavarse las manos siempre después de ir al baño y antes de comer para reducir los riesgos de contraerla.

CAMBIOS EN ESTILO DE VIDA PARA SANAR

Evitar inhalación de humo de cigarro, cafeína, alcohol, bebidas de cola, bebidas energéticas, bebidas gaseosas, chocolate, aspirina, especias, chile, carbohidratos refinados, alimentos fritos, frutas cítricas, jitomate ácido procesado o cocinado, productos lácteos y trigo.

- Aumenta el consumo de fibra procedente de frutas y vegetales frescos.
- Toma agua embotellada destilada por varios días, luego agua regular embotellada (evitar el agua de la llave).
- Toma agua de repollo morado o verde (hierva ½ repollo en 1 litro de agua y toma el agua, como agua de uso).
- Come 4 mini comidas y 2 bocadillos al día para mejor digestión y evitar el dolor.
- La sábila fresca (1 cucharadita) antes de cada comida ayuda con la digestión.
- El Acidophilus (bacteria amigable) reduce reacciones alérgicas e intolerancia a ciertos alimentos. Toma 1 capsula 2 veces al día entre comidas.
- Agrega algas marinas a tus ensaladas (son altas en calcio magnesio y minerales).
- Toma vitaminas A en dosis de 5000 a 1000IU.
- Toma 2000 o 3000mg de vitamina C (Buffered).

- Asegúrate que tus Multivitaminas tengan 400IU de vitamina E.
- Toma por unas semanas multi vitamina K y vitamina U.
- Toma 50mg extra de zinc (no tomar mas de 80mg al día).
- Para ayudar a aliviar el dolor, toma jugo de papa 2 o 3oz varias veces al día o solo cuando haya dolor.
- El aminoácido "Glycine", ayuda a reparar tejido, se toman 500mg antes del desayuno y antes del almuerzo, 1 o 2 horas antes o después de cualquier medicina.

Nota, 5 mini comidas y dos bocadillos: El horario es aproximado pero no tiene que ser exactamente a estas horas, pero si debes comer cada 2 o 3 hora cantidades pequeñitas de comida sana, y siempre una ensalada antes de los alimentos.

Ejemplo: para ideas de que comer, visita mi pagina de Internet y baja mi plan de nutrición www.curvaspeligrosas.net

- (8am) Desayuno ligero,
- (10am) bocadillo de fruta y almendras,
- (12pm) ½ almuerzo,
- (2pm) ½ almuerzo,
- (4pm) bocadillo de yogurt natural con fruta y nueces,
- 7pm)½ cena,
- La cena debe ser 3 horas antes de dormir.

Las Herramientas del Cuerpo

VITILIGO

MANCHAS BLANCAS EN LA PIEL

Las manchas blancas en la piel o las áreas de la piel que pierden su color, es un problema de pigmentación conocido como vitíligo o leucoderma. Esta decoloración de la piel, por lo general aparece en los dos lados del cuerpo y aproximadamente en los mismos lugares, por ejemplo, la misma mancha blanca que se tiene en la mano derecha, también aparece tener en el mismo lugar y del mismo tamaño en la mano izquierda

CAUSAS

Las causas por lo que se pierde la pigmentación de la piel es porque las células que producen la melanina o color de la piel, son destruidas por error por el sistema inmunológico. Este problema esta relacionado con la enfermedad de Addison, anemia perniciosa, híper o hipotiroidismo, el consumo o exposición a ciertos químicos, desinfectantes y blanqueadores, estrés emocional grave, trauma físico y crónico de la piel y alopecia "areata", este tipo de alopecia por lo general causa la pérdida de pelo (en puños) en ciertas áreas de la cabeza.

Cuando ciertas substancias perjudiciales como el humo de cigarrillo, alcohol, grasa saturada, o cortisol (hormona antiestrés) entran al organismo, el sistema inmunológico libera células blancas, las cuales destruyen estas substancias desconocidas, pero a la vez destruyen lo que este a su alrededor, y en el caso del vitíligo, destruyen las células de la pigmentación. El vitíligo puede tardar años en mejorar con una buena alimentación, pero en cuestión de meses se puede observar que esta condición se detiene y no sigue progresando.

CONSIDERACIONES NUTRICIONALES

La proteína es esencial para recuperar el balance de los aminoácidos del cuerpo, puesto que el aminoácido PABA (para aminobenzoic acid) es uno de los encargados de la pigmentación de la piel. **Proteína Animal**: carne magra, pollo, pescado y productos lácteos descremados.

Comer **alimentos de grano entero** es vital para obtener los beneficios del complejo B, sumamente importante en la metabolización y absorción de nutrientes entre ellos los aminoácidos: pan y cereales integrales y de granos germinados, arroz integral (brown rice) y todo tipo de semilla: linaza, girasol sésamo y semillas de chía (2 cucharadas cafeteras de semillas mixtas molidas, 2 veces al día).

Comer entre 5 y 9 raciones de **vegetales y frutas** de todos los colores es sumamente importante para fortalecer el sistema inmunológico con antioxidante como vitamina A, E, C y E. Las enzimas vivas de la fruta y vegetales crudos, ayuda en la absorción de nutrientes y es vital para que los aminoácidos de la proteína hagan su trabajo y reparen los daños celulares.

Tomar suficiente agua es primordial (se divide la mitad de tu peso entre 8, y el resultado es el total de vasos de agua de 8 onzas que debes tomar diariamente, no excederse de 3 litros al día).

Hacer ejercicio, ayuda a oxigenar las células del cuerpo y a transportar eficazmente los nutrientes, entre mas oxigeno, mas energía celular interna para reparar cualquier daño. Es vital hacer ejercicio y estirar de 4 a 5 veces a la semana. El ejercicio no solo ayuda a quemar grasa, también mejora el funcionamiento del sistema metabólico, refuerza el sistema inmunológico y cura problemas de salud como alta o baja presión sanguínea, fatiga, gripe, depresión, estrés y por supuesto ayuda a recuperar el balance de los aminoácidos entre ellos el encargado de la pigmentación de la piel. Debes asegurarte de comer suficiente proteína. Es vital para el vitíligo. Mujeres necesitan entre 50 a 70 gramos de proteína al día, hombres entre 80 a 100 gramos.

EVITAR: alcohol, sodas, tranquilizantes, comida frita, harinas blancas, azucares refinados, repostería, grasas saturadas, sal refinada, comida procesada, alimentos con químicos y aditivos, mal pasarse, dietas, carbohidratos refinados y exceso de cafeína.

SUPLEMENTOS:

Multivitaminas con minerales y con vitaminas B, con el desayuno y con el almuerzo.

Acido Folico10mg o 1 cucharadita de germen de trigo diariamente. 2,000mcg de vitamina B-12.

L-Phenylanine, 500mg antes del desayuno y antes del almuerzo.

Multi-Amino Acid, seguir indicaciones del frasco, este se debe tomar 1 o 2 horas después del almuerzo.

De 3,000 a 5,000 miligramos de vitamina C en dosis divididas.

Vitamina A, 5000 unidades.

Vitamina E, 400 unidades.
PABA (Para-aminobenzoic acid), 100mg 3 veces al día.
Zinc, 50mg al día (no excederse de 80mg).

Green Tea (te verde) en extracto de preferencia, seguir indicaciones del frasco.

Tomar 8oz de Agua con limón antes de cada comida (parte de los 2 litros de agua diarios).

Las hojas de la planta "Ammi Visnaga", se dice que puede estimular la repigmentación de la piel, pero también podría espesar la sangre.

Si sufres de alguna condición seria de salud consulta con tu médico.

Nota: Las vitamina se debe tomar 2 horas antes o después de cualquier medicina.

Se debe consultar un medico antes de tomar suplementos.

Estas dosis de Vitaminas son para mayores de 18 años. Adolescentes entre 13 y 17 años de edad, pueden tomar ¾ partes de dosis de adulto.

GLOSARIO

Ácidos grasos esenciales – Son grasas buenas esenciales que el cuerpo necesita y no las puede producir, por lo que se deben proporcionar a través de la alimentación. Los dos tipos de ácidos grasos principales son las grasas saturadas y las insaturadas, estas últimas cuentan con subdivisiones de grasas poliinsaturadas y monoinsaturadas. Existen dos familias esenciales de ácidos grasos: el Omega-6 derivado de los aceites vegetales y el Omega-3 procedente de pescado, de semillas de linaza y de las pepitas de calabaza.

A.D.N. Ácido desoxirribonucleico. En inglés: D.N.A. (Deoxyribonucleic acid) - Material genético que se encuentra en el centro de las células (información e instrucciones genéticas -herencia de rasgos y características).

Amino ácido – Cadena de moléculas de proteína necesarias para el crecimiento y mantenimiento del cuerpo, ocho de estos aminoácidos se consideran esenciales porque el cuerpo los necesita y no los produce.

Antioxidante – Una substancia que retrasa o previene la oxidación (el proceso normal en producción de energía de las células); dicha oxidación produce radicales libres.

Carcinógenos – Substancias que inician la formación de cáncer.

Daño oxidativo – Una condición en la que los radicales libros se producen en exceso en el cuerpo, dañando las células y el tejido.

Homeostasis - La capacidad del cuerpo de mantener en equilibrio o balance los diferentes sistemas.

Metabolismo – Cambios químicos dentro del cuerpo que mantienen con vida a una persona a través de la oxidación de alimentos y conversión a energía.

Minerales – Sustancias inorgánicas necesarias para el funcionamiento normal del cuerpo como calcio. "Trace Elements" son minerales requeridos en cantidades mínimas como el zinc.

Nutrientes – Vitaminas, minerales, aminoácidos y ácidos grasos esenciales.

Nutrición óptima – El consumo de vitaminas y minerales que una persona necesita para lograr el potencial máximo de salud.

Oxidación – El proceso en el que el oxigeno se combina con otras substancias. Por ejemplo la oxidación de alimentos significa, el proceso para descomponer o metabolizar la comida y permitir la separación y absorción de nutrientes. Este proceso de oxidación produce radicales libres, por lo que aumenta la necesidad de nutrientes antioxidantes.

Prostaglandinas – Grupo de sustancias químicas procedentes de los ácidos grasos parecidas a las hormonas del cuerpo.

Radicales libres – Moléculas (basura interna) altamente reactivas que se forman dentro del cuerpo, tan solo por estar con vida. Estos radicales libres perturban el balance químico de las células sanas del cuerpo causando una reacción de oxidación en cadena dañando el DNA del cuerpo.

Velocidad Metabólica – Velocidad con la que ocurren las reacciones químicas dentro del cuerpo que se encargan de la conversión de alimentos en energía.

Vitaminas – Substancias orgánicas necesarias en cantidades pequeñas para el crecimiento y el funcionamiento normal de la química del cuerpo. Las vitaminas se deben consumir a través de la alimentación porque el cuerpo no puede formarlas (excepto la vitamina D que se forma con la exposición de la piel a la luz del sol y las vitaminas B12 y K que se hacen con la bacteria intestinal).

SOBRE EL AUTOR

Luz María Briseño, CNC., por más de 20 años he trabajado en la Industria de Radio en español en California. Actualmente me dedico a "salvar vidas" a través de un show de nutrición en una estación de radio hablada en Los Ángeles Ca. En el 2009 publique mi primer libro de nutrición "Cuerpazo a Cualquier Edad" con información especifica para lograr un peso saludable con nutrición, agua y ejercicio. Por los últimos 7 años me he enfocado en ayudar a la comunidad hispana a hacer conciencia y cambiar su estilo de vida sedentario por uno mas sano con nutrición a través de mi show, mi pagina de Internet www.curvaspeligrosas.net y a través de seminarios bianuales donde la motivación y lo visual son primordiales. En estos seminarios incluyo segmentos de cómo elegir alimentos, con que reemplazar lo que se esta acostumbrado a comer sin sacrificar el sabor, como leer etiquetas, cuales son las porciones adecuadas de cada grupo alimenticio, cuantas calorías se deben consumir para mantener un peso sano, testimonios reales con imágenes impactantes, diferentes tipos de ejercicio físico para diferentes necesidades, alimentos que alcalinizan la sangre versus los que la acidifican y por supuesto segmentos de motivación a través de la psicología con uno de los invitados mas importantes en mis seminarios, el psicólogo Dr. Eduardo López Navarro, quien se enfoca en ayudar a los presentes a retomar el control de su vida con las herramientas necesaria para sanar problemas emocionales que no permiten aplicar los conocimientos de nutrición.

Mi pasión por la nutrición se dio desde que "la nutrición" me salvo la vida. Hoy día, gracias a Dios, ya no utilizo ningún tipo de medicina para ninguna condición, todas mis enfermedades incluyendo el asma y la depresión, están bajo control con ejercicio, agua y nutrición. Hoy día mi misión es tocar vidas y ayudar a los padres de familia a heredar en vida a cada uno de sus hijos lo que el dinero no puede, un "cuerpo sano a cualquier edad".

Estudios seglares: *Hartnell College* (Salinas, CA); *San José State* (San José, CA); Clases de Vocalización *Profesor Bob Corff* (Hollywood, CA) Wellness and Nutrition *AFPA USA* (Ship Bottom, NJ).Mis Pasatiempos Favoritos: Libros de Nutrición, Psicología y Neurolingüistica; películas de terror, drama y dibujos animados; música de rock, pop, jazz, y romántica… y por supuesto ir de compras y viajar.

CPSIA information can be obtained at www.ICGtesting.com
Printed in the USA
BVOW04s0709290115

385504BV00011B/171/P

31901055985271